基层医疗机构
实用急救技能

主　编　张利远　陈建荣

主　审　仲崇俊

副主编　崔志明　张　鹏　朱保锋

编　委　（按姓氏笔画排序）

邢佳丽　朱保锋　刘　颖

汤德良　李　峰　沈君华

张利远　张　剑　张　鹏

陈建荣　季建峰　郑　兵

顾　鹏　唐志和　龚　翔

崔志明　翟明之

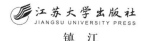

江苏大学出版社
JIANGSU UNIVERSITY PRESS

镇　江

图书在版编目(CIP)数据

基层医疗机构实用急救技能 / 张利远,陈建荣主编
. 一镇江 :江苏大学出版社,2018.12(2020.10重印)
ISBN 978-7-5684-0839-4

Ⅰ. ①基… Ⅱ. ①张… ②陈… Ⅲ. ①急救一技术培
训一教材 Ⅳ. ①R459.7

中国版本图书馆 CIP 数据核字(2018)第 112276 号

基层医疗机构实用急救技能
Jiceng Yiliao Jigou Shiyong Jijiu Jineng

主 编/张利远 陈建荣
责任编辑/李经晶
出版发行/江苏大学出版社
地 址/江苏省镇江市梦溪园巷 30 号(邮编:212003)
电 话/0511-84446464(传真)
网 址/http://press.ujs.edu.cn
排 版/镇江文苑制版印刷有限责任公司
印 刷/镇江文苑制版印刷有限责任公司
开 本/710 mm×1 000 mm 1/16
印 张/17.5
字 数/333 千字
版 次/2018 年 12 月第 1 版 2020 年 10 月第 4 次印刷
书 号/ISBN 978-7-5684-0839-4
定 价/45.00 元

如有印装质量问题请与本社营销部联系(电话:0511-84440882)

急救技能　重在基层

　　唐代医学家孙思邈曰："人命至重，有贵千金，一方济之，德逾于此。"急危重伤病者急救的实施，贵在技能！

　　近年来，随着综合国力的提升，我国医疗卫生事业发展水平与国际日趋接近，有的专业已进入领先水平。随着经济发展，高层医院急救水平在快速提升。但是，由于发展不平衡，基层医院水平总体滞后，因此必须创新性地走出一条全面提升基层医院急救水平的特色之路。南通大学第二附属医院张利远主任16年持之以恒，坚持"急救走基层"，深入基层医院举办急救知识普及培训班达170期，数万人次基层医护人员得到了培训。由他主编的《基层医疗机构实用急救技能》一书，将促使急诊医学的急救技能精准地落实到基层每一个患者的急救之中，真正造福于基层民众。

　　急诊医学涵盖了深而广的医学基础知识、临床知识及多学科操作技能，急诊工作的对象是急、危、重的伤病者。急诊医生通常需要具备包括创伤复苏、高级心脏生命支持和呼吸道管理以及综合内外科专科诊治的能力。这就要求我们在不断强化理论学习的同时，进行急救技能规范性的普及，努力使基层广大医护人员掌握先进、规范、适宜的急救技术。

　　为使基层医疗机构医护人员掌握基本急救技能，南通大学第二附属医院急诊科的医师们，在繁忙工作之余编写了本书，内容包括心肺复苏等26项急救操作技能，心搏呼吸骤停等18种常见危害村镇居民健康的病症。

　　为尽快改变基层急救能力滞后状况，恳望"三甲"综合医院急诊科的医师们，在工作之余走出医院，走向基层。定期"送教"到基层，强化"三分提高，七分普及"的理念，使广大基层急诊医护人员理论精通、技能融通，从而使我国基层急诊强起来！

　　最后，对为编写《基层医疗机构实用急救技能》一书而付出辛勤劳动的各位医师谨表敬意。

世界灾难和急诊医学学会理事
中华医学会灾难医学分会名誉主任委员
南京医科大学终身教授

王一镗

2018年10月

强基层急救，新时代要求！

　　基层医疗卫生历来是我国卫生工作的重中之重。早在 20 世纪 60 年代毛泽东主席就提出："把医疗卫生工作重点放到农村去。"从 1991 年开始，卫生部实施了面向农村、基层推进医药卫生适宜技术十年百项计划，至今已有近 200 项技术得到有效推广，一批具有安全性、有效性、易操作性，以及低成本、低风险的基层卫生适宜技术得以推广并取得良好成效。2004 年科技部、卫生部（现国家卫生和计划生育委员会）、国家中医药管理局共同启动国家"十五"科技攻关计划项目——农村卫生适宜技术推广示范研究，在全国 10 个试点省份选择部分县开展研究与推广工作，并取得良好成效。从 2008 年起，科技部又启动了"十一五"国家科技支撑计划项目——农村卫生适宜技术及产品研究与应用。我国"医改"开展以来，提出了"强基层、保基本"要求。于是，国家科技部"十三五"规划，继续推进"农村卫生适宜技术及产品研究与应用"重大项目。适宜技术的推广应用在农村卫生工作中越来越受到重视，逐步成为农村卫生工作重点之一。

　　为进一步优化农村地区急救医疗服务体系及适宜急救技术推广应用，在加强制度建设和队伍建设同时，为实现社会主义新农村建设的目标，推进实施城乡一体化发展战略的卫生服务体系建设，打造农民健康工程，建立和完善农村卫生适宜技术推广的长效机制，以确保把党和政府解决"看病难、看病贵"重要举措落到实处。

　　本书作者南通大学第二附属医院急诊科张利远、陈建荣二位教授等，针对基层医疗机构急救能力实际状况，坚持"急救走基层"已有 16 年，办班 170 期，近 4 万人次基层医护人员接受了培训，创新性地走出一条全面提升基层医院急救水平的特色之路。在此基础上，他们主编了《基层医疗机构实用急救技能》一书。此书为基层医护人员学习和掌握基本急救、基本技能工具书，为急救技能精准地应用到基层每一个急危重症患者急救之中，造福于基层百姓的一本完整培训教材，也是为新时代我国"基层急救强起来"而撰写的普及教材。

中华医学会急诊医学分会前主任委员　　　　　　　　　于学忠
中国医师协会急诊医师分会会长　　　　　　　　　2018 年 10 月
北京协和医院教授、博士生导师

编 者 按

为进一步完善和健全农村急救医疗服务体系（EMSS），首先应培训基层各级医务人员的核心急救技术，提升其急诊急救能力，降低主要急危重病症所致的致残率和死亡率。

当前，我国基层卫生适宜技术推广的形式多种多样，推广模式也出现多元化的趋势，基层医疗卫生机构通过各种渠道，实施技术学习、引进、消化、吸收，不断提升技术水平及其服务能力。

现编写的《基层医疗机构实用急救技能》一书，是为了响应国家全面健康战略的要求，推广适宜的基层卫生急救技术，专为基层医疗人员掌握急救技能培训所需而编写的培训教程。

本书力求适宜基层普及，着重介绍26项急诊急救技术和18种常见危害农村居民的急危重病症。共分两个篇章，包含规范的急救技术操作，特别是有近百幅插图，易学、易懂、易记。期望通过对本书的认真学习，基层医疗人员对急救基本知识有进一步的了解和掌握，为伤病员在第一时间得到精准处置和后续救治争取宝贵时间。

本书的出版得到了王一镗教授、于学忠教授的支持和帮助，在此表示衷心感谢！编写过程中，参考和借鉴了大量的国内外最新的文献和指南及专家的共识等，在此难以一一列举，谨致谢意！同时，请读者予以谅解。

限于编者的水平，难免有疏漏和不足之处，请读者不吝指正。

编 者
2018 年 10 月

Contents

目　录

第一篇　急救技术

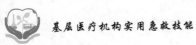
第二篇　危害村镇居民最大的18种急危重病症

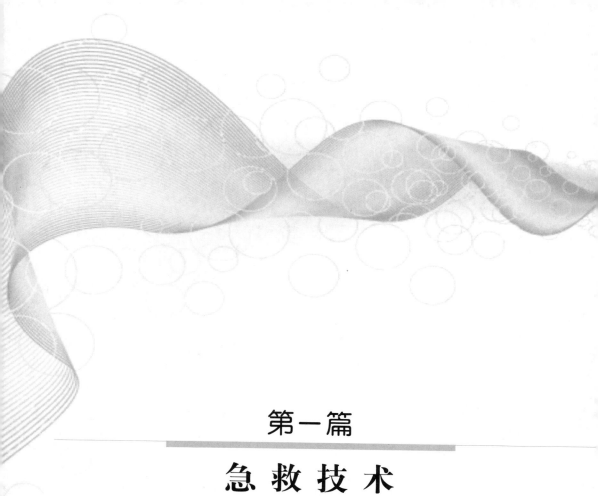

第一篇

急 救 技 术

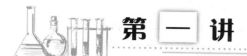

第一讲

心肺复苏术（CPR）

➤ 一、CPR 三要素

（1）心脏按压；
（2）电击除颤；
（3）人工呼吸。

➤ 二、CPR 三期

（1）基础生命支持（BLS）；
（2）进一步生命支持（ACLS）；
（3）延续（高级）生命支持（PLS）。

➤ 三、CPR 九步（具体操作步骤）

第一步　**评估环境**
　　　　做好自我防护，观察周围环境：**眼环视四周，双上肢展开**。
　　　　口述："环境安全"。

第二步　**判断意识、脉搏、呼吸**（图 1-1-1、图 1-1-2）
　　　　（1）意识：轻拍患者双肩，分别对其双耳呼喊："喂！你怎么啦？"声音洪亮。
　　　　（2）脉搏：正确触摸颈动脉：**指腹位于胸锁乳突肌前缘，数数 5 s**。
　　　　（3）呼吸：观察胸廓有无起伏，呼吸是否停止。

第三步　**呼救启动 EMSS**（图 1-1-3）
　　　　立即呼救（院内）："**启动应急程序，推抢救车、除颤仪**。"
　　　　（院外）："**请拨打 120**。"

第四步　**安置体位**（图 1-1-4）
　　　　（1）置患者仰卧位（背后硬质），解开患者上衣，暴露前胸。
　　　　（2）医生处于抢救的正确位置：**位于右侧，左大腿外侧与患者**

右肩平齐，两腿自然分开与双肩平，按压时不得移步。

第五步　**胸外心脏按压**（图 1-1-5 ～图 1-1-7）

（1）定位方法正确——胸骨中下 1/3 处（两乳头连线中点）。

（2）按压部位正确按压手法、姿势正确——**两手掌根部完全重叠、十指相扣、掌心、手指翘起、两肘关节伸直、身体微前倾，利用上半身重力垂直下压。**

（3）按压深度 5 ～ 6 cm。

（4）按压频率 100 ～ 120 次/分。

（5）心脏按压与人工呼吸比例 = 30∶2。

第六步　**开放气道**

清理口腔及咽部堵塞物（图 1-1-8）。

第七步　**人工呼吸**

每次给气规范、有效。吹气在 6 ～ 8 s 内完成（图 1-1-9）。

第八步　**再评估**

（1 个周期后）评估方法快速、正确（**一摸三看：颈动脉、面色、呼吸、瞳孔，报告："复苏成功"**）。

第九步　**结束**

关爱患者：整理患者衣服。**报告："操作完成"**。

注意：以上九步为现场急救标准步骤，训练、考试、比赛按此步骤进行。

四、CPR 图解

1. 判断方法

（1）意识突然丧失，对双耳大声呼喊——喂，你怎么啦？（图 1-1-1）。

（2）颈动脉搏动消失——触摸颈动脉搏动（图 1-1-2）。

同时观察胸廓有无起伏，呼吸是否停止。

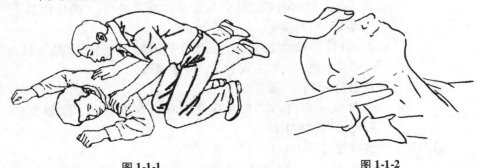

图 1-1-1　　　　　　　　　　　　图 1-1-2

"三不"：不听心音、不测血压、不查心电图。

2. 大声呼救

快来人！——请拨打120（院前），

　　　　　——推抢救车、除颤仪（院内）。图 1-1-3。

3. 安放体位（图 1-1-4）

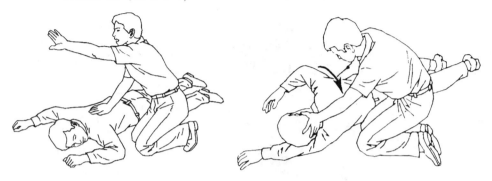

图 1-1-3　　　　　　　　　　图 1-1-4

4. 心脏按压

（1）按压部位：胸骨中下 1/3 处（图 1-1-5）。

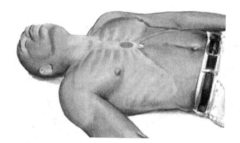

图 1-1-5

（2）按压方法：两手十指交叉相扣，掌心手指翘起（图 1-1-6）。

　　　　　　　　双臂绷直，垂直下压（图 1-1-7）。

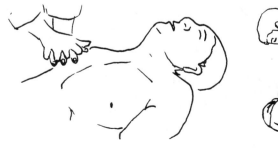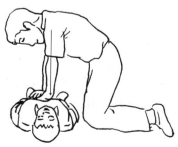

图 1-1-6　　　　　　　　　　图 1-1-7

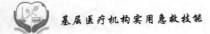

5. 人工呼吸

（1）畅通气道：

通气最佳体位——仰头举颏法（图1-1-8）。

——用手清除口腔、咽喉部的堵塞物（图1-1-9）。

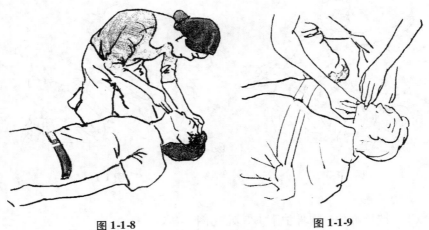

图1-1-8   图1-1-9

（2）人工呼吸：

——一手捏鼻，一手扒开嘴巴，深吸一口气（图1-1-10）。

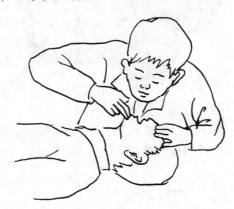

图1-1-10

——口对口，快速吹气大于1 s（图1-1-11）。

——捏鼻手放开，自动呼气（图1-1-12）。

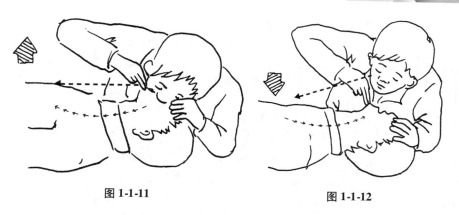

图 1-1-11　　　　　　　　　　　图 1-1-12

（张利远　陈建荣）

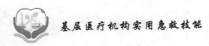

附：心肺复苏操作考核评分标准

CPR 操作考核评分表（院外徒手-BLS）

姓名（代码）：_____   得分：_____

项目	操作要求	标准分	扣分	时间（s）
1. 评估环境（院外）2分	做好自我防护，观察周围环境：眼环视四周，双上肢展开后。口述："环境安全。"	2		2
2. 判断 7分	拍患者双肩部，分别对双耳呼喊："喂！你怎么啦？"声音洪亮。对一耳呼喊扣1分，声音不洪亮扣1分。正确触摸颈动脉：食中指并拢1分，指腹位于胸锁乳突肌前缘1分，观察胸廓起伏1分，数数5 s 1分口述：患者无意识、无呼吸、面色苍白（紫绀）1分	7		8～10
3. 呼救启动EMSS 2分	立即呼救（院外）："快来人，救命呀，请拨打120，拨完了告诉我，请找一找周围有无除颤仪。其他会急救请上来！"	2		3
4. 安置体位 3分	置患者仰卧位（背后硬质），解开患者上衣，暴露前胸	3		2
5. 心脏按压 50分	急救者处于抢救的正确位置：位于右侧1分、左大腿外侧与患者右肩相平（两腿自然分开与肩部同宽）1分、按压时不移步1分	3		80～90
	定位方法正确（有一次不定位不得分）	3		
	按压部位正确（有一次不正确不得分）	4		
	按压手法、姿势正确（两手掌根部重叠、十指分开相扣、掌心手指翘起、两肘关节伸直各3分，有一次不正确不得分）	12		
	按压深度5～6 cm（如使用电脑记次，周期内5～9次错误扣5分，10次错误不得分）	10		
	按压频率100～120次/min（操作时应数数2分）	10		
	胸外按压：人工呼吸＝30∶2（多或少不得分）	8		
6. 开放气道 8分	清理口腔及咽部（头偏、扒嘴、手指伸入口内各2分）	6		6～8
	仰头举颏方法正确	2		
7. 人工呼吸 12分	每次给气规范、有效（胸廓起伏4分，捏鼻与松开各2分，有一次错误不得分，使用电脑记次，周期内每次错误扣2分）	10		30～35
	每两次给气在6～8 s内完成	2		
8. 再判断 4分	判断方法正确3分（"三看"：面色、呼吸、意识各1分）	3		8
	评估时间＜10 s，并报告："复苏成功。"	1		
9. 结束2分	关爱患者：整理患者衣服，报告。操作完成。	2		1～2
10. 时间要求 10分	140～160 s 10分；161～165 s 8分；166～170 s 6分；超过170 s 不得分。少于140 s，每少于5 s内扣2分，135 s以下不得分。	10		
合　计		100		140～160

说明：1. 以1个周期为考核要求（5个30∶2为1个周期）。

　　　2. 90分为合格（其中5～7项必须满分）。

考官签名：　　　　　　　　　　　考试日期：　　年　　月　　日

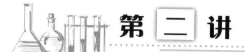

第二讲

心脏电复律术

心脏电复律术是指在短时间内用高能量的脉冲电流通过心脏，使心肌各部分在瞬间同时除极，令心脏自律性最高的起搏点（通常指窦房结）重新恢复正常起搏功能，恢复窦性心律的一种方法。室颤时心脏无心动周期，可在任何时候放电消除颤动波，使心脏复跳，即非同步电复律，又称电除颤。对于任何快速型心律失常，只要有心动周期，即心电图有 R 波，则放电时需与心电图 R 波同步，脉冲电流发放应落在 R 波降支，即心室肌绝对不应期中，避开其易损期而使心室除极，即同步电复律。

一、适应证

1. 电除颤

室颤或室扑、无脉性室速、无法识别 R 波的快速型室性心动过速。

2. 同步电复律

室性心动过速、室上性心动过速、心房扑动、心房颤动。

二、禁忌证

需紧急心肺复苏者，如室颤或无脉性室速无禁忌证，择期电转复者禁忌证主要有：

（1）洋地黄中毒或电解质紊乱引起的心律失常。

（2）室上性快速心律失常合并完全性房室传导阻滞。

（3）病态窦房结综合征。

（4）引起心律失常的直接病因，如甲亢等未控制者，房颤时间大于 1 年，心脏显著扩大，或曾经发生过体循环栓塞者。

（5）病情危急且生命体征不稳定，如严重心功能不全或风湿活动期，严重电解质紊乱或严重酸碱失衡。

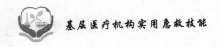

➤ 三、电除颤具体操作步骤

（1）去枕平卧于硬板床，充分暴露胸部。

（2）打开电源，连接除颤仪，建立心电监护。

（3）判断心律失常类型，确定存在室颤。

（4）如室颤为细颤，除颤前先给予肾上腺素 1 mg。

（5）选择"非同步"按钮，确定转复能量（单向波 300～360 J；双向波 150～200 J）。

（6）电极板均匀涂抹导电糊或垫以生理盐水浸湿的纱布，电极板分别置于胸骨右缘第 2 肋间及左腋前线第 5 肋间，两个电极板至少相隔 10 cm。

（7）用力按压使电极板与胸壁紧密接触，大声嘱其他人员离开患者、病床。

（8）按下"充电"按钮，将除颤仪充电到所需水平，两手同时按下电极板上的"放电"按钮。

（9）除颤结束立即进行 CPR，必要时可重复上述除颤步骤。

（10）操作完毕，将能量开关归零，电极板擦干净，收存备用。

附：两种电复律介绍

同步电复律：同步触发装置能利用患者心电图中 R 波来触发放电，使电流仅在心动周期的绝对不应期中发放，避免诱发心室颤动，可用于转复心室颤动以外的各类异位性快速心律失常，称为同步电复律。术前应复查心电图并利用心电图示波器检测电复律器的同步性。静脉缓慢注射地西泮 0.3～0.5 mg/kg 或氯胺酮 0.5～1.0 mg/kg 麻醉，达到患者睫毛反射开始消失的深度，电极板放置方法、部位与操作程序同前，充电到 150～200 J（心房扑动者则 100 J 左右），按"同步放电"按钮放电。如心电图显示未转复为窦性心律，可增加电功率，再次电复律。

非同步电复律（电除颤）：非同步触发装置则可在任何时间放电，用于转复心室颤动，称为非同步电复律。仅用于心室颤动，此时患者神志已丧失。立即将电极板涂布导电糊或垫以生理盐水浸湿的纱布，分置于胸骨右缘第 2、3 肋间和左背或胸前部心尖区，按充电按钮充电到功率达 300 J 左右，将电极板导线接在电复律器的输出端，按"非同步放电"按钮放电，此时患者身躯和四肢抽动一下，通过心电示波器观察患者的心律是否转为窦性。

（沈君华）

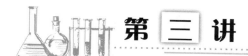

亚低温治疗技术

目前，国际上将低温划分为轻度低温（mild hypothermia）33 ~ 35 ℃、中度低温（moderate hypothermia）28 ~ 32 ℃、深度低温（profound hypothermia）17 ~ 27 ℃ 和超深低温（ultra-profound hypothermia）2 ~ 16 ℃。由于轻中度低温（28 ~ 35 ℃）都有良好的脑保护作用，而且无明显不良作用，因此也称之为亚低温。

一、亚低温治疗的适应证

（1）广泛性脑挫裂伤、脑水肿、脑肿胀；
（2）脑干伤；
（3）GCS < 8 分；
（4）年龄 18 ~ 70 岁；
（5）难以控制的中枢性高热。

二、亚低温治疗的禁忌证

（1）失血性休克；
（2）患有严重心肺疾患；
（3）< 16 岁的儿童或 > 70 岁的老年患者。

三、亚低温治疗实施方法——亚低温治疗标准化流程（SOP）

（一）评估患者，治疗前准备
（1）抢救室医疗队伍（医师准备）：
① 判断患者是否符合全部标准；
② 常规心电图（18 导联）；
③ 动脉血气分析；
④ 急诊头颅 CT 检查；
⑤ 准备设置呼吸机参数；

⑥ 准备气管插管设备；

⑦ 准备有创血压监测设备；

⑧ 准备中心静脉压监测设备；

⑨ 准备尿管、鼻胃管及胃肠减压设备。

（2）抢救室医疗队伍（护士准备）：

① 测定体温（腋温）；

② 连接心电监护仪；

③ 开放两条外周最大血管通路（如颈外静脉）；

④ 留取血标本送检血常规、电解质、肝肾功能、凝血功能、心肌标志物、血浆脑利钠肽（NT-proBNP）、血糖、血清淀粉酶。

⑤ 从冰箱（4 ℃）取出预冷的 2~3 L 生理盐水，冰袋、冰帽（-20 ℃）及准备 2 个加压袋；

⑥ 准备冷水循环降温毯，设定毯温为 12~18 ℃，设定监测直肠温度为 33 ℃；

⑦ 准备体温监测设备：直肠测温探针，迅速置入，置入深度 > 15 cm，避免置入粪便中，连接体表降温装置，每半小时监测一次直肠温度；

⑧ 准备阿曲库铵（卡肌宁）25 mg ivp st（在亚低温治疗开始后使用）或维库溴铵（万可松）4~6 mg/h；

⑨ 准备咪达唑仑（力月西）（2 mg ivp st，随后 2 mg/h ivp 维持）。

（3）气管插管，呼吸机辅助通气。

（4）有创血压置管监测。

（5）中心静脉压监测。

（6）留置鼻胃管及胃肠减压。

（二）低温诱导阶段

（1）患者头部使用冰帽，环形包绕；冰毯置于背下。腋温超过 38 ℃时，将冰袋（外裹布保护）加敷腋窝、腹股沟等大血管处。

（2）冷水循环降温毯体表降温：

① 设定毯温为 12~18 ℃，设定监测直肠温度为 33 ℃；

② 如果患者体温低于 33 ℃，调整降温毯温度，使目标温度维持在 33 ℃。

（3）快速冷盐水输注：

① 4 ℃冰箱冷藏 0.9% 生理盐水 1 L/袋；

② 300 mmHg 加压输注；

③ 选择外周最大血管；

④ 每 500 mL 生理盐水输注后记录体温、心率、氧饱和度、血压、中心静脉压；

⑤ 目标剂量 30 ~ 40 mL/kg。

（4）药物治疗：在治疗开始时给予咪达唑仑（力月西）和阿曲库铵（卡肌宁），均使用输液泵治疗。

① 咪达唑仑：初始剂量 2 mg ivp st，维持剂量 2 mg/h ivp。若出现寒战、烦躁、原因不明的心动过速、高血压时，每隔 15 min 可根据需要推注咪达唑仑 2 mg，每 15 min 可增加 2 mg/h 剂量直至最大剂量 10 mg/h。若最大剂量时仍有镇静不足表现，考虑停止亚低温治疗方案，唤醒患者，看是否有指令性动作。

② 阿曲库铵：初始剂量 25 mg ivp st，维持剂量 32 mg/h ivp。当目标体温达 33 ℃时，停止使用阿曲库铵。若治疗开始时患者即达目标体温且无明显寒战表现，维持阿曲库铵剂量；若患者烦躁不安，可增加剂量。

③ 静推肌松剂、镇静剂的速度和用量取决于患者的体温、血压、脉搏和肌松程度。若患者的体温已降至亚低温水平、血压和脉搏平稳、肌松状况良好，则肌松剂与镇静剂速度和用量可减少。若患者的体温难以降至亚低温水平，患者躁动不安，应加大肌松剂和镇静剂用量和速度。

（5）监测指标：

① 每半小时监测一次生命体征（血压、呼吸、心率、脉搏、血氧饱和度等）、中心静脉压、直肠温度；

② 每小时监测一次心电图、血气分析（目标使未经调整的 pH 值达 7.4，同时 $PaCO_2$ 达 40 mmHg）、血常规、电解质、凝血功能、电脑血糖。

（三）低温维持阶段

（1）冷水循环降温毯体表降温：

① 设定毯温为 20 ~ 25 ℃，设定监测直肠温度为 33 ℃；

② 如果患者体温低于 33 ℃，调整降温毯温度，使目标温度维持在 33 ℃。

（2）药物治疗：

① 咪达唑仑：同前；

② 阿曲库铵：当体温达 33 ℃，停止用阿曲库铵；或减量至 8 mg/h ivp 维持。

③ 冬眠合剂：氯丙嗪 1 mg/kg + 异丙嗪 50 mg + 杜冷丁 50 mg 肌注 Q8H，根据体温、患者烦躁情况调整药物剂量。

（3）一旦到达目标体温即出现寒战：

第一步：以最大剂量（10 mg/h）泵入咪达唑仑，并维持 1 h；

第二步：随后，给予阿曲库铵初始剂量 25 mg ivp st，维持剂量 32 mg/h ivp，持续泵入阿曲库铵直到复温阶段；

第三步：如果寒战持续存在，考虑停止亚低温治疗。

（4）监测指标：

① 每 1 h 监测一次生命体征（血压、呼吸、心率、脉搏、血氧饱和度等）、中心静脉压、直肠温度、血糖；

② 每 4~6 h 监测一次心电图、血气分析、血常规、电解质、肝肾功能、凝血功能、尿量；

③ 与脑电图室联系，48 h 内行持续性脑电图监测。

（5）任何时候若患者意识恢复，能行指令性动作，即终止亚低温治疗并开始复温。

（四）复温阶段

（1）先撤除体表降温装置，再停用冬眠合剂药物，给患者覆盖单层被单。

（2）药物治疗：

① 以现有速度持续静脉泵入咪达唑仑：若出现寒战、烦躁、原因不明的心动过速、高血压时，每隔 15 min 可根据需要推注咪达唑仑 2 mg，每 15 min 可增加 2 mg/h 剂量直至最大剂量 10 mg/h。若最大剂量时仍有镇静不足表现，加用其他镇静药物（如丙泊酚）；

② 停止使用阿曲库铵；

③ 如果复温阶段出现寒战：

以现有速度持续静脉泵入咪达唑仑，给予阿曲库铵初始剂量 25 mg ivp st，随后重新开始维持剂量 32 mg/h ivp。如果使用阿曲库铵后寒战仍持续，加用其他镇静药物（如丙泊酚）。

一旦体温到达 35 ℃，根据肌张力调整阿曲库铵剂量。

当体温到达 36 ℃，停用阿曲库铵。

当体温到达 37 ℃，且患者肌张力恢复，停用咪达唑仑。

（3）调整呼吸机参数，采用 SIMV 模式过渡逐渐撤除呼吸机。

（4）监测指标：

① 每 1 h 监测一次生命体征（血压、呼吸、心率、脉搏、血氧饱和度等）、中心静脉压、直肠温度、电脑血糖；

② 每 4~6 h 监测一次心电图、血气分析、血常规、电解质、肝肾功能、凝血功能、尿量。

（沈君华）

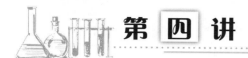

第四讲

异物卡喉急救术

——海姆立克手法（Heimlich maneuver）

海姆立克急救法是美国医生海姆立克教授于 1974 年发明的。这种急救法在全世界被广泛应用，拯救了无数患者。海姆利克教授也因此被誉为"世界上挽救生命最多的人"。

一、成人清醒时手法

施救者站于患者身后，双臂环抱患者，一手握拳，拇指侧在患者脐上二横指，另一手抱住握拳之手向内上用力快速冲击。重复操作，共做 5 次（图 1-4-1）。

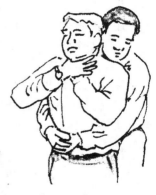

二、成人昏迷时手法

施救者面对患者骑跨在患者的两大腿外侧，一手掌根放在患者肚脐上两横指处，一手放在定

图 1-4-1

位手的手背上，两手掌根重叠，用身体重量快速冲击压迫患者的腹部。两手用力向内、向上冲击腹部 5 次，冲击时动作要明显而分开，间隔清楚（图 1-4-2）。

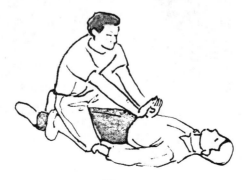

图 1-4-2

三、成人自救

无人的情况下，患者可稍弯下腰，靠在一固定的水平物体上（如桌子边缘、椅背、扶手栏杆等），以物体边缘压迫上腹部，快速向上冲击。重复之，直至异物排出（图1-4-3）。

四、婴幼儿施救手法

（一）体位一

操作者取坐位或单膝跪地，将婴儿俯卧于操作者一侧手臂上，手要托住婴儿头及下颌，头部低于躯干。将前臂靠在膝盖或大腿

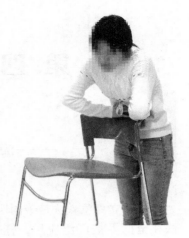

图1-4-3

上，用另一手掌根部向前下方用力叩击婴儿背部肩胛之间，拍打5次，每秒1次（图1-4-4）。

（二）体位二

用手固定婴儿头颈部，两前臂夹住婴儿躯干，小心地将其翻转呈仰卧位，翻转过程中，保持婴儿头部低于躯干。用两指快速、冲击性按压婴儿两乳头连线正下方5次，每秒1次（图1-4-5）。

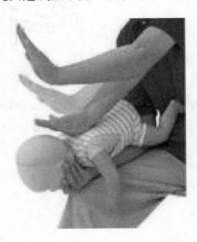

图1-4-4

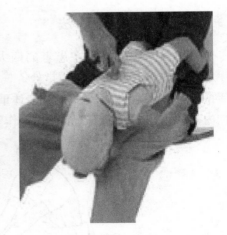

图1-4-5

（朱保锋　陈建荣）

第五讲

人工气道管理和简易呼吸器的使用

一、人工气道管理

人工气道是指经口、鼻或者直接经气管置入导管而形成的呼吸通道，以辅助患者进行通气和肺部疾病的治疗

人工气道的建立方法有面罩、鼻罩、口咽通气道、鼻咽通气道、喉罩、环甲膜穿刺、环甲膜切开、气管插管、气管切开。

紧急建立人工气道的指征：

（1）深昏迷、镇静过深。

（2）呼吸衰竭或呼吸停止。

（3）心搏骤停。

（4）严重气道痉挛或气道梗阻。

（5）误吸或有误吸风险。

（6）难以控制的上呼吸道出血。

（一）喉罩

喉罩通气道（laryngeal mask airway，LMA）与传统的气管内插管比较，具有置入便捷、盲插成功率高、对血流动力学影响小、并发症少的优点。它是介于面罩和气管插管之间的一种维持呼吸道通气的装置（图1-5-1）。

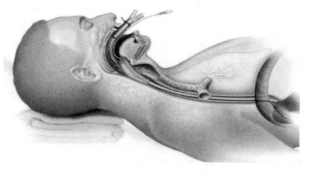

图 1-5-1

喉罩适应证：

（1）需要气道保护，而又不能或不希望行气管内插管的患者。

（2）需要快速控制气道，而插管又有困难时。

（3）可用于清醒或熟睡患者的气管检查和呼吸道异物的清除。

（4）急诊科、ICU 及各科室急救复苏之用。

喉罩无绝对禁忌证。但对于咽喉部病变、肥胖、妊娠、短颈者慎用。

（二）环甲膜穿刺术

环甲膜穿刺术在院内急诊抢救应用较少，主要是在院外急救或有人因各种原因引起喉头梗阻、窒息等意外情况时的临时性抢救措施（图 1-5-2）。

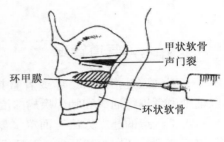

图 1-5-2

（1）适应证：急性喉阻塞尤其是声门区阻塞、严重呼吸困难来不及行气管切开；需行气管切开，但缺乏必要器械。

（2）禁忌证：无绝对禁忌证；已明确呼吸道阻塞发生在环甲膜水平以下时不宜行环甲膜穿刺术。

（3）穿刺部位：颈中线甲状软骨下缘与环状软骨弓上缘之间。

（4）留置时间：一般不超过 24 h。

（5）术后并发症：出血、假道形成、食管穿孔、皮下或纵隔气肿。

（三）气管插管术

气管插管术指将特定的气管导管通过口腔或鼻腔插入患者气管内，是一种抢救患者和气管内麻醉的必要技术。它是建立人工气道，进行人工通气的最好办法（图 1-5-3）。

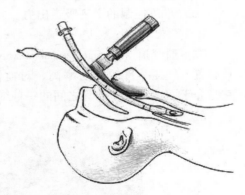

图 1-5-3

其作用：① 便于清除气管内分泌物及痰液。② 保证在任何体位时患者呼吸道通畅，不受声门舌根等影响。③ 容易管理呼吸或进行辅助、控制呼吸，用于急救及各种原因所致的呼吸停止。④ 降低呼吸道阻力，减少呼吸道解剖死腔，从而增加有效气体交换量。⑤ 为气管内用药提供条件。由此可见，气管插管在危重患者呼吸循环的救治过程中有着极其重要的作用。一般选择经口腔明视插管术，对个别无法张口或有下颌关节强直的患者，则可采用经鼻腔盲探插管术。

1. 气管插管适应证

（1）呼吸、心搏骤停需行心肺脑复苏者。

（2）呼吸功能不全或呼吸困难综合征，需行人工加压给氧或辅助呼吸者。

（3）各种原因引起的通气障碍，如昏迷、药物中毒、脑部疾患、气管内肿瘤、重症肌无力、多发性肋骨骨折等。

（4）需长时间全身麻醉或使用肌松药的手术。

（5）颌面部、颈部等部位大手术，呼吸道难以保持通畅者。

（6）新生儿窒息的复苏。

（7）呼吸道分泌物不能自行咳出，影响通气，需行气管内吸引者。

（8）重症患者处于半昏迷、昏迷状态，$PaCO_2$ 持续高于 9.33 ~ 10.7 kPa（70 ~ 80 mmHg），PaO_2 低于 5.33 ~ 6.67 kPa（40 ~ 50 mmHg）。

2. 气管插管用物准备

（1）喉镜选择：选择成人型号或儿童型号。一般多用弯型镜片。

（2）导管选择：成人经口插入，一般男性 7.5 ~ 8.5 号，女性 7 ~ 8 号；经鼻插入，相应小 1 号。14 岁以下儿童：导管号数 =（年龄 + 18）÷ 4。

（3）管芯：有可塑性的金属制成，长度要适当，以插入导管后其远端距离导管开口 0.5 ~ 1.0 cm 为宜。

（4）气管插管盘内另备牙垫、一次性 10 mL 注射器、胶布、张口器、润滑剂外，还需备好听诊器、简易呼吸囊、吸引器、供氧设备、呼吸机、心电监护仪。

3. 操作方法

（1）患者取仰卧位，肩部垫高，头向后仰，使口、咽、气管基本处于一条直线上。

（2）操作者站于患者头侧，用右手食指推开其下唇和下颌，拇指抵住上门齿，使嘴张开。必要时使用张口器。

（3）左手持喉镜从口腔右侧进入，将舌体推向左侧，暴露悬雍垂。然后沿舌背弯度插入，使镜片前端置于会厌与舌根交界处，上提喉镜即可看到声门。注意此时以左手腕为支撑点，千万不能以牙齿为支撑点。弯型镜片不需直接挑起会厌，直型镜片的前端应放在会厌喉面后壁，需挑起会厌才能暴露声门。

（4）右手持气管导管中段，将导管以旋转的方式轻轻插入声门少许，拔除管芯，再继续插入 2 ~ 3 cm，安放牙垫，拔出喉镜。

（5）用面部感觉导管内有无气体随呼吸进出；或连接简易呼吸气囊挤

压入气体，观察胸廓有无起伏；或听诊两肺呼吸音是否对称，以确定导管是否在气管内。

（6）用宽胶布将气管导管的外端与牙垫一起妥善固定于口角的皮肤上。

（7）向导管前端的气囊内注入空气 5～8 mL，使气管导管与气管壁间密闭，以免机械呼吸器在向肺内送气时漏气，也可防止呕吐物、分泌物等倒流至气管内。

（8）接机械呼吸机或简易呼吸器。

4. 气管插管注意事项

（1）插管前各项用物必须准备充分，特别注意喉镜是否明亮，套囊有无漏气。

（2）应按患者的年龄、性别、身材大小，选用不同型号的导管。另外再准备一根小 2F 的导管，待暴露声门后，在直视下选用最符合声门大小的导管。若导管过细，容易增加呼吸道阻力；导管过粗，易使呼吸道黏膜受压而发生缺血性坏死，形成溃疡。

（3）向上提拉喉镜手柄，使着力点在镜片前端。切忌以门齿作为支点，以免造成门齿脱落损伤。

（4）插管成功与否，关键在于良好地暴露声门。遇有颈短、喉结过高、体胖等插管困难患者，可借助于按压喉结、肩垫薄枕或导管沿会厌的后下盲探插入等法。

（5）导管通过声门时必须轻柔。

（6）气管插管后随时检查导管深度。导管插入气管深度为鼻尖至耳垂外加 4～5 cm（小儿 2～3 cm）。插入过浅易使导管脱出，插入过深则易误入一侧支气管导致对侧肺不张。

（7）注入导管套囊的气量以辅助或控制呼吸时不漏气的最小气量为宜，可用囊压表检测。

（8）密切观察患者的神志、瞳孔、呼吸、脉搏和血压的变化。每 15～30 min 测量生命体征一次，并记录。

（9）气管导管固定牢固。随时观察固定情况，导管外露长度及有无口唇受压。

（10）彻底、有效地吸痰是保持呼吸道通畅的主要措施。吸痰时应注意无菌操作。每吸一次更换一条吸痰管；先吸导管内，再吸口腔内，避免加重肺部感染。每次吸痰时间不宜过长，一般不超过 15 s，预防因吸痰而致心搏骤停。

（11）保持气道湿化。通过雾化器或直接滴入气道的方法（每 30 min 1～2mL），防止气道干燥及气道内分泌物黏稠结痂。

（12）加强基础护理。每天定时进行口腔护理，随时清除口、鼻分泌物。按时翻身，对意识不清患者可使用褥疮垫以防止褥疮发生。

（13）插管留置时间不宜过长，一般不超过 72 h，以免引起喉头水肿。必要时应考虑行气管切开。

（14）拔管后要注意观察患者对拔管的反应，保持呼吸道通畅。

（四）经皮扩张气管切开术

经皮扩张气管切开术是一项先进、低侵害技术，较外科穿透技术更简易、快速。无须专职的呼吸师、麻醉师和外科医师，经培训的内科医师即可掌握其基本操作方法，且可在床边实施。经皮扩张气管切开用物（图1-5-4）。

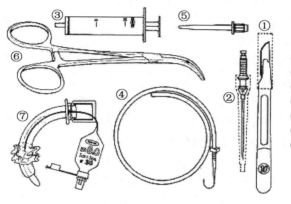

① 刀片
② 穿刺针
③ 注射器
④ 导管及推送架
⑤ 皮肤扩张器
⑥ 扩张钳
⑦ 气管切开套管

图 1-5-4

1. 操作步骤

（1）检查经皮气管切开包中的器械，确认气管套管的套囊没有破漏并处于非充盈状态；气管套管的管芯可在气管套管内自由移动并易于取出；导丝可在扩张器及气管套管的管芯内自由移动；气管套管的管芯已固定在气管套管的两个侧翼上；气管套管的外管壁及管芯的头端涂有少量水溶性润滑剂以利于插管等。

（2）使患者处于仰卧位，颈、肩部垫枕以使颈部处于过伸位。检测患者的血氧饱和度、血压及心电图。操作前使患者吸入一段时间的 100% 纯氧，辨认甲状软骨、环状软骨、气管环、胸骨上窝等解剖标志。推荐在第 2～3 气管软骨环间置入气管套管。若患者带有气管插管，将气管插管撤至声带以上。

（3）局部消毒，铺巾，浸润麻醉。局部注射肾上腺素有利于减少出血。

（4）在选定的气管套管插入位置做水平或纵向切口，长 1.5～2.0 cm。再次确认选定的插入位置是否位于颈部正中线上。

（5）在选定位置以带有软套管并已抽取适量生理盐水的注射器穿刺，注意针头斜面朝下（足部），以保证导丝向下走行而不会上行至喉部。穿刺适当深度后回抽注射器，若有大量气体流畅地进入注射器，表明软套管和针头位于气管管腔内。

（6）撤出注射器及针头而将软套管保留于原处。将注射器直接与软套管相接并回抽，再次确认软套管位于气管管腔内。

（7）适当分离导丝引导器和导丝鞘，移动导丝，使其尖端的"J"形伸直。将导丝引导器置入软套管，以拇指推动导丝经引导器软套管进入气管管腔，长度不少于 10 cm，气管外导丝的长度约 30 cm。导丝进入气管后常会引起患者一定程度的咳嗽。注意勿使导丝扭曲或打结。经导丝置入其他配件时，注意固定其尾端，以防止其扭曲或受损，这一点非常重要。在此后的步骤中，可随时检查导丝是否受损、扭曲及能否在气管内自由移动。

（8）经导丝引导置入扩张器，使扩张器穿透皮下软组织及气管前壁。确认导丝可在气管内自由移动后，拔除扩张器，将导丝保留在原处。

（9）合拢扩张钳，将导丝尾端从扩张钳顶端的小孔中置入，从扩张钳前端弯臂的侧孔中穿出。固定导丝尾端，将扩张钳经导丝置入皮下的角度同置入气管套管的角度一致，逐渐打开扩张钳，充分扩张皮下软组织，在打开状态下撤出扩张钳。

（10）重复 8、9 步骤，直到扩张钳可经气管前壁进入气管管腔。

（11）经导丝引导，将扩张钳在闭合状态下置入气管。注意使扩张钳手柄处于气管中线位置并抬高手柄使其与气管相垂直，以利于扩张钳头端进入气管并沿气管纵向前进。逐渐打开扩张钳，充分扩张气管壁，在打开状态下撤出扩张钳。

（12）将导丝自气管套管管芯头端的小孔置入，将气管套管连同管芯经导丝引导置入气管。拔除管芯及导丝。

（13）吸除气管套管及气管内的分泌物及血性液体，确保呼吸道畅通。以注射器注入少量气体使套囊充盈。若患者带有气管插管，此时予以拔除。以缚带将气管套管的两外缘牢固地缚于颈部，以防脱出。缚带松紧要适度。

2. 注意事项

（1）出血：可由气管切开时止血不彻底，或导管压迫、刺激、吸痰动作粗暴等损伤气管壁造成。患者感胸骨柄处疼痛或痰中带血，一旦发生大出血，应立即进行气管插管压迫止血。

（2）脱管：常因固定不牢所致，脱管是非常紧急而严重的情况，如不能及时处理将迅速发生窒息，停止呼吸。

（3）皮下气肿：为气管切开术比较多见的并发症，气肿部位多发生于颈部，偶可延及胸及头部。当发现皮下气肿时，可用甲紫在气肿边缘画一标记，以利观察进展情况。

（4）感染：亦为气管切开常见的并发症。与室内空气消毒情况、吸痰操作的污染及原有病情均有关系。

（5）气管壁溃疡及穿孔：气管切开后套管选择不合适，或置管时间较长，气囊未定时放气减压等原因均可导致。

（6）声门下肉芽肿、瘢痕和狭窄：气管切开术的晚期并发症。

二、简易呼吸器的使用

简易呼吸器如图 1-5-5 所示。

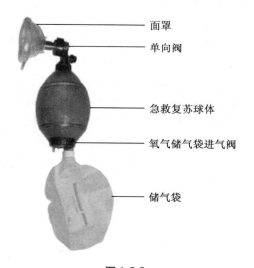

　面罩
　单向阀

　急救复苏球体

　氧气储气袋进气阀

　储气袋

图 1-5-5

1. 操作方法

（1）清除口鼻异物及活动性假牙，患者取去枕仰卧位，开放气道。

（2）操作者位于患者头端。

（3）将压力阀下压关闭，以增加送气压力（建立人工气道前关闭安全阀，建立人工气道后可打开）。压力安全阀作用：使送气压力自动调整在安全范围（40 ～ 60 cm H_2O 水柱），>60 cm H_2O 气体会自动排出。

（4）连接氧气，调节氧流量，每分钟 >10 L。

（5）将面罩扣住患者口鼻，使三角形面罩底边位于下颌。

（6）使用 E-C 手法固定面罩：食指、拇指固定并下压面罩，中指、无名指、小指抬起下颌保持气道开放。

（7）规律挤压呼吸气囊，成人 10～12 次/min（即 5～6 s 送气一次）；儿童 12～20 次/min（即 3～5 s 一次）；新生儿 40～60 次/min。每次送气时间为1 s，吸呼比为1∶1.5～1∶2。潮气量按 8～10 mL/kg 计算，一般 400～600 mL 见胸廓抬起即可，儿童 10 mL/kg，有条件时测定 $PaCO_2$ 分压以调节通气量，避免通气过度。慢阻肺、呼吸窘迫综合征吸呼比为 1∶2～1∶3，呼吸频率、潮气量均可适当少些。

2. 注意事项

（1）挤压气囊时，压力适中，挤压气囊的 1/3～2/3 为宜，节律均匀。

（2）勿时快时慢，以免损伤肺组织，或造成呼吸中枢紊乱，影响呼吸功能恢复。

（3）发现患者有自主呼吸时，挤压气囊节奏应与自主呼吸同步。

（4）面罩大小要合适，婴儿及小孩最好不要使用成人型简易呼吸器，且应具备安全阀装置，能自动调整压力，以确保患儿安全。

（5）对清醒患者做好心理护理和解释工作，使其配合。

（6）无氧源时，应该取下储氧袋及氧气连接管。有氧源时，要使用储氧袋，并且氧流量要 >10 L/min。储氧袋作用：提高氧浓度，可使氧浓度达 99%；无储氧袋氧浓度为 45%；如无氧源时，氧浓度为大气氧浓度即 21%。

（7）随时观察：挤压气囊时，注意观察患者胸部起伏情况；观察患者自主呼吸恢复情况；观察患者口唇、面色、脉搏、氧饱和度的变化；观察呼吸改善情况。

（张　鹏　刘　颖）

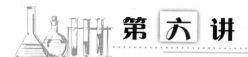

氧气疗法

氧气疗法（oxygen therapy，简称氧疗）是指通过额外向肺内注入氧气以纠正机体缺氧的治疗方法。氧疗因效果肯定、方法简便和价格低廉，目前已成为临床中应用最为广泛的呼吸疗法。

一、氧疗的适应证

一般来讲，凡是有低氧血症存在即有氧疗指征。氧疗的适应证主要包括各种原因引起的缺氧和在某些病理状况下机体对氧供需求的明显增加。临床中对动脉血氧分压（PaO_2）降低到什么程度才需要氧疗，目前尚缺乏统一标准，医生应根据患者具体情况进行判断及灵活掌握。但应强调的是，氧疗时应有较明确的指征、准确的流量，对疗效应及时进行评价和调整。临床上氧疗常见的适应证见表6-1。

表6-1　氧疗适应证的指导原则

明确的适应证	可能的适应证
急性低氧血症（PaO_2 < 60 mmHg；SaO_2 < 90%）	
呼吸衰竭、呼吸窘迫（呼吸频率 > 24 次/min）	无并发症的心肌梗死
心跳和呼吸停止	心绞痛
低血压状态（收缩压 < 90 mmHg）	没有低氧血症的呼吸困难
低心输出量、急性心梗	镰状细胞危象
一氧化碳中毒、代谢性酸中毒	

氧疗的目的是纠正或减轻机体的缺氧，保证组织氧供。通过提高肺泡氧分压（PaO_2），使组织氧供得到改善。对不同原因的低氧血症，氧疗的效果存在差异。对肺泡通气不足引起的低氧血症，因换气功能正常，PaO_2 的增高与吸入气中氧浓度（亦称吸氧分数 FiO_2）是平行的，一般只要稍提高 FiO_2 就能收到满意的效果。应清楚吸氧并不能改善二氧化碳潴留，其根本治疗效果是改善通气，减少无效腔。因氧的弥散速率与 PaO_2 成正比，对弥散障碍引起的低氧血症，通过吸氧也比较容易得到改善，当 FiO_2 为30%时，

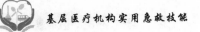

PAO_2 比呼吸空气时要高 60 mmHg 左右，此时氧弥散量约增加 1 倍。一般来说，吸氧对轻、中度通气/血流分布不均所致缺氧效果较好，而对重度者效果不佳，对肺内分流所致低氧血症效果最差。

二、组织缺氧的判别

合理氧疗的前提是确定低氧血症和组织缺氧的存在及程度，低氧血症的诊断主要根据临床表现和动脉血气分析（ABG）。

（一）临床表现

缺氧的临床表现是非特异的，低氧血症所致症状取决于缺氧的程度、发生的速度和持续的时间。轻度缺氧患者的临床症状并不明显，部分患者可表现出活动后气短、心悸、血压升高、注意力不集中、智力减退及定向障碍等。随着缺氧的加重，患者可出现呼吸困难、发绀、心率增快、出冷汗、头痛、烦躁不安、神志恍惚、谵妄，甚至出现昏迷。病情进一步加重会导致呼吸表浅、节律不规则或减慢，心搏减弱，血压下降，甚至呼吸心跳停止。

胸闷、气短、心慌、呼吸困难及呼吸频率增快（> 25 次/min）是呼吸衰竭早期最主要的临床表现，上述症状在活动后明显加重是主要特点。如出现紫绀、呼吸浅快、鼻翼扇动、明显腹式呼吸、端坐呼吸等则预示严重缺氧。中枢神经系统对缺氧十分敏感，缺氧程度不同，其表现差异很大。主要表现：注意力不集中、反应迟缓、烦躁不安、记忆力减退及障碍、谵妄、昏迷等。

呼吸急促、意识障碍和发绀等临床表现对缺氧的诊断固然有意义，但这些表现是可变的和非特异的，通常还需取得实验室资料的支持。即使没有这些症状和体征，如急性心梗、药物过量、严重颅脑或胸腹挫伤、低血容量及休克、败血症等情况，也应考虑已有严重组织缺氧的存在，需进行氧疗并行 ABG，同时及时给予严密监护和相应处置。

（二）动脉血气分析

迄今尚没有能快速准确测定组织缺氧的指标，临床中常根据 PaO_2，SaO_2 判断有无低氧血症及其严重程度，当 $PaO_2 < 80$ mmHg，$SaO_2 < 90\%$ 时即为低氧血症，一般将低氧血症分为：① 轻度低氧血症，此时无发绀、PaO_2 在 50 ~ 80 mmHg，SaO_2 在 80% ~ 90%；② 中度低氧血症，有发绀，PaO_2 在 30 ~ 50 mmHg，SaO_2 在 60% ~ 80%；③ 重度低氧血症，明显发绀，$PaO_2 < 30$ mmHg，$SaO_2 < 60\%$。

临床上发生中度以上低氧血症时 PaO_2 即显著降低。急性缺氧时，当

$PaO_2 < 50$ mmHg 即可出现明显的组织缺氧。慢性缺氧发生组织缺氧则相对较晚，因慢性低氧血症患者已有代偿能力，如已有红细胞增多、氧解离曲线右移、组织摄氧能力增高等，虽 $PaO_2 < 50$ mmHg 也不一定发生组织缺氧。

ABG 对缺氧的判断也有一定的局限性，如在循环型、血红蛋白型或细胞型缺氧时，即使有严重组织缺氧存在，PaO_2 也可能正常或仅轻度异常。尽管如此，PaO_2 和 SaO_2 的测定还是目前临床上应用最多的反映缺氧的指标。

三、给氧的方法

临床上给氧方法有多种，在送氧精确性、操作复杂性、疗效、价格等方面有一定差异。一般将给氧方法分为有创伤性和无创伤性两大类（表6-2）。亦可根据所提供氧流速能否满足患者吸气需要分为低流速给氧系统和高流速给氧系统（表6-3）。低流速给氧系统是指所提供的氧流速不能满足患者全部的吸入需求，在每次吸入潮气量中均混有一定量的室内空气，此时进入气道的 FiO_2 随氧气流速、患者潮气量和呼吸频率等不同而变化；高流速给氧系统是指所提供的氧流速可完全满足患者的吸入需要，患者的呼吸方式对 FiO_2 没有影响。无论低流速给氧系统还是高流速给氧系统均可向患者提供高、中、低不同浓度的 FiO_2。

表 6-2　给氧的方法

无创伤性	有创伤性
鼻导管（鼻前庭给氧）	鼻导管（鼻咽部给氧）
面罩：	经气管给氧
简单面罩	气管内导管
储袋面罩：部分重复呼吸、非重复呼吸	气管切开导管
Venturi 面罩	辅助改善氧合
辅助改善氧合	正压通气
无创性正压通气	持续气道正压呼气末正压（CPAP/PEEP）
高压氧疗	体外膜氧合（ECMO）和腔静脉氧合（IVOX）

表 6-3　鼻管及鼻咽导管吸氧吸入气中氧浓度

氧流量/（L/min）	吸入气中氧浓度（FiO_2）/%
1	24
2	28
3	32
4	36
5	40
6	44

（一）无创给氧方法

1. 鼻导管或鼻塞给氧

临床上最常用的方法，具有简单、价廉、方便、舒适等特点，多数患者易于接受，单侧鼻导管与双侧鼻导管的吸氧效果近似。鼻导管吸氧浓度可用公式计算，即 FiO_2（％）= 21 + 4 × 给氧流速（L/min），此时的计算结果是粗略的，实际上它还受潮气量和呼吸频率等影响，如潮气量增加、患者张口呼吸、咳嗽、说话和进食等，均可使 FiO_2 计算值低于实际值。

鼻导管或鼻塞的缺点：① FiO_2 不恒定；② 易于堵塞，需经常检查；③ 局部刺激作用，致鼻黏膜干燥，痰液黏稠；④ 耐受性差，当氧流量 > 7 L/min 时，患者多不能耐受。

2. 简单面罩

简单给氧面罩一般用塑料或橡胶制作，氧的输入孔一般位于面罩的低部。面罩的容量宜小，以减少重复呼吸气量。用简单面罩时，一般给氧流量为 5 ~ 6 L/min，FiO_2 可达到40％ ~ 50％，如氧流量太低，呼出的 CO_2 易在面罩内积聚造成重复呼吸。简单面罩适用于缺氧严重而无 CO_2 潴留的患者。面罩与鼻导管相比，优点是能提供较好的湿化，缺点是影响患者进食和咳痰，面罩易移位及脱落。

在防漏的条件下，面罩给氧，每分钟给氧必须在 5 L 以上，否则呼出的气体便聚积在面罩内而被重复吸入，导致 CO_2 蓄积。增加供氧流量，FiO_2 也相应增高，但超过 8 L/min 时，由于储备腔固定未变，吸入气中氧浓度很少增加。面罩吸氧吸入气中氧浓度见表6-4。

表6-4 面罩吸氧吸入气中氧浓度

	氧流量/（L/min）	吸入气中氧浓度（FiO_2）/％
	5 ~ 6	40
面罩吸氧	6 ~ 7	50
	7 ~ 8	60

若需增高 FiO_2 超过60％，必须增加氧的储备腔，即在面罩后接一储气囊，此种装置的用法即部分重复呼吸法。氧流量应调整至吸气时储气囊既不塌陷又不胀满。

3. 附储袋的面罩

指在简单面罩上装配一个储气袋，目的是用较低流量氧为患者提供较高的 FiO_2。在呼气或呼吸间歇期间，氧气进入储气袋，当吸气时主要由储气袋供氧，因此附储气袋面罩比简单面罩的耗氧量小是其突出优点，其他同简单面罩（表6-5）。

表6-5　附储气囊的面罩吸氧吸入气中氧浓度

	氧流量/（L/min）	吸入气中氧浓度（FiO$_2$）/%
加储气囊的面罩	6	60
	7	70
	8	80
	9	90
	10	99

4. Venturi 面罩

面罩是根据 Venturi 原理制成的，即氧气经狭窄的孔道进入面罩时，在喷射气流的周围产生负压，携带一定量的空气从开放的边缝流入面罩。因输送氧的孔道有一定口径，以致从面罩边缝进入的空气与氧混合后可维持固定的比例，调整面罩边缝的大小可改变空气与氧的比例，比例的大小决定了吸入气中氧浓度的高低。常用的氧浓度有 24%，26%，28%，30%，35% 和 40% 等。由于喷射入面罩的气体流速超过患者吸气时的最高流速和潮气量，所以不受患者通气量变化的影响，耗氧量亦少，不需湿化，吸氧浓度恒定，不受张口呼吸的影响。因高流速的气体不断冲洗面罩内部，呼出气中的 CO_2 难以在面罩内滞留，基本上无重复呼吸，面罩也不必与脸面紧密接触，佩戴比较舒适，患者不觉面罩内有明显潮热感。应用 Venturi 面罩虽也可提供 40% 以上的 FiO_2，但不如低 FiO_2 时准确可靠。低 FiO_2 时，面罩实际输送的氧浓度与面罩刻度上的预计值仅相差 1%～2%；而高 FiO_2 时，面罩实际输送的氧浓度与预计氧浓度偏差可高达 10%。Venturi 面罩已广泛用于临床，尤其是在持续低浓度氧疗时应用更为普遍，其效果和可靠性均较肯定。

5. 贮氧导管

将鼻导管和储氧器相结合形成储氧导管，可提高经鼻给氧的效益。储氧器是一个与鼻导管连接的潜在的空腔，容积为 20 mL，在呼气时空腔扩张充满氧，储氧器内的氧在吸气的早期被吸入，此时用氧量可减少 30%～50%。储氧导管的优点是节氧，在应用便携式氧源时，使用储氧导管可延长氧源使用时间。

6. 氧帐或头罩

指制作一个相对密闭的空间，提供相对恒定的 FiO_2 供患者吸入。一般罩内的氧浓度、湿度和温度均可调节。患者较舒适、FiO_2 较恒定是这种方法的突出优点，但耗氧量大、设备复杂是其主要不足。主要用于儿童或重症不合作的患者。

7. 脉冲给氧（pulse oxygen supply）

主要特点是仅在吸气时输送氧气，克服了持续吸氧时氧气浪费的缺点，用氧量可节约50%~60%。脉冲给氧时，氧气不经湿化，进入气道的气体经鼻腔温热湿化，解决了气道干燥问题。脉冲给氧在患者呼气时不送氧，不影响呼气，患者舒适程度提高。脉冲给氧具有高效、节省氧气、无须湿化及舒适等优点，缺点是较复杂、价格较贵、维护费用高，在临床上使用时间较短，尚需进一步积累应用经验。

（二）有创给氧方法

1. 鼻导管（鼻咽部）给氧

指将给氧鼻导管插入到鼻咽部进行吸氧的方法，与鼻导管（插至鼻前庭）相比其输氧效果更可靠，但因其对鼻黏膜刺激较大且易堵塞，目前临床已很少使用。

2. 经气管给氧

指将一特制的给氧导管经穿刺直接留置于气管内进行吸氧的方法。具体放置方法：在局麻下将穿刺针于第2、3气管软骨环间穿刺进入气管内，经穿刺针将导管（直径1.7~2.0 mm）放入气管内，留置导管在气管内约10 cm，使管端在隆突上约3 cm，外端固定于颈部，与输氧管相接。主要用于慢性阻塞性肺病等长期慢性缺氧患者的氧疗，可供慢性低氧血症患者长期应用，大多数患者可耐受。主要优点是节氧，由于呼吸无效腔起到储存氧气作用，呼气时氧气损失少，氧流量可比鼻导管法减少一半。由于节省氧气，尤有利于家庭长期氧疗。缺点是需每日冲洗导管2~3次，应用不便；偶有局部皮下气肿、局部皮肤感染、出血、导管堵塞、肺部感染等并发症发生。

3. T形管和气管造口项圈

T形管和气管造口项圈均仅适用于人工气道的患者，能为这些患者提供恒定、可预置的吸氧浓度。对人工气道患者来说，能把氧疗和湿化结合应用是理想的。患者不接受机械通气时，可用T形管和气管造口项圈吸入高流量气体，由于在吸气回路中连接有储气袋及湿化装置，因此可保证吸入气的吸氧浓度和充分湿化。

4. 呼吸机给氧

在发生严重的通气障碍、ARDS、自主呼吸微弱和呼吸暂停时，常规氧疗多不能将PaO_2升至安全水平或给氧后加重CO_2潴留和呼吸抑制者，此时应及时建立人工气道进行机械通气保证氧合。机械通气的应用参见有关章节。

四、氧疗方式选择和效果监测

氧疗的方法很多，不同方法各有利弊，在氧疗方式选择上应遵循的基本原则：从简单到复杂，从无创到有创，及时监测和调整，以尽快改善缺氧为目的。因此在氧疗期间对氧疗效果的监测显得十分重要，氧疗监测主要包括以下几个方面：

1. FiO_2 的监测

FiO_2 是决定氧疗效果的主要因素，对 FiO_2 进行实时监测是十分必要的，但目前只有在部分呼吸机上可以实现对 FiO_2 的监测，在使用非机械通气方式氧疗时无法监测 FiO_2，只能依靠氧流量来估算。

2. 全身状况的监测

主要监测动脉血压、心率、呼吸频率、发绀及神志和精神状况的变化。如氧疗后患者心率变慢、呼吸频率下降、血压上升且平稳、呼吸困难好转、末梢循环改善、尿量增加、皮肤红润变暖、发绀减轻或消失等，均表明氧疗效果良好；反之，则提示病情恶化，氧疗未达到效果。

上述症状的临床观察不受条件限制，简便易行，但应对上述因素综合考虑后判断氧疗效果。

3. 经皮血氧饱和度（SpO_2）监测

SpO_2 亦称脉氧计（pulse oximeter）是一种无创经皮连续监测动脉血氧饱和度的方法，是目前临床中最常用的简便直观的监测方法。可连续观察数天而对患者毫无损害，尤其适用于严重缺氧患者氧疗的监测。当血氧饱和度在 65% ~ 100% 时，SpO_2 与 SaO_2 呈高度直线正相关。当 PaO_2 在 35 ~ 60 mmHg 之间时，SaO_2 处于氧合血红蛋白解离曲线的陡峭段，随 PaO_2 变化 SaO_2 变化很敏感。但当 $PaO_2 > 60$ mmHg 时，SaO_2 已超过 90%，此时解离曲线进入平坦段，SpO_2 测定灵敏度大为降低。当 SaO_2 低于 65% 时，SpO_2 读数则又偏高。

影响 SpO_2 监测的因素：① 局部血流灌注不良、甲床增厚、皮肤色素沉着等均使 SpO_2 低于 SaO_2；② 血中碳氧血红蛋白（COHb）含量的影响，当 COHb 大于 9% 时，SpO_2 约增高 7%；③ 血胆红素增高等会影响测定结果。

4. 动脉血气（ABG）监测

ABG 是目前评价氧疗效果最为准确可靠的方法，ABG 可提供 PaO_2，$PaCO_2$，HCO_3^-，pH，SaO_2 等多种氧合及代谢参数，PaO_2 升高是反映氧疗效果最直接的指标。ABG 不足之处是需要反复抽血及不能实时连续监测。

近年来已开展了连续测定 PaO_2 的方法研究，即通过将一根含有极谱氧电极的导线插入动脉内。对新生儿，导管电极系统已提供了准确可靠的 PaO_2 值。此法至今不能在临床上广泛应用的原因：潜在的电的危险，测定时需要频繁地反复校正，以及损伤动脉壁的可能性。

5. 经皮氧分压测定（$TcPO_2$）

$TcPO_2$ 是通过直接测定从皮肤逸出的氧量来反映 PaO_2，$TcPO_2$ 可大致反映 PaO_2 的变化。方法是将氧电极紧贴于皮肤上加温，使局部微循环血管扩张，用微型电极直接测出通过半透膜进入电极内的 PO_2。

$TcPO_2$ 的测定结果明显受皮肤性质、局部温度、血流灌注等因素影响。在循环正常情况下，新生儿和婴幼儿的测定结果较准确和可重复，$TcPO_2$ 与 PaO_2 的相关系数可达到 0.99。成人的皮肤较厚，$TcPO_2$ 的测定结果变异较大，虽然 $TcPO_2$ 与 PaO_2 呈显著正相关，但相关系数为 0.65 ~ 0.96，$TcPO_2$ 比 PaO_2 降低 10% ~ 20% 甚至更多。$TcPO_2$ 的变化既和 PaO_2 有关，又和微循环血流灌注有关，当灌注正常时，$TcPO_2$ 能基本反映 PaO_2 水平。如 PvO_2 基本正常而 $TcPO_2$ 显著降低，即反映了组织灌注功能低下，见于心力衰竭和休克等情况。严重低血压、贫血、低温、酸中毒等均会使 $TcPO_2$ 下降。由于影响因素较多、测定值不稳定等原因，目前还没有把 $TcPO_2$ 作为氧疗的常规临床监测指标。

6. 其他监测方法

尚有其他一些监测方法，如用混合静脉血氧分压作为组织平均 PO_2 指标、用微电极技术测定组织或细胞内 PO_2、用近红外光照射技术测定细胞内氧的利用情况等，这些方法目前均处于实验研究阶段，具有很大的局限性，目前尚无法进入到临床应用。

▶ 五、氧疗的并发症

氧疗与其他药物治疗一样，在发挥治疗作用的同时，如应用不当亦可出现毒副作用，对此应该引起重视。氧疗对机体的危害主要有如下几方面：

1. CO_2 潴留

伴有 $PaCO_2$ 增高的呼吸衰竭患者在氧疗后，常出现 $PaCO_2$ 进一步升高。对于以通气不足为主的呼吸衰竭患者，当 FiO_2 增加到 25% ~ 30% 时，部分患者的 $PaCO_2$ 可升高 20 ~ 40 mmHg。发生 CO_2 潴留主要与氧疗后缺氧对呼吸中枢的兴奋作用减低、每分通气量减少及通气/血流比例进一步失调等因素有关。此时应尽量减少 FiO_2（即采用低流量吸氧，限制氧流量为 1 ~ 2 L/min），同时加强病情观察和血气监测，当 $PaCO_2$ 迅速升高时应及时采用机械通气治疗。

2. 吸收性肺不张

对呼吸道不完全阻塞的患者，在吸入较高浓度氧后，局部肺泡内的氧被吸收后，易出现肺泡萎陷，发生肺不张。预防措施主要包括：FiO_2 尽量小于 60%、如行机械通气应加用 PEEP、鼓励患者排痰以保持局部气道通畅。

3. 氧中毒

氧中毒是氧疗最主要的毒副作用，尽管发生率很低，但发生后危害严重，应引起重视。氧中毒会导致急性肺损伤，出现类似 ARDS 样改变，临床主要表现为气管支气管炎、ARDS、无气肺不张和影响儿童的肺发育等，还可累及中枢神经系统、红细胞生成系统、内分泌系统及视网膜。目前尚无法对氧中毒进行早期诊断，也缺乏特效的治疗方法。氧中毒系医源性疾患，最好的治疗是预防，限制高浓度吸氧是临床上有效预防氧中毒的方法。

引起氧中毒的唯一原因是长时间高浓度吸氧，但究竟给氧浓度的安全界限是多少，至今认识尚未完全一致。普遍认为常压下吸氧浓度在 60% 以下是安全的，不会引起氧中毒。临床观察表明常压下吸入纯氧 6 h 就可能出现呼吸道黏膜的损伤，吸纯氧超过 24 h 即可发生氧中毒的典型改变。

临床中进行无创氧疗时，FiO_2 很难超过 60%~80%，同时有研究表明危重病患者的肺可能比正常肺能更好耐受氧的损伤作用，因此在常规氧疗时（如经鼻或面罩氧疗时）不必担心会发生氧中毒。但在机械通气时，由于此时 FiO_2 能得到有效保证，因此应尽量将 FiO_2 控制在 60% 以下，以防止氧中毒发生。

（刘　颖　张　鹏）

第七讲

呼吸机使用技术

> ### 一、使用呼吸机的适应证、禁忌证、并发症及使用指征

使用呼吸机的目的就是为机体提供并维持足够的氧供和肺泡通气。

（一）适应证

包括以下四个大的方面：

1. 低氧血症

（1）所有低氧血症患者均需进行氧气治疗，但并不一定需要呼吸机进行机械通气。

（2）肺水肿、肺不张导致的低氧型呼吸衰竭患者，可以先进行面罩无创正压通气，如症状不能缓解可行气管插管行正压通气。

（3）经解痉、平喘及持续吸氧，氧分压仍低于 60 mmHg 的患者。

2. 肺泡通气量不足

（1）由于肺泡通气量不足，导致动脉血 pH 值小于 7.2，即出现呼吸性酸中毒时，应立即机械通气。

（2）由于肺泡通气量不足，患者出现呼吸做功明显增加，呼吸表浅、呼吸频率增快，即将出现呼吸衰竭时，应立即进行机械通气。

（3）严重的肺部感染等因素导致的 ARDS。

3. 呼吸肌疲劳

各种原因导致的呼吸做功增加，应在出现氧合障碍前进行机械通气。

4. 其他

严重胸部创伤，胸部或心脏、颅脑手术过程中及术后，必须常规使用呼吸机辅助呼吸，直至患者清醒，自主呼吸恢复。

（二）禁忌证

呼吸机的使用无绝对禁忌证，但在某些情况下需先行必要处理后再进行机械通气。有以下几个方面：

1. 张力性气胸

患者一旦诊断为张力性气胸，应先行胸腔闭式引流，再行机械通气，也可同时进行，防止缺氧导致心搏骤停。

2. 肺大疱、重度肺囊肿

伴有肺大疱及重度肺囊肿的患者，在使用呼吸机时，应调低气道峰压及限压水平，PEEP 水平应该严格控制，严密监测血氧饱和度，经常进行肺部听诊，发现气胸及时处理。

3. 大量胸腔积液

必须在引流或穿刺放液后使用，防止因使用呼吸机造成肺脏局部压力过高，形成气胸。

4. 误吸导致的呼吸衰竭

由大咯血或严重误吸导致的呼吸衰竭，应在清除气道内异物后，再行机械通气。

（三）并发症

1. 使用呼吸机诱发肺损伤

主要有以下两方面的原因：

（1）肺泡过度膨胀和跨肺泡压增高，引起炎症和肺泡-毛细血管通透性增加。

（2）肺泡反复扩张和萎陷产生剪切力引起物理损伤，同时可造成炎症及肺部损伤，特别是 ARDS 患者应用 PEEP 时更易出现。

2. 气压伤

主要发生在持续气道正压通气时，肺泡破裂后，气体可沿支气管血管鞘渗至肺间质—纵隔—心包—胸膜腔和皮下组织，称为气压伤。当气道峰压大于 40 cmH$_2$O 时，容易出现气压伤，如果患者在使用呼吸机辅助呼吸过程中突然出现血流动力学改变，应怀疑出现气压伤，形成张力性气胸。

3. 对体循环的影响

一方面主要体现在使用正压通气模式→胸腔压力上升→静脉回流减少→右心前负荷降低。另一方面肺泡压力上升→肺循环阻力增加→右心室后负荷增加，导致输出量降低，血压下降，可适当补充血容量与之对抗。

4. 对脑部血流的影响

特别是使用 PEEP 的患者，胸腔内压力升高→颈静脉回流受阻→颅内压（ICP）升高→脑灌注压（CPP）降低→继发性脑损害。因此，颅脑损伤患者不宜使用 PEEP 模式。

5. 呼吸机相关性肺炎

多与气管插管套囊周围分泌物误吸有关，因此，长期使用呼吸机的患者应常规应用抗生素预防感染。

（四）应用指征

1. 临床指征

呼吸浅慢、不规则，极度呼吸困难，呼吸欲停或已停止，伴有严重意识障碍。

2. 血气分析指征

pH 值小于 7.20；$PaCO_2$ 大于 $70 \sim 80$ mmHg；PaO_2 在吸入氧浓度为 40% 的氧气 30 min 后仍小于 50 mmHg。

二、呼吸机与机体的连接方式

（1）面罩：无创正压通气，患者容易接受，适用于神志清楚的患者，如 COPD 患者可短期内使用，使用时间视病情而定。

（2）气管插管：适用于昏迷或半昏迷的重症患者，插管保留时间一般不宜超过 5 d，特殊情况下可延长至 7 d，超过 7 d，可以考虑行气管切开置管。

（3）气管切开：适用于需长期做机械通气的患者。

三、呼吸机基本参数的调节

呼吸机的基本参数主要包括以下几个方面；

（1）给氧浓度：计算公式：$21 + 4 \times$ 氧流量。低浓度氧（24% ~ 40%），适用于 COPD 患者；中浓度氧（40% ~ 60%）适用于缺氧而 CO_2 潴留时；高浓度氧（大于 60%）适用于 CO 中毒、心源性休克及严重创伤大型手术患者，吸入高浓度氧一般 1 ~ 2 d，否则易导致氧中毒。

（2）潮气量：一般设定为 8 ~ 10 mL/kg，对于 ARDS 患者可采用小潮气量 6 ~ 8 mL/kg 通气，对于部分肺水肿、肺不张等患者可设定为 10 ~ 12 mL/kg。

（3）呼吸频率：一般选择 8 ~ 14 次/min，如果撤机前让患者逐步适应，可降低呼吸机的通气频率至 2 ~ 10 次/min。

（4）吸气/呼气时间比：阻塞性通气障碍时，吸呼比为 1：2.0 ~ 2.5；限制性通气障碍时，吸呼比为 1：1.5，并配合较快频率。

（5）压力支持：在使用压力支持通气模式时设定该参数，根据患者病情及反馈潮气量选择压力在 15 ~ 30 cmH_2O。

四、常用通气模式的选择

（1）辅助/控制模式（A/C）：容量控制模式，是成人常用的通气模式，可以保证通气量；小儿常用压力控制通气（PCV），压力恒定，不易发生肺的气压伤。

（2）同步间歇指令通气（SIMV）：优点是保证通气量，又有利于锻炼呼吸肌，比较常用，常作为撤机前的过渡措施。

（3）压力支持通气（PSV）：指患者自主呼吸触发呼吸机后，呼吸机给予患者一定的压力支持，达到提高通气量的目的，属呼吸机辅助的自主通气模式，同步性好，可与 SIMV 配合使用。

（4）持续气道正压通气（CPAP）：患者在自主呼吸的基础上，呼吸机在吸、呼两相均给予一定压力，有利于肺泡开放，适用于肺顺应性下降及肺不张，阻塞性睡眠呼吸暂停综合征等。

（5）呼气末正压通气（PEEP）：在呼气时仍保持气道内正压，处于预定的正压水平，一般主张呼气末正压为 $5 \sim 10 \, cmH_2O$。因为正常人在呼气末由于声门关闭，也维持一定的正压，称为生理性 PEEP，一般在 $1 \sim 3 \, cmH_2O$ 之间，主要是为了维持功能残气量及防止肺泡萎陷，而患者实施气管插管后，丧失了这种生理保护作用，因此在机械通气时可以使用 $1 \sim 3 \, cmH_2O$ 的 PEEP，但不宜过高，防止造成肺损伤和循环受影响，该模式主要应用于 ARDS 及肺水肿患者。

🔾 五、根据血气结果调节呼吸参数

（1）PaO_2 过低时：增加氧浓度、适当使用 PEEP、增加每分通气量、延长通气时间。

（2）PaO_2 过高时：降低氧浓度、逐渐降低 PEEP、减少每分通气量。

（3）$PaCO_2$ 过高时：增加呼吸频率、增加潮气量、适当下调吸呼比。

（4）$PaCO_2$ 过低时：降低呼吸频率、减少潮气量、延长呼气时间、上调吸呼比。

🔾 六、撤机标准

（1）停机条件：患者呼吸和咳嗽能力恢复，自主呼吸能产生足够的通气量，血氧饱和度始终维持在 92% 以上；肺部感染控制；呼吸道分泌物不多；无严重的肺部或全身并发症；动脉血气分析 $PaO_2 > 50 \, mmHg$，$PaCO_2$ 无明显升高，pH 值基本正常。

（2）停机时间：一日内停机总时间超过开机总时间，或一次停机持续 $2 \sim 3 \, h$ 而无呼吸困难、通气不足或通气过度表现，且血气分析正常。

（李 峰 陈建荣）

第八讲

深静脉置管术

一、适应证

（1）严重创伤、休克及急性循环衰竭等危重患者的抢救。

（2）需要大量液体复苏或长时间静脉药物治疗而周围静脉通路已无法建立者。

（3）需经深静脉进行全肠外（静脉）营养治疗的患者。

（4）实施包括中心静脉压在内的血流动力学监测项目。

二、置管途径和方式

可选择锁骨下静脉、颈内静脉、颈外静脉、股静脉等穿刺针及导管。

（1）针内管：指导管经穿刺针内腔插入。使用该类穿刺针时，常先用细针穿刺确定静脉的位置和方向，再改用长度为 50～80 mm 的大口径薄壁穿刺针（或用配套的深静脉插管针）按细针定位方向进针。穿刺成功后，即由针腔内插入相应粗细的导管入静脉。

（2）管内针：又称外套管穿刺针，套管尖端与穿刺针严密封固，从而保证了静脉刺破口大小与外套管的外径一致，穿刺部位漏血的机会减少。

三、操作方法

（一）锁骨下静脉穿刺

（1）经锁骨上路径穿刺法。患者肩部抬高，头尽量转向对侧（一般选用右侧颈部进针）并充分显露锁骨上窝区域。消毒，铺巾，局部麻醉后以胸锁乳突肌锁骨头的外侧缘，锁骨上约 1 cm 处为进针点。针身与锁骨或矢状面（中线）呈45°角，在冠状面针杆保持水平或略向前偏15°，指向胸锁关节。通常进针 1.5～2.0 cm 即可进入静脉。进针过程中针尖在胸锁乳突肌锁骨头的深部肌膜中进行，不易损伤锁骨下动脉与胸膜，成功率高。

（2）经锁骨下路径穿刺法。体位及准备同上。取锁骨中点的锁骨下

1 cm 为穿刺点，一般多选用右侧。消毒、铺巾、局麻后，在选定穿刺点处进针，用细针试穿，针尖指向头部方向，贴近胸壁与胸壁平面呈 15°，穿过锁骨与第 1 肋骨的间隙为准，成功后即拔出试探针。换深静脉穿刺针，沿试穿路径穿刺进入锁骨下静脉。针尖进入静脉时可有突破感，回抽血通畅的情况下置入导管，连接输液装置，固定。

（二）颈内静脉穿刺

（1）患者头低 15°～20°，肩背垫高，头转向对侧（一般选用右侧颈进针），使颈部伸展，暴露颈部区域。

（2）消毒、铺巾，触摸胸锁乳突肌的胸骨头和锁骨头及与锁骨所形成的三角形区域，确认三角形区域的顶部作为皮肤定点，并做皮下浸润麻醉。

（3）试穿：针杆与中线平行，与皮肤成 30°～40°角进针，在进针过程中保持注射器内轻度持续负压，以能及时确认针尖进入静脉为宜，试穿成功即拔出试探针。

（4）用尖刀戳进针点皮肤一小口达皮下。

（5）将连接注射器的外套管穿刺针沿前试探途径穿刺，一手持针杆，另一手持注射器并保持适当的负压，徐徐进针，当针尖进入静脉时常有突破感，回抽血流畅通。

（6）继续进针 2～3 mm，确保外套管进入静脉腔，固定内针，捻转推进外套管。

（7）拔除内针，外套管针座连输液器。缝线固定针座。

（三）股静脉穿刺

（1）患者仰卧，将大腿外展与身体长轴成 45°。充分暴露腹股沟区域。

（2）消毒，铺巾，局部麻醉。

（3）取腹股沟韧带下 2～3 cm，股动脉内侧，在进针点皮肤用尖刀戳一小口达皮下。

（4）将连接注射器的外套管穿刺针（一般长 16～17 cm）经皮肤小切口刺入，与皮肤成 30°～45°，注射器保持适当负压，徐徐进针，当针尖进入静脉时常有突破感，回抽血流通畅。

（5）继续进针 2～3 mm 确保外套管进入静脉腔，固定内针，推进外套管。

（6）拔除内针，外套管针座连输液器。缝线固定针座。

（李　峰）

第 九 讲

心脏体外临时起搏术

一、概述

体外起搏是应对心脏骤停、急性严重缓慢性心律失常行之有效的治疗手段。

机制：将发放的脉冲电流通过皮肤、皮下组织及肌肉传输到心脏，进行有效的起搏。它是最早用于临床的起搏方法，如病窦综合征等疾病，心脏跳动过于缓慢，不能满足全身供血。起搏器和心脏连接起来，将起搏器发放的电脉冲传到心脏，引起心脏兴奋、跳动，以代替窦房结，控制起搏节律。

体外无创临时起搏优点：安全、省时、容易掌握、不需要特殊的 X 线设备，可应用于院前急救、急诊科或在其他支持治疗之前进行。

二、心脏起搏适应证

（1）伴有临床症状的任何水平的完全或高度房室传导阻滞。

（2）束支-分支水平阻滞，间歇发生二度 II 型房室阻滞有症状者；在观察过程中阻滞程度进展、H-V 间期 >100 ms 者，虽无症状，也是植入起搏器的适应证。

（3）病窦综合征或房室传导阻滞，心室率经常低于 50 次/min，有明确的临床症状，或间歇发生心室率 <40 次/min；或有长达 3 s 的 R-R 间隔，虽无症状，也应考虑植入起搏器。

（4）由于颈动脉窦过敏引起的心率减慢，心率或 R-R 间隔达到上述标准，伴有明确症状者，起搏器治疗有效；但血管反应所致的血压降低，起搏器不能防治。

（5）有窦房结功能障碍和/或房室传导阻滞的患者，因其他情况必须采用具有减慢心率的药物治疗时，为了保证适当的心室率，应植入起搏器。

三、心脏起搏的目的

正常的心脏节律是维持人体功能活动的最基本因素。如果心率过缓，可导致以脑缺血为初发症状的各主要脏器的供血不足的临床综合征。过缓的心律失常也可并发或引发快速性心律失常，如慢-快综合征及严重过缓心律，Q-T 间期延长导致多形性室速、室颤等，可危及患者的生命。部分患者可能由于反复交替发生窦性停搏和快速房性或室性心律失常（慢-快综合征），给药物治疗带来困难。

起搏治疗的主要目的就是通过不同的起搏方式纠正心率和心律的异常，以及左右心室的协调收缩，提高患者的生存质量，减少病死率。

四、心脏起搏的方式

（一）VVI 方式

最基本的心脏起搏方式，优点是简单、方便、经济、可靠。适用于：① 一般性的心室率缓慢，无器质性心脏病，心功能良好者；② 间歇性发生的心室率缓慢及长 R-R 间隔。但有下列情况者不适宜应用：① VVI 起搏时血压下降 20 mmHg 以上；② 心功能代偿不良；③ 已知有起搏器综合征，因 VVI 起搏干扰了房室顺序收缩及室房逆传导致心排血量下降等出现的相关症状群。

（二）AAI 方式

简单、方便、经济、可靠等优点可与 VVI 方式比拟，且能保持房室顺序收缩，属生理性起搏，适合我国国情，适用于房室传导功能正常的病窦综合征。不适宜应用者：① 有房室传导障碍，包括有潜在发生可能者（用心房调搏检验）；② 慢性房颤。

（三）DDD 方式

是双腔起搏器中对心房和心室的起搏和感知功能最完整者，故称为房室全能型。但不如单腔起搏器方便、经济，适用于房室传导阻滞伴或不伴窦房结功能障碍。不适宜应用者：慢性房颤或房扑。

（四）频率自适应（R）方式

起搏器可通过感知体动、血 pH 值，判断机体对心排血量的需要而自动调节起搏频率，以提高机体运动耐量，适用于：需要从事中至重度体力活动者。可根据具体情况选用 VVIR，AAIR，DDDR 方式。但心率加快后心悸等症状加重，或诱发心力衰竭、心绞痛症状加重者，不宜应用频率自适应起搏器。

五、操作步骤

（一）经中心静脉心内膜起搏

可选用股静脉、颈内静脉、锁骨下静脉、肱静脉。

（1）患者仰卧，穿刺部位备皮，开放静脉通道，术前做心电图，持续心电监测。确认临时起搏器功能正常，并做好心肺复苏抢救准备。

（2）常规消毒、局麻，穿刺置入深静脉鞘管后，沿此管迅速插入单极或双极电极导管，在 X 线或心电图指引下将电极导管插到右心室心尖部并固定。

（3）做心腔内心电图、测定起搏阈值和感知灵敏度，确保电极与心内膜表面接触良好。

（4）皮下缝扎固定电极导管尾端，无菌包扎穿刺部位，导管尾端与临时起搏器输出端连接，调试起搏器进行临时起搏。

（5）术后拍摄胸部 X 线片确定导管电极位置有无并发症，同时复查心电图，在心电监护下，若每次起搏信号后可见到一次 QRS 综合波，说明起搏成功。

（二）经皮起搏

这是紧急情况下的无创性起搏方式，在患者不能搬动或暂时没有有经验的经静脉起搏的医护人员在场的情况下，为经静脉起搏提供了一个桥梁作用。经皮起搏电极通常阳极置于患者左肩胛下角与脊柱之间，阴极置于心前区，电极与起搏装置连接后，起搏电流由小逐渐增大，直到脉冲夺获心室，此电流值为起搏阈值（平均 50 mA），在起搏阈值的基础上增加 10% 的电流，即可达到有效起搏，频率也由慢逐渐调快。

六、注意事项

（1）临时起搏器放置时间一般不超过 2 周，期间需行心电监护，监测起搏系统功能，注意有无导管电极脱落、心室起搏不良、感知不足或过感知等。

（2）术后注意观察有无并发症，如空气栓塞、心肌穿孔、感染、心律失常等。

（3）撤除临时起搏器之前，逐渐减慢起搏频率，观察患者心脏自身节律。如自身心脏节律稳定，关闭起搏器观察 12 ~ 24 h，进一步确定后予以撤除。

（4）体外有创临时起搏难度大，操作复杂，并发症多。

（张　剑　翟明之）

第十讲

急诊静脉通路的建立及容量复苏

建立静脉通路是临床医护工作的重要任务，是临床用药治疗和急救内容的重要保障；快速而有效地开放静脉，是抢救成功的关键。

一、静脉通道的建立途径的种类、适应证及利弊

建立静脉通路的常用部位有"8 个部位、16 个点"。

所谓"8 个部位、16 个点"是指：1 大隐静脉、2 股静脉、3 头静脉、4 贵要静脉、5 锁骨下静脉下入路、6 锁骨下静脉上入路、7 颈外静脉、8 颈内静脉，共 8 个部位，双侧共有 16 个点。建立方法：普通头皮针、静脉留置针、中心静脉置管、PICC 导管、静脉切开置管、骨髓腔置管。

（1）普通头皮针。适应证：适用于一般治疗和急救。优点：简单，痛苦小，并发症少。缺点：输液速度受限制，容易导致药物渗漏，不能用于监测。

（2）静脉留置针。适应证：急救中最常用。优点：有较快的输液速度，容易掌握，能留置较长时间，痛苦小，并发症较少。缺点：不适合输注黏滞性大、刺激性较强的药物，不能用于监测。

（3）中心静脉置管。常见单腔、双腔和三腔导管，也可分为小儿型和成人型。适应证：治疗方面，包括① 外周静脉穿刺困难，② 大量、快速补液，③ 长期输液，④ 胃肠外营养，⑤ 化疗、高渗、刺激性等药物治疗，⑥ 血液净化，⑦ 放置起搏器电极，⑧ 急救用药；监测方面，包括① 经中心静脉导管血流动力学相关监测，② 心导管检查明确诊断。优点：有足够的输液速度，适合于治疗，更利于监测和急救，多用于重症患者。缺点：穿刺难度较大，费用较高，并发症较多。

（4）PICC 导管。适应证：一般用于长期输液治疗或刺激性药物的输入。优点：使用较为方便，操作相对简单，对患者的活动影响小，可长期留置；血栓及感染的发生率较低。缺点：费用稍高；输液速度受限；不宜用于监测。

（5）静脉切开置管。通过手术方法建立静脉通路，常选择大隐静脉。缺点：对静脉破坏较大，易并合感染，现已基本不用。

（6）骨髓腔置管。使用专用注射枪，将专用金属针射入骨髓腔建立输液通道，常用部位为髂骨、胸骨和棘突，多用于小儿，近年来也有用于成人急救。缺点：需专用设备、费用高、不易护理、并发感染风险较高。用于急救时，短时间内无法建立常规静脉通路，不提倡常规应用。

➤ 二、紧急静脉通路的建立

紧急静脉通道建立的特点：时间紧，要求高，压力大；原则：选择进心端，弹性好、直径粗、血管直的血管。紧急静脉通道建立的选择：急救状态下需要应用抢救药物、快速扩容、输注某些特殊药物，在进心端血管建立静脉通道既能使药物迅速发生药效，又能克服药物因刺激性强引起静脉炎等缺点。

（1）心肺复苏患者：选上腔静脉系统大血管，上肢大血管，如肘正中静脉、头静脉、贵要静脉等，一般避免下肢静脉；最好建立1~2条静脉通道。

（2）失血性休克患者：立即建立多条静脉通路，对输液通道合理分配，快速补血、补液、应用药物，疑有腹腔脏器破裂出血患者，手术中有可能压迫或阻断下腔静脉时，不宜选择下肢静脉。

（3）多发性骨折患者：避免伤侧肢体，根据宜固定、观察、抢救、不影响手术的原则选择静脉穿刺，尽量选择上肢，对于四肢骨折，可选择深静脉置管，如锁骨下静脉置管等，并固定骨折处，保证检查、治疗、操作方便。

（4）大面积烧伤的患者：可能有静脉穿刺困难，影响液体输入。早期应该选用粗套管针，选择路径短、粗直的上肢静脉，有条件时可将上肢、下肢静脉交替使用。

（5）心血管患者：一般需要建立两条静脉通道，一条用于普通输液，一条单独使用血管活性药物。

（6）脑血管意外、服毒患者：患者大多意识不清、躁动不安，各种操作不能配合，建立静脉通道应选择易固定的血管。

（7）婴幼儿：一般选择容易固定、血管直、弹性好的头皮静脉进行穿刺。

在实际工作中，应根据实际情况灵活掌握。

三、容量复苏

危重患者通常存在容量不足，容量复苏是危重症的基本治疗手段。其根本目标是纠正低血容量，保证重要脏器的血液灌注。一般来说，液体复苏与容量复苏没有区别，但严格地讲，当使用了全血或红细胞时才称为容量复苏。通常所说的容量复苏是广义的，即液体复苏。

（一）液体复苏

（1）晶体液，主要包括0.9%氯化钠溶液、等张平衡盐溶液、高张盐溶液等。等张晶体液是最常用的复苏液体之一，方便，来源充足，但输入后仅有25%存留在血管内，大量输注可能会进一步加重肌体的水肿。

等张晶体液，具有显著的激活免疫反应，诱导细胞损伤，增加患者炎性反应并发症。

高张盐溶液，常用高张盐右旋糖酐注射液（7.5%氯化钠/6%右旋糖酐，HSD）、高张盐注射液（7.5%氯化钠，HS）。一般认为，高张盐溶液通过使细胞内水进入循环而扩充容量。一般临床用量较小（4 mL/kg），称为小容量复苏。与胶体混合使用可增强扩容作用，延长扩容时间。高张盐溶液用于复苏休克时可降低颅脑损伤患者的颅内压，防止继发于休克之后的颅内压升高。过量使用有高氯血症危险，并影响凝血功能。

（2）胶体液：分为人工胶体和天然胶体。人工胶体主要包括明胶、羟乙基淀粉（HES）和右旋糖酐；天然胶体包括清蛋白、血浆、血制品。

人工胶体可增加心输出量，维持血胶体渗透压，减少毛细血管渗漏，但会影响患者肾功能与凝血功能。

天然胶体的缺点是来源少，价格昂贵，增加传染病感染风险，降低血钙。

失血性休克的关键是及时进行容量复苏，并不需要全部补充血液，血红蛋白降至70 g/L时应考虑输血。对于活动性出血、老年人、有心肌梗死风险者，血红蛋白保持在100 g/L也是合理的。无活动性出血时每输注1 U的红细胞，其血红蛋白升高约10 g/L，红细胞比容升高约3%。血小板：主要用于血小板数量减少、功能异常伴有出血倾向。血小板计数 $< 50 \times 10^9/L$，应考虑输注；对大量输血后并发凝血异常患者，可联合输注血小板、冷沉淀。新鲜冰冻血浆：早期复苏时红细胞与新鲜冰冻血浆的输注比例为1∶1。冷沉淀：含有凝血因子、纤维蛋白原等，可用于特定凝血因子缺乏、肝移植围术期、肝硬化食管静脉曲张等出血。

（3）液体的选择：临床无证据表明晶体、胶体对容量复苏那个更优越，依据个体化原则，确定应给予的液体量比选择液体的种类更重要。在失血性休克、大手术和创伤抢救的早期，晶体液对于补充丢失的细胞外液是非常适当而有效的。大量液体复苏时，应该注意使用一定比例胶体液，减轻心脏、肺和脑等重要脏器水肿。

（4）液体复苏的速度：为保证复苏速度，迅速建立至少两条快速有效的外周静脉通路。对老年患者、心功能不全患者应适当控制输液速度，并密切注意心功能状况，必要时进行容量负荷试验指导补液量与补液速度。

（二）容量的评估

根据生命体征、中心静脉压（CVP）、尿量等判断患者灌注是否充分，敏感性、特异性高不高，目前常使用心脏前后负荷、心肌收缩力、心输出量测定作为评估指标。混合静脉血氧饱和度（SvO_2）、血乳酸、碱缺乏和胃黏膜内 pH 值的监测对评估有较大的临床意义。

（三）容量复苏时机

容量复苏开始时间是容量复苏研究热点、难点。对于失血性休克，策略是控制出血，尽快转运；对出血未控制患者，早期采用限制性液体复苏，收缩压维持在 80～90 mmHg 以保证重要脏器的基本灌注，并尽快止血，出血控制后再进行积极容量复苏。合并颅脑损伤的多发伤患者应维持血压于稍高水平，维持收缩压 > 90 mmHg（平均动脉压 > 60 mmHg）。老年人、高血压、脓毒症休克患者应尽快进行积极容量复苏。

（四）容量复苏终点

传统容量复苏目标是心率、血压、尿量恢复正常。满足上述目标后，仍可发生组织低灌注，长时间低灌注可导致 MODS。目前有很多研究对多种指标进行探讨，寻找判定复苏终点的最佳指标，包括血乳酸、碱缺失和胃黏膜 pH 值等。这些指标优缺点并存，并不能完全作为复苏的最终目标。

（唐志和）

第十一讲

无创和有创血流动力学监测

　　血流动力学监测是运用物理学原理，通过对人体血液在循环系统中作用力、流量、容积三方面的观察研究，分析患者血液运动的规律，从而了解病情发展，指导临床治疗。血流动力学监测包括无创血流动力学监测、有创血流动力学监测。

▶ 一、无创血流动力学监测

　　用无创方法，观察和分析患者血液流动情况，这种方法无创伤，费用低，但是灵敏度、精确性不高。基本监测指标通常包括：精神状态、皮肤温度和色泽、心率（HR）、指脉血氧饱和度监测（SpO_2）、无创血压（NIBP）、每小时尿量（UV）。超声多普勒用于血流动力指标监测，丰富发展了无创监测技术。

　　（一）无创血压（NIBP）

　　血压与患者心排血量、血容量、周围血管阻力等因素有关。收缩压（SBP）主要反应心肌收缩力和心排血量。舒张压（DBP）的重要作用是维持冠状动脉灌注压（CCP）。脉压 = SBP − DBP，正常在 30~40 mmHg。平均动脉压是指血管在心动周期的平均血压，MAP = DBP + 1/3（SBP − DBP）。维持稳定的血压十分重要，但其不是反映休克程度最敏感的指标。一般认为收缩压 <90 mmHg、脉压 <20 mmHg 提示存在休克；血压回升，脉压增大提示休克好转。NIBP 优点：无创伤，可重复；操作简便；适应范围广；自动化血压监测，按需要定时测压，省时、省力；与其他测压法相关良好。缺点：不能连续测压；无动脉压波形显示；低温、血容量不足等因素容易影响测量结果。

　　（二）脉率和心率

　　休克时脉率和心率改变多早于血压变化。治疗后，血压偏低，但脉率已恢复且肢体温暖者，提示休克趋向好转。常用脉率（心率）/收缩压（mmHg）计算休克指数，休克指数 <0.5 多表示无休克；>1.0~1.5 有休

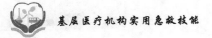

克；>2.0 为严重休克。

（三）指脉氧监测（SpO₂）

连续非侵入性氧饱和度监测，当休克、心输出量降低至一定程度时，SpO_2 测量值下降。所以 SpO_2 不仅反映呼吸功能，也是反映机体循环功能的重要指标之一。

（四）尿量

尿量是反映肾血液灌注情况，也是反映其他脏器灌注的参考指标：尿少常提示休克存在或休克复苏不完全。每小时尿量 <0.5 mL/kg、尿比重增加表明存在肾血管收缩和供血量不足；血压正常但尿量偏少、比重偏低，提示有急性肾衰竭可能。尿路损伤可导致尿少、无尿，严重脑外伤出现尿崩，可出现尿量增多、低比重尿，分析评估病情时应注意鉴别。

（五）精神状态

反映脑血液灌注、血液循环状况。患者神志清楚，对外界的刺激反应正常，提示患者循环血量基本恢复；若患者表情淡漠，躁动不安，谵妄或嗜睡、昏迷，反映可能有休克或其他病情变化。

（六）皮肤温度、色泽

是体表灌注情况的标志。如患者四肢转暖，提示休克好转；反之则说明休克情况仍存在。

二、有创血流动力学监测

经体表插入各种导管或探头到心腔或血管腔内，直接测定心血管功能参数。监测常分为监测心脏前负荷参数、心脏后负荷参数、反映心肌收缩力变化的指标及氧代谢指标。具体包括：中心静脉压、有创动脉血压、肺动脉导管心输出量监测、PICCO 心输出量监测以及氧代谢监测等指标。

（一）中心静脉压（CVP）

经颈内静脉或锁骨下静脉，将导管插入上腔静脉，可以测量中心静脉压（CVP）。CVP 正常值为 6~12 mmHg。中心静脉的临床意义：中心静脉压代表右心房或者胸腔段腔静脉内压力的变化，可反映血容量、心功能状况、血管张力。中心静脉压单次测定值临床意义较小，与血压同时动态监测更有意义。中心静脉压下降，血压低下，提示有效血容量不足。中心静脉压升高，血压低下，提示心功能不全。中心静脉压升高，血压正常，提示容量负荷过重。中心静脉压正常，血压低下，提示心功能不全或血容量不足，可予补液试验。胸腔、心包腔压力增高，哮喘、心律失常，零点位置不正确，插管位置过深或过浅，血管活性药物使用，机械通气等会影响测量的准确性。

（二）有创血压

动脉穿刺插管直接测压。

1. 适应证

（1）外科危重患者、复杂的大手术；

（2）体外循环心内直视手术；

（3）低温、控制性降压；

（4）严重高血压和心肌梗死；

（5）各类重症休克；

（6）呼吸心跳停止复苏后等。

2. 常用测压途径

（1）桡动脉，首选途径，因穿刺和管理方便；

（2）股动脉，桡动脉穿刺困难时可选用，因特殊位置应注意防止感染；

（3）足背动脉。

桡动脉穿刺插管置管应行 Allen's 试验：>7 s 为 Allen's 试验阳性，不宜选用桡动脉穿刺插管。

3. 动脉穿刺插管并发症

血栓形成、栓塞、局部血肿形成动脉瘤等。动脉插管后血栓形成与下列因素有关：① 置管时间；② 导管粗细和材料；③ 测压部位；④ 患者凝血状态及用药等。预防并发症，应注意无菌操作，提高操作的熟练水平，肝素稀释液冲洗导管，严密观察末梢循环，异常情况及时处置。

（三）肺动脉导管（Swan-Ganz 飘浮导管）监测

肺动脉导管监测右侧心腔和肺动脉压、肺动脉嵌压（PAWP）、心排血指数等心腔血流动力学功能指标。肺动脉导管监测适应证：休克、ARDS 患者的监测，指导与评价血管活性药物治疗时的效果，区别心源性和非心源性肺水肿。并发症：心律失常、气囊破裂、肺动脉出血和破裂、感染、肺栓塞、导管打结等。近年有研究显示，肺动脉导管监测可能增加危重患者死亡率，随着无创或微创血流动力学监测技术的发展，肺动脉导管监测有减少的趋势。

（1）右房压（RAP）：意义同中心静脉压（CVP）。

（2）肺动脉压（PAP）和肺动脉嵌压（PAWP）：PAP 波形形状与体循环动脉波形相似，但波形出现稍早，波幅较小；PAP 的正常值为 15～30/5～15 mmHg，平均 11～16 mmHg，PAWP 的正常值为 6～15 mmHg。PAWP 反映肺静脉压、左心房压、左心室舒张终末压力。PAWP <6 mmHg 提示容量严重不足；PAWP = 12～15 mmHg，提示容量正常或容量不足伴左心功能不全；PAWP >15 mmHg，提示容量过多或伴左心功能不全，有发生肺水肿的危险性。通过容量负荷试验，观察 PAWP 的改变，能更准确地判断患者容量状态。

（3）心排出量（CO）和心脏指数（CI）：CO 是指一侧心室每分钟射出的总血量，正常人左、右心室排血量基本相等。心排出量（CO）是心率和每搏排出量的乘积，可经 Swan-Ganz 导管应用热稀释法测出。成人 CO 的正常值为 4 ~ 6 L/min；心脏指数（CI）：单位体表面积上的心排出量称作心脏指数（CI），正常值为 2.5 ~ 3.5 L/（min·m²）。

右房压（RAP）、平均肺动脉压（mPAP）反映右心前、后负荷，肺动脉嵌压（PAWP）、平均动脉压（MAP）反映左心前、后负荷；心排出量（CO）、心脏指数（CI）反映心脏流量；通过肺动脉导管测量上述数据，结合心率、体表面积、血压可以计算出体循环阻力指数（SVRI）和肺循环阻力指数（PVRI）；结合血气分析、混合动脉血气分析（肺动脉血标本），可以计算全身氧供、氧耗、氧摄取率等氧代谢指标。

（四）脉搏指示持续心输出量监测（pulse indicator continous cardiac output，PICCO）

脉搏指示持续心输出量监测（PICCO）相对于肺动脉导管来说，是微创监测方法，将跨肺热稀释技术与动脉脉搏轮廓分析相结合，可连续测定心输出量。置入中心静脉导管和带温度感知器的特制动脉导管，将导管与 PICCO 心输出量模块和压力传感器相连，行 3 次热稀释法测定心排血量，对脉搏轮廓心输出量进行测定。监测参数：连续心输出量；每搏量；每搏量变量；体循环阻力，心排出量；胸内血容量（ITBV）；血管外肺水（EVLW）；可得到定量指标：心排出量（CO）；胸内血容量（ITBV）、心功能指数（CFI）；血管外肺水（EVLW）。

（1）血管外肺水（extravascular lung water，EVLW）：分布于血管外的液体；正常 EVLW 值 < 500 mL。血管外肺水（EVLW）是反映肺渗透性损伤的定量指标，且可从床旁获得参数。功用：评价肺水肿，预示疾病的严重程度，帮助了解肺循环的生理、病理生理改变及气体弥散功能；指导肺水肿的液体治疗，判断利尿疗效；评价降低毛细血管通透性、消炎及机械通气对其的影响。

（2）PICCO 法与传统法测量 CO 比较：相关性好，创伤小，可代替肺动脉导管用于儿童与婴儿，潜在提高危重患者治疗的有效率，降低医疗费用，从动脉压曲线分析出每搏量的变量提供更多有价值的信息。影响脉搏轮廓因素：动脉压力监测管路中有气泡，严重主动脉瓣关闭不全，心律失常，主动脉气囊反搏。血管阻力变化超过 20% SVV 超过 10% 应重新校正。

（五）其他监测指标

（1）动脉血气分析和氧饱和度监测：正常值为 96% ~ 100%。通过 SpO_2 监测，可间接了解患者动脉血氧分压，及时发现患者的低氧血症，可以指导临床机械通气模式和吸氧浓度的调整。

（2）动脉血乳酸盐测定：休克患者组织灌注不足可引起无氧代谢和高乳酸血症，监测有助于估计休克及复苏的变化趋势。正常值为 1 ~ 1.5 mmol/L，危重患者允许到 2 mmol/L。乳酸清除率反应病情严重程度，较单次血乳酸测定能更好地评估休克患者的预后。

（3）胃肠黏膜内 pH（pHi）值监测：测量胃黏膜 pHi 值，不但能反映该组织局部灌注和供氧的情况，也可能发现隐匿性休克。胃黏膜 pHi 值测定是用间接方法。pHi 值的正常范围为 7.35 ~ 7.45。

三、血流动力学监测发展趋势

近年来，心排出量监测有向微创、无创监测发展的趋势，如胸腔电生物阻抗法（thoracic electrical bioimpedance，TEB）、超声多普勒法、二氧化碳无创性 CO 测定法相继在临床应用，极大地方便了患者的床旁血流动力学评估，指导了临床治疗，有效降低了并发症，控制重症患者费用；但上述方法的准确性有待进一步考证，目前难以取代有创监测方法，有创心排出量监测仍然是"金标准"。

（唐志和）

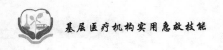

第十二讲

急诊溶栓

一、急性脑梗死溶栓治疗

梗死组织周边存在半暗带是缺血性卒中现代治疗的基础。即使是脑梗死早期，病变中心部位也已经是不可逆性损害，但是及时恢复血流和改善组织代谢可以抢救梗死周围仅有功能改变的半暗带组织，避免形成坏死。大多数脑梗死是血栓栓塞引起的颅内动脉闭塞，因此，血管再通复流是最合理的治疗方法。

已有确切的证据表明，缺血性脑卒中发病 3 h 内应用重组组织型纤溶酶原激活物（rtPA）的静脉溶栓疗法，不仅显著减少了患者死亡及严重残疾的危险性，而且大大改善了生存者的生活质量。现在，美国 FDA 及欧洲国家均已批准了其临床应用。我国"九五"攻关的随机双盲研究结果表明，对脑 CT 无明显低密度改变、意识清楚的急性缺血性脑卒中患者，在发病 6 h 之内，采用尿激酶静脉溶栓治疗是比较安全、有效的。已进行 3 个链激酶静脉溶栓治疗的随机对照研究均因死亡率增加或结果不好而提前终止试验，因此，现有的资料不支持临床采用链激酶静脉溶栓治疗缺血性脑卒中。

动脉溶栓较静脉溶栓治疗有较高的血管再通率，但其优点被耽误的时间所抵消。一个随机对照研究显示，对发病 6 h 之内采用重组尿激酶原动脉内溶栓治疗大脑中动脉闭塞初步证实是安全、有效的，但这一结论尚需进一步证实。病例研究提示，对基底动脉闭塞时间较长的患者采用溶栓治疗也可能有益，由于基底动脉血栓形成的死亡率非常高，而溶栓治疗可能是唯一的抢救方法，因而溶栓治疗的时间窗和适应证可以适当放宽。目前尚无资料说明经颈动脉注射溶栓药物治疗缺血性卒中的有效性及安全性。

（一）适应证

（1）年龄 18～75 岁。

（2）发病 6 h 以内。

（3）脑功能损害的体征持续存在超过 1 h，且比较严重（NIHSS 7～

22 分）。

（4）脑 CT 已排除颅内出血，且无早期脑梗死低密度改变及其他明显早期脑梗死改变。

（5）患者或家属签署知情同意书。

（二）禁忌证

（1）既往有颅内出血，包括可疑蛛网膜下腔出血；近 3 个月有头颅外伤史；近 3 周内有胃肠或泌尿系统出血；近 2 周内进行过大的外科手术；近 1 周内有不可压迫部位的动脉穿刺。

（2）近 3 个月有脑梗死或心肌梗死史。但陈旧小腔隙未遗留神经功能体征者除外。

（3）严重心、肾、肝功能不全或严重糖尿病患者。

（4）体检发现有活动性出血或外伤（如骨折）的证据。

（5）已口服抗凝药，且 INR > 1.5；48 h 内接受过肝素治疗（aPTT 超出正常范围）。

（6）血小板计数 < 100 000/mm^3，血糖 < 2.7 mmol/L（50 mg）。

（7）血压：收缩压 > 180 mmHg，或舒张压 > 100 mmHg。

（8）妊娠。

（9）不合作。

（三）溶栓药物治疗方法

（1）尿激酶：100 万 ~ 150 万 IU，溶于 100 ~ 200 mL 生理盐水中，持续静滴 30 min。

（2）rtPA：剂量为 0.9 mg/kg（最大剂量 90 mg），先静脉推注 10%（1 min），其余剂量连续静滴，60 min 内滴完。

（四）溶栓治疗时的注意事项

（1）将患者收到 ICU 或者卒中单元进行监测。

（2）定期进行神经功能评估，在静脉点滴溶栓药物过程中 1 次/15 min；随后 6 h 内 1 次/30 min；此后 1 次/60 min，直至 24 h。

（3）患者出现严重的头痛、急性血压增高、恶心或呕吐，应立即停用溶栓药物，紧急进行头颅 CT 检查。

（4）血压的监测：溶栓的最初 2 h 内 1 次/15 min，随后 6 h 内为 1 次/30 min，此后，1 次/60 min，直至 24 h。如果收缩压 ≥185 mmHg 或者舒张压 ≥105 mmHg，更应多次检查血压。可酌情选用 β-受体阻滞剂，如拉贝洛尔、压宁定等。如果收缩压 > 230 mmHg 或舒张压 > 140 mmHg，可静滴硝普钠。

（5）静脉溶栓后，继续综合治疗，根据病情选择个体化方案。

（6）溶栓治疗后 24 h 内一般不用抗凝、抗血小板药，24 h 后无禁忌证者可用阿司匹林 300 mg/d，共 10 d，以后改为维持量 75～100 mg/d。

（7）不要太早放置鼻胃管、导尿管或动脉内测压导管。

（五）注意事项

（1）对经过严格选择的发病 3 h 内的急性缺血性脑卒中患者，应积极采用静脉溶栓治疗。首选 rtPA，无条件采用 rtPA 时，可用尿激酶替代。

（2）对发病 3～6 h 的急性缺血性脑卒中患者，可应用静脉尿激酶溶栓治疗，但选择患者应该更严格。

（3）对发病 6 h 以内的急性缺血性脑卒中患者，在有经验和有条件的单位，可以考虑进行动脉内溶栓治疗研究。

（4）基底动脉血栓形成的溶栓治疗时间窗和适应证可以适当放宽。

（5）超过时间窗溶栓多不仅不会增加治疗效果，且会增加再灌注损伤和出血并发症，不宜溶栓，恢复期患者应禁用溶栓治疗。

➤ 二、急性心肌梗死溶栓疗法

急性心肌梗死的早期使用具有溶解血栓作用的药物，将血栓溶解，使冠状动脉再通，使心肌重新得到血液灌注。常用的溶栓药物有链激酶和尿激酶，它们能通过不同的途径溶解血液中的纤维素原及纤维素，从而使血栓溶解。

溶栓疗法根据用药途径可分为冠状动脉内溶栓及静脉内溶栓两种。冠状动脉内溶栓是先用导管经动脉插入冠状动脉，再注射尿激酶或链激酶，使冠状动脉内的血栓溶解，其成功率为 68%～89%。但是由于冠状动脉内溶栓需要进行动脉插管，可能会延搁一定时间，因此近年来多采取静脉内溶栓。静脉内溶栓治疗不需插管，而且可在一般医院内进行，甚至可在救护车中进行，因此使用更为广泛。它在短时间内，一般为 30 min 内将 50 万～150 万单位链激酶由静脉滴入，有效率为 50%～90% 不等。

溶栓治疗成功的患者，胸痛症状迅速减轻或消失，心电图好转，心功能恢复过程加快，心肌梗死范围明显缩小。溶栓治疗成功的关键是要及早开始，越早越好，一般认为，如心肌梗死已超过 6 h，效果较差。

溶栓疗法的主要缺点是剂量掌握不准可造成出血。此外可能会出现冠状动脉再通后的心律失常，但这种心律失常发生时间较短，只要及时处理，不会危及生命。

（一）适应证

（1）持续性胸痛≥30 min，含服硝酸甘油症状不缓解。

（2）相邻两个或更多导联 ST 段抬高，在肢体导联 > 0.1 mV、胸导 > 0.2 mV。

（3）发病时间 ≤ 6 h 者。

（4）若患者来院时已是发病后 6 ~ 12 h，心电图 ST 段抬高明显伴有或不伴有严重胸痛者仍可溶栓。

（5）年龄 ≤ 70 岁。70 岁以上的高龄 AMI 患者，应根据梗死范围，患者一般状态，有无高血压、糖尿病等因素，因人而异慎重选择。

（二）禁忌证

（1）2 周内有活动性出血（胃肠道溃疡、咯血等），做过内脏手术、活体组织检查，有创伤性心肺复苏术，不能实施压迫的血管穿刺者，以及有外伤史者。

（2）高血压病患者经治疗后在溶栓前血压仍 ≥ 160/100 mmHg（21.3/13.3 kPa）者。

（3）高度怀疑有夹层动脉瘤者。

（4）有脑出血或蛛网膜下腔出血史，> 6 h 至半年内有缺血性脑卒中（包括 TIA）史。

（5）有出血性视网膜病史。

（6）各种血液病、出血性疾病或有出血倾向者。

（7）严重的肝肾功能障碍或恶性肿瘤等患者。

（三）溶栓药物的剂量和用法

患者明确诊断后应该尽早用药，理想的就诊至静脉用药时间是 30 min 内，规范的用药方法、剂量及辅助抗栓治疗是获得最佳疗效的保证。国内临床常用的为尿激酶和阿替普酶，瑞替普酶占一小部分。

（1）尿激酶：150 万单位（2.2 万 u/kg）溶于 100 mL 注射用水，30 ~ 60 min 内静脉滴入。国内进行的最大规模的尿激酶注册研究显示，90 min 内的冠状动脉造影证实血管开通率为 72.6%。该研究的方案：静脉滴注尿激酶 150 万单位共 30 min（少数病例根据体重使用了 100 万单位与 200 万 u），溶栓开始后 12 h 皮下注射 7 500 IU 肝素钙，之后每 12 h 皮下注射 7 500 IU 持续 3 ~ 5 d。

（2）阿替普酶：① 90 min 加速给药法：首先静脉推注 15 mg，随后 30 min 持续静脉滴注 50 mg，剩余的 35 mg 于 60 min 持续静脉滴注，最大剂量 100 mg。② 3 h 给药法：首先静脉推注 10 mg，随后 1 h 持续静脉滴注 50 mg，剩余剂量按 10 mg/30 min 静脉滴注，至 3 h 末滴完，最大剂量 100 mg。

（3）链激酶：链激酶 150 万 u，30 ~ 60 min 内静脉滴注。

（4）瑞替普酶：10 MU 瑞替普酶溶于 5 ~ 10 mL 注射用水，静脉推注时间大于 2 min，30 min 后重复上述剂量。

（四）疗效评估

溶栓开始后 60～180 min 内应当监测临床症状、心电图 ST 抬高程度及演变和心律的变化。冠状动脉造影 TIMI Ⅱ 或 Ⅲ 级血流是评估冠状动脉血流灌注的"金标准"，但临床中并非常规用于评价是否溶栓成功。临床常用的间接判定指标包括症状、心电图、心肌酶学峰值、再灌注心律失常，其中心电图和心肌损伤标志物峰值前移最重要。而临床判断溶栓治疗失败，应首选进行补救性 PCI。

（1）溶栓治疗开始后 60～90 min 内 ST 段抬高至少降低 50%（《2017ESC 最新 STEMI 指南》推荐 90 min 进行临床评价）。

（2）患者在溶栓治疗后 2 h 内胸痛症状明显缓解，但症状不典型的患者很难判断。

（3）心肌损伤标志物的峰值前移，血清心肌型肌酸激酶同工酶酶峰提前到发病 12～18 h 内，肌钙蛋白峰值提前到 12 h 内。

（4）溶栓治疗后 2～3 h 内出现再灌注心律失常，如加速性室性自主心律、房室阻滞或束支阻滞突然改善或消失，下壁心肌梗死患者出现一过性窦性心动过缓、窦房阻滞伴有或不伴有低血压。

（五）溶栓的辅助治疗

抗血小板和抗凝药物能够提高溶栓的疗效。

1. 抗血小板治疗

（1）阿司匹林：所有急性心肌梗死患者，只要没有禁忌证，立即嚼服阿司匹林 300 mg，此后应当长期服用阿司匹林 75～160 mg/d。阿司匹林过敏者，以氯吡格雷替代。因胃肠道损伤不能耐受者，建议给予质子泵抑制剂（PPI）联合阿司匹林。

（2）ADP 受体拮抗剂：目前常用的 ADP 受体拮抗剂有氯吡格雷和噻氯匹定，但噻氯匹定粒细胞减少症和血小板减少症的发生率高于氯吡格雷，不作为首选药物。COMMIT - CCS2 和 CLARITY - TIMI28 研究证实，药物溶栓治疗联合应用氯吡格雷和阿司匹林，优于单用阿司匹林。溶栓治疗的患者如没有明显出血危险，75 岁以下的患者 300 mg 负荷剂量，此后用氯吡格雷 75 mg/d，至少 14 d，并考虑长期治疗 1 年。75 岁以上的患者使用负荷剂量。正在使用噻氯匹定或氯吡格雷并准备 CABG 的患者，应当暂停氯吡格雷至少 5 d，最好 7 d，紧急血运重建除外。

（3）糖蛋白 Ⅱb/Ⅲa 抑制剂：糖蛋白 Ⅱb/Ⅲa 抑制剂与溶栓药物联合可提高疗效，但出血并发症增加。阿昔单抗和半量瑞替普酶或替奈普酶联合使用进行再灌注治疗对前壁心肌梗死、年龄 <75 岁、没有出血危险因素的

患者可能有益，可预防再梗死及急性心肌梗死的并发症。

2. 抗凝治疗

（1）普通肝素（UFH）：应用特异性纤溶酶原激活剂（如阿替普酶、瑞替普酶）治疗时，普通肝素剂量：溶栓前给予冲击量 60 U/kg（最大量 4 000 U），溶栓后给予每小时 12 U/kg（最大量 1 000 U/h），将活化部分凝血活酶时间（APTT）调整至 50～70 s，持续 48 h。应用非选择性溶栓药物（链激酶、尿激酶）治疗的高危患者（大面积或前壁心肌梗死、心房颤动、既往栓塞史或左室血栓）也可给予普通肝素皮下注射（溶栓 12 h 后）。使用肝素期间应当每天监测血小板计数，避免肝素诱导的血小板减少症。一般持续用药 48 h 或住院期间，最长 8 d，但延长使用 UFH 会增加肝素相关性血小板减少（HIT）的风险。

（2）低分子肝素：与普通肝素比较，低分子肝素用药方便，无须监测。可以选择那屈肝素、达肝素和依诺肝素，剂量略有差异，根据患者的年龄、肾功能情况和出血危险调整剂量。

（3）Xa 抑制剂——磺达肝癸钠：磺达肝癸钠是人工合成的戊糖，为间接 Xa 因子抑制剂。无严重肾功能不全的患者〔血肌酐水平＜265.2 μmol/L（3 mg/dL），肌酐清除率＞30 mL/min〕，初始剂量 2.5 mg 静脉注射，随后 2.5 mg，每天 1 次皮下注射，共 8 天或用药至出院。

（4）直接凝血酶抑制剂：对发生或怀疑肝素诱导的血小板减少患者，不能使用普通肝素或低分子肝素，给予直接凝血酶抑制剂替代。国内目前有阿加曲班，30～100 μg/kg 静脉推注，然后以每分钟 2～4 μg/kg 滴注 72 h，根据 APTT 调整剂量。

（六）出血并发症及其处理

溶栓治疗的危险主要是出血，尤其是颅内出血（ICH），发生率为 0.9%～1.0%，致死率很高。预测危险因素包括：高龄、女性、低体重、脑血管疾病史，以及入院时血压升高。降低出血并发症的关键是评估危险因素，溶栓过程中严密观察出血征象。轻微出血可对症处理。一旦患者在开始治疗后 24 h 内出现神经系统状态变化，应怀疑 ICH，并积极采取措施：（1）停止溶栓、抗血小板和抗凝治疗；（2）立即进行影像学检查排除 ICH；（3）请神经内科和（或）神经外科和血液学专家会诊；根据临床情况，ICH 患者应当输注冻干血浆、鱼精蛋白、血小板或冷沉淀物，一旦明确脑实质出血或脑室内出血或蛛网膜下出血或硬膜下血肿或硬膜外血肿，给予 10 u 冷凝蛋白质，新鲜冰冻血浆可以提供 V 因子和 VIII 因子，并能增加血容量。使用普通肝素的患者，用药 4 h 内可给予鱼精蛋白（1 mg 鱼精蛋白对抗 100 U 普通肝素）；如果出血时间异常，可输入 6～8 U 的血小板。同时控制血压和血糖；使用甘露醇、气管内插管和高通气降低颅内压力；考虑外科抽吸血肿治疗。

（七）溶栓治疗后的 PCI

溶栓治疗后是否进行 PCI，需要判断溶栓疗效和临床情况。

（1）不建议溶栓后立即进行 PCI，即易化 PCI，易化 PCI 没有减少梗死面积或改善预后，但出血风险增加。但是在某些情况下可以应用半量溶栓药物易化的 PCI，如高危（大面积心肌梗死，或血流动力学和心电不稳定）而出血风险低的患者就诊医院不能进行直接 PCI，且不能及时转运。

（2）对溶栓治疗失败者，应积极进行补救性 PCI：补救性 PCI 对高危患者有益，但仍有风险。

（3）如果患者溶栓成功，且无禁忌证，建议进行血管造影：对于 PCI 明显延迟的患者，可以考虑在尽早行溶栓治疗后，3～24 h 内进行血管造影，根据血管造影的结果结合患者的临床情况进一步决定后续的治疗。低危患者（如症状缓解且 ST 段有所改善，局限于 3 个心电图导联的下壁梗死）不建议做常规造影。

（邢佳丽）

第十三讲

血液净化技术

血液净化的含义：把患者的血液引出体外并通过一种净化装置，除去其中某些致病物质，净化血液，达到治疗疾病的目的。血液净化包括：血液透析、血液滤过、血液灌流、血浆置换、免疫吸附等。腹膜透析虽然没有体外循环，仅以腹水交换达到净化血液的目的，但从广义来讲，也应该包括在血液净化疗法之内。

一、定义

把患者血液引出体外并通过一种血液净化装置，除去其中的某些致病物质（毒素），净化血液，达到治疗疾病的目的，这个过程即为血液净化。

二、治疗方式

血液透析（HD）、血液灌流（HP）、血浆置换等，而连续性血液净化（CBP）、血脂净化、人工肝支持系统（ALSS）是由以上多种技术的联合应用。

（一）血液透析

利用半透膜原理，通过扩散、对流使体内各种有害及多余的代谢废物和过多的电解质移出体外，达到净化血液，以及纠正水电解质及酸碱平衡的目的。

（二）血液灌流

血液灌流的原理就是将患者的血液引出体外，与固态的吸附剂（如 HA 树脂血液灌流器内的树脂）接触，以吸附的方式清除体内某些代谢产物及外源性药物或毒物等，然后将净化后的血液回输给患者，从而达到治疗疾病的目的。目前临床上最为常用的血液灌流吸附剂为树脂。

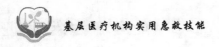

三、适应证

（一）急性肾功能衰竭

（1）急性肺水肿。

（2）无尿或少尿 >2 d 伴高分解代谢状态：每日 BUN 上升≥14.3 mmol/L，或 Scr 上升≥177 μmol/L，或血清钾上升 1~2 mmol/L，或血浆 HCO_3^- 下降 2~5 mmol/L。

（3）血清钾 >6.5 mmol/L 或心电图有高钾血症表现者。

（4）明显尿毒症中毒症状：频繁恶心呕吐、意识障碍等。

（二）慢性肾功能衰竭

1. 一般指征

（1）有明显尿毒症症状。

（2）BUN≥35.7 mmol/L 或 Scr≥884 μmol/L，Ccr 为 10 mL/min 左右。

（3）水潴留，尤表现为容量性高血压和充血性心力衰竭。

（4）严重贫血，血球容积（HCT）在 15% 以下。

2. 早期指征

（1）病情急性发作，肾功能迅速恶化。

（2）合并糖尿病肾病，结缔组织性肾病。

（3）高龄患者。

3. 紧急指征

（1）内科药物治疗难以控制或纠正的高血钾（≥6.5 mmol/L）、代谢性酸中毒（血浆 HCO_3^-≤10 mmol/L）或高血压。

（2）高度水肿伴心衰、肺水肿或脑水肿。

（3）并发尿毒症心包炎、脑病，或有明显出血征象。

（三）急性药物或毒物中毒

（1）对水溶性、血浆蛋白结合较少的小分子药物或毒物中毒。

（2）伴发急性肾功能衰竭。

（3）中毒症状严重：低血压、低体温、呼吸衰竭、重度昏迷。

（4）患者原有肝病或肾病，解毒功能障碍。

（四）其他

如高钙血症、高尿酸血症、高镁血症、梗阻性黄疸患者的术前准备。

四、相对禁忌证

无绝对禁忌证，但在下述情况下可加重病情而危及生命：

（1）休克或低血压状况。

（2）有严重出血倾向。

（3）重度贫血（血红蛋白≤60 g/L）状态。

（4）心功能不全或严重心律失常不能耐受体外循环。

（5）恶性肿瘤晚期。

（6）脑血管意外。

（7）未控制的严重糖尿病。

（8）精神异常、不能合作者。

五、常见并发症

（1）直接动、静脉穿刺通路易发生穿刺点局部的出血、血肿、剧痛、血管栓塞、远端肢体缺血、动脉瘤或损伤神经等。

（2）失衡综合征，严重时可有意识障碍、癫痫样发作、昏迷甚至死亡。

（3）低血压，可诱发心律失常、心绞痛等。

（4）低氧血症。

（5）心血管系统不稳定，可加重心律失常、心包填塞和颅内出血。

（6）体外循环管路、透析膜凝血、溶血或空气栓塞等。

（7）全身肝素化后出血倾向加重、失血。

【连续性肾脏替代治疗】

一、主要适应证

（一）急性肾功能衰竭

伴有下列情况之一：

（1）心血管功能衰竭。

（2）高分解代谢。

（3）需静脉营养疗法。

（4）体液负荷过多。

（5）多脏器损伤。

（二）非肾脏疾病中的应用

（1）全身炎症反应综合征（SIRS）和败血症。

（2）急性呼吸窘迫综合征（ARDS）。

（3）挤压综合征。

（4）乳酸酸中毒。

（5）急性坏死性胰腺炎。

（6）对强心利尿无效的肾衰竭。

（7）肝性脑病。

（8）心脏手术后，新近心肌梗死，急性肺水肿。

（9）药物和毒物中毒。

二、主要并发症

（一）技术性并发症

（1）血管通路不畅。

（2）血流下降和体外循环凝血，主要见于动脉-静脉血管通路的 CRRT 治疗。

（3）管路连接不良。

（4）气栓形成。

（5）液体和电解质平衡障碍。

（6）滤器功能丧失。

（二）临床并发症

（1）出血。

（2）血栓形成。

（3）感染和败血症。

（4）生物相容性和过敏反应。

（5）低温。

（6）营养丢失。

三、准备工作

（一）透析设备准备

透析器是物质交换的场所，最常用的是中空纤维型透析器。中空纤维是由人工合成的半透膜，空芯腔内供血液通过，外为透析液。血液透析机可控制透析液的流量及温度、脱水量、血液的流量等，并具有体外循环的各种监护系统。护士应熟练掌握透析机的操作，且注意在开机后各项指标达到稳定后才能开始进行透析。透析设备还包括透析供水系统、透析管道和穿刺针、透析液的准备。透析液可分为醋酸盐和碳酸氢钠两类，首先配制成浓缩 35 倍的透析液，经机器稀释后流入透析器。

（二）透析药品准备

包括透析用药（生理盐水、肝素、5%的碳酸氢钠）、急救用药、高渗葡萄糖注射液、10%的葡萄糖酸钙、地塞米松及透析液等。

（三）患者的准备

主要是血管通路的准备，如使用动静脉内瘘，应熟悉内瘘的穿刺和保护方法；如使用动静脉外瘘，应熟悉其使用方法，并注意观察导管有无滑脱、出血、栓塞、感染等情况的发生，保持导管的清洁无菌。另外，透析患者的营养问题也很重要，应注意补充蛋白质（摄入量为 1.2～1.4 g/（kg·d），此外特别要控制摄入水量，即透析间期患者的体重增长不能超过 2.5 kg。

【血液灌流技术】

血液灌流是将患者血液引入装有固态吸附剂的灌流器中，以清除血液中外源性或内源性毒物，并将净化了的血液回输体内的一种血液净化治疗方法。

一、适应证

（1）急性药物和毒物中毒是血流灌流的首选适应证。对脂溶性较高、分子量较大、易与蛋白质结合的药物和毒物有较强的清除作用，如地西泮类、巴比妥类、非巴比妥类镇静催眠药、解热镇痛药、抗风湿药、抗抑郁药、有机磷杀虫药等。

（2）毒物水平达到或超过致死量，有严重肝、肾功能障碍致毒物排出不完全者。

（3）重症中毒导致 MODS 者。

二、禁忌证

（1）严重出血倾向，包括 DIC、大手术后、脑出血等。

（2）血小板 $\leq 50 \times 10^9$/L，灌流前应先输新鲜血或浓缩血小板。

三、操作步骤

（1）选择大口径深静脉导管进行深静脉穿刺，建立临时血管通路。

（2）对血液灌流装置进行预冲，包括灌流管路、灌流器。先用 5% 葡萄糖注射液 500 mL 冲洗，防止灌流过程中因吸附造成低血糖，然后用 200 mL 盐水冲洗后，向管路中加入 100 mg 肝素钠，闭路循环（200 mL/min）至少

20 min，以保证吸附柱充分肝素化。

（3）灌流开始前要对患者进行全身肝素化，由深静脉导管推入首剂量肝素钠或低分子肝素，肝素钠为 10 ~ 20 U/kg，推入 10 min 后开始血液灌流系统的体外循环。

（4）灌流的血流量一般从初始的 50 mL/min 开始，以不超过 100 mL/min 为宜，一般最高可达 300 mL/min，持续时间一般为 2 ~ 3 h。

（5）血液灌流时，肝素用量较普通透析大。灌流开始 30 min 时追加肝素或持续泵入肝素，常规泵入 3 ~ 12 U/（kg·h），并依据患者 APTT 情况进行调整。灌流所需肝素必须个体化，为防止发生凝血，最好监测 APTT，使 APTT 达正常值的 1 ~ 1.5 倍为宜。

四、注意事项

（1）出血。血液有形成分的破坏，尤其是血小板的减少可致出血。应注意监测血小板、凝血时间，减少肝素用量或体外肝素化，补充血小板或新鲜血，予以止血药。有上消化道出血者予以对症处理，如出血性休克则按休克处理，且停止灌流。

（2）血压下降应减慢血泵速度，抬高床角，积极补充血容量，必要时使用升压药或停止血液灌流。

（3）对生理物质和药物的影响。血液灌流可吸附甲状腺激素、胰岛素、特效解毒药解磷定、阿托品等，应注意及时补充，以免影响治疗。

（朱保锋）

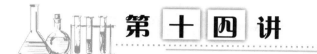

洗　胃　术

　　洗胃术是将胃管插入胃腔内，先吸出毒物，再重复注入液体和吸出一定量的洗胃液，以达到冲洗和清除胃内毒物的目的。常用的洗胃术有口服灌洗催吐法和自动洗胃机洗胃法。

一、适应证

　　（1）清除胃内容物或各种毒物。
　　（2）治疗完全或不完全的幽门梗阻。
　　（3）急、慢性胃扩张。

二、禁忌证

　　（1）昏迷、严重心肺疾病等患者慎用。
　　（2）食管或胃底静脉曲张。
　　（3）口服强酸、强碱等腐蚀性毒物。
　　（4）惊厥、抽搐未控制者。

三、术前准备

　　1. 物品准备
　　洗胃机、洗胃专用管、水溶性润滑剂、压舌板、牙垫、开口器、治疗巾、注射器、检验标本容器、洗胃溶液等。
　　2. 常用洗胃溶液
　　（1）普通温水。大多数毒物性质不明的急性中毒或无特异拮抗剂的毒物中毒，均可使用普通温水洗胃。
　　（2）2%～4%碳酸氢钠溶液。适用于急性有机磷杀虫药、拟除虫菊酯类药物、氨基甲酸酯类药物、香蕉水及某些重金属中毒，但敌百虫、强酸中毒禁用。
　　（3）1∶5 000高锰酸钾溶液。用于急性巴比妥类、阿片类、苯二氮䓬

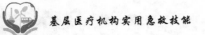

类、氰化物或砷化物以及毒蕈类中毒，但对硫磷中毒禁用。

四、操作步骤

1. 口服灌洗催吐法

让患者分次口服 1 000 ~ 5 000 mL 洗胃液，用压舌板刺激咽部引起呕吐，如此反复直至胃内容物洗净为止。

2. 自动洗胃机洗胃法

（1）协助患者取坐位或斜坡位，或侧卧位于床边。有活动义齿应先取出。污水桶放在头部床下，碗盘置于患者口角处。

（2）测量胃管需插入的长度（约前额发际至剑突的距离），胃管前段涂液状石蜡，由口腔插入，随吞咽动作，将胃管缓慢送入胃内，入食管 45 ~ 50 cm 即到胃腔，先抽尽胃内容物，必要时留标本送检验。

（3）胃管插入后，抽吸出胃内容物或向胃管内注入少量气体，在上腹部闻及气过水声，证实胃管已在胃内。若出现呛咳或呼吸困难，应立即将胃管拔出。

（4）胃管与洗胃机连接，将洗胃机上的药液管一端放入溶液桶内液面以下，出水管的一端放入污水桶内。灌注洗胃液，一般每次 250 ~ 300 mL，然后吸出洗胃，如此反复多次直至洗净为止。

（5）洗毕，将胃管拔出，拔管时要先将胃管反折或将其前端夹住，以免管内液体误入气管。整理用物并消毒，记录灌洗液和洗出液总量、性质。

五、注意事项

（1）插管时动作轻柔，勿损伤食管及胃黏膜，勿将胃管插入气管。

（2）第一次抽取的胃内容物应送检。每次灌入量以 200 ~ 300 mL 为限，如灌入量过多，有导致液体从口鼻腔涌出引起窒息的危险，并可使胃内压上升，增加毒物吸收；还可引起迷走神经兴奋，导致反射性心脏骤停，对于有心肺疾病基础疾病患者更应谨慎。

（3）洗胃过程中密切观察患者情况，如有腹痛、灌洗液呈血性或出现休克现象，应立即停止洗胃。心跳呼吸骤停者立即行心肺复苏。

（4）幽门梗阻患者洗胃，需记录胃内滞留量。

（5）服毒患者洗胃所需总液体量依毒物性质及毒物量而定，一般为 2 ~ 5 L，必要时可适量增加，确认胃内毒物彻底清除后，结束洗胃。

（6）服毒患者洗胃后，可酌情注入 50% 硫酸镁 30 ~ 40 mL 或硫酸钠 30 ~ 60 mL 导泻。

（顾　鹏）

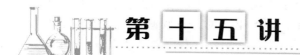

第十五讲

胃肠减压术

胃肠减压术是利用负压吸引和虹吸的原理，将胃管自口腔或鼻腔插入，通过胃管将积聚于胃肠道内的气体及液体吸出。胃肠减压术适用范围很广，常用于急性胃扩张、肠梗阻、胃肠穿孔修补或部分切除术，以及胆道或胰腺手术后。

一、适应证

1. 用于术前准备

腹部手术，特别是胃肠手术，术前、术中持续胃肠减压，可防止胃肠膨胀，有利于视野的显露和手术操作，预防全身麻醉时并发吸入性肺炎；也可用于胃十二指肠溃疡瘢痕性幽门梗阻的治疗，术前留置较粗的鼻胃管，每天以温生理盐水洗胃，连续 3 d，直到洗出液澄清，以减轻胃黏膜水肿；应用于术后有利于腹部手术切口及胃肠吻合口的愈合。

2. 治疗作用

有效的胃肠减压对单纯性肠梗阻和麻痹性肠梗阻可达到解除梗阻的目的，通过胃肠减压术吸出胃肠道内的气体和液体，可减轻腹胀、降低肠腔压力，减少肠腔内的细菌和毒素，改善肠壁血运；也用于胃十二指肠溃疡穿孔的非手术治疗；胃十二指肠溃疡大出血时，经胃肠减压管灌注去甲肾上腺素的冰生理盐水，使血管收缩达到止血的目的；禁食和胃肠减压是治疗急性胰腺炎的重要措施，一般为 2 ~ 3 周，通过胃肠减压可减少胰泌素和胆囊收缩素-促胰酶素的分泌，减少胰腺外分泌，并减轻胃潴留和腹胀；胃肠减压也是治疗急腹症的重要手段之一，可减少胃肠液积聚，减少消化液自穿孔部位漏出，减轻腹胀，改善胃肠道供血，有利于胃肠蠕动的恢复，亦有利于麻醉和手术的安全；胃肠减压还可用于急性胃扩张、胃出血、急性弥漫性腹膜炎及腹部大、中型手术，尤其是做消化道吻合术者，可减轻胃肠道的张力，防止胃过度膨胀，减轻吻合口张力，促进吻合口的愈合。

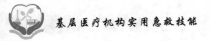

3. 作为给药方式

在许多急腹症的非手术治疗或观察过程中，可通过胃肠减压管向胃肠道灌注中药；同时在腹胀严重、频繁呕吐时，胃肠减压可促进胃肠排空，有利于内服药物的输注吸收。

二、护理措施

（1）胃肠减压期间应禁食、禁饮，一般应停服药物。如需胃内注药，则注药后应夹管并暂停减压 0.5 ~ 1 h。适当补液，加强营养，维持水电解质的平衡。

（2）妥善固定：胃管固定要牢固，防止移位或脱出，尤其是外科手术后的胃肠减压，胃管一般置于胃肠吻合的远端，一旦胃管脱出应及时报告医生，切勿再次下管。因下管时可能损伤吻合口而引起吻合口瘘。

（3）保持胃管通畅：维持有效负压，每隔 2 ~ 4 h 用生理盐水 10 ~ 20 mL 冲洗胃管一次，以保持管腔通畅。

（4）观察引流物颜色、性质和量，并记录 24 h 引流液总量。观察胃液颜色，有助于判断胃内有无出血情况，一般胃肠手术后 24 h 内，胃液多呈暗红色，2 ~ 3 d 后逐渐减少。若有鲜红色液体吸出，说明术后有出血，应停止胃肠减压，并通知医生。引流装置每日应更换一次。

（5）加强口腔护理：预防口腔感染和呼吸道感染，必要时给予雾化吸入，以保持口腔和呼吸道的湿润及通畅。

（6）观察胃肠减压后的肠功能恢复情况，并于术后 12 h 即鼓励患者在床上翻身，有利于胃肠功能恢复。

（7）通常在术后 48 ~ 72 h，肠鸣音恢复，肛门排气后可拔除胃管。拔胃管时，先将吸引装置与胃管分离，捏紧胃管末端，嘱患者吸气并屏气，迅速拔管，以减少刺激，防止患者误吸。擦净患者鼻孔及面部胶布痕迹，妥善处理胃肠减压装置。

三、注意事项

应用前应了解患者有无上消化道出血史、严重的食道静脉曲张、食管梗阻、鼻腔出血，以防发生损伤。

（1）插管时应注意胃管插入的长度是否适宜，插入胃管过长则会胃内盘曲，过短则不能接触胃内液体，均会影响减压效果。据临床观察，传统法插入深度为 45 ~ 55 cm，术后胃肠减压效果不佳，部分患者有腹胀不适感。胃肠减压管插入深度为 55 ~ 68 cm，能使胃液引流量增多。要使导管侧孔完全达到胃内，起到良好的减压效果，插管深度必须在 55 cm 以上。测量方法可由传统法从耳垂至鼻尖再至剑突的长度加上从鼻尖至发际的长度，一般为 55～68 cm，术中观察胃管顶端正好在胃窦部，侧孔全部在胃内，有利于引流。做肠内减压时，若估计长度已达肠腔，但未抽出肠液，可将减压管回插至胃的长度再细心缓慢插入，动作轻柔，直至成功。食道癌手术日晨常规置胃管时，通过梗阻部位困难时不能强行插入，以免食管穿孔。可将胃管置于梗阻部位上端，待手术中直视下再置于胃中。

（2）胃肠减压期间，患者应停止饮食和口服药物，若需从胃管内注入药物，应夹管 1～2 h，以免注入药物被吸出。中药应浓煎，每次 100 mL 左右，防止量过多引起呕吐、误吸。

（3）要随时保持胃管的通畅和持续有效的负压，经常挤压胃管，勿使管腔堵塞，胃管不通畅时，可用少量生理盐水低压冲洗并及时回抽，避免胃扩张增加吻合张力而并发吻合瘘。胃管脱出后应严密观察病情，不应再盲目插入，以免戳穿吻合口。

（4）妥善固定胃肠减压管，避免受压、扭曲，留有一定的长管，以免翻身或活动时胃管脱出。负压引流器应低于头部。

（5）观察引流液的色泽、性质和量，并正确记录，如引流出胃肠液过多应注意有无体液不足和电解质的不平衡，结合血清电解质和血气分析合理安排输液种类，调节输液量。一般胃肠术后 6～12 h 内可由胃管引流出少量血液或咖啡样液体，以后引流液颜色逐渐变浅。若引流出大量鲜血，患者出现烦躁、血压下降、脉搏增快、尿量减少等，应警惕有吻合口出血。对肠梗阻患者，应密切观察腹胀等症状有无好转，若引流出血性液体，应考虑有绞窄性肠梗阻的可能。对有消化道出血史的患者，出现有鲜血引出时，应立即停止吸引并积极处理出血。胃肠减压的同时，还要密切观察病情变化。

（6）每日给予雾化吸入和插管鼻腔滴石蜡油，以帮助痰液咳出和减少胃管对鼻黏膜的刺激，减轻患者咽喉部疼痛。鼓励患者深呼吸，有效咳嗽排痰，预防肺部并发症。

（7）做好口腔护理，防止口腔炎、腮腺炎。口腔不洁可能成为术后吻合口感染的危险因素；术后因禁食等因素，细菌容易在口腔内滋生繁殖，易引起吻合口感染，所以做好口腔护理至关重要。

（8）当病情好转，无明显腹胀，肠蠕动恢复和肛门排气后应及时停止胃肠减压。拔管时，应先将吸引装置与减压管分离，钳闭减压管，嘱患者屏气，迅速拔除减压管。若为肠内减压，使用双腔管者，腹胀消除后，将双腔气囊内空气抽尽，双腔管仍留在肠内 1～2 d，待肠梗阻解除后再拔出。

（顾　鹏）

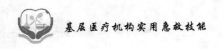

第十六讲

三腔两囊管应用技术

三腔两囊管：包括三腔管、胃气囊和食管气囊，胃气囊和食管气囊附在三腔管的一端，三腔管由一个截面是半圆的腔道和两个截面是四分之一圆的腔道构成，胃气囊导管和食管气囊导管分别装在四分之一圆腔道内，胃导管装在半圆腔道内，胃导管截面呈半圆形，其外壁与半圆腔道的内壁密封配合，胃导管可在半圆腔道中活动。三腔二囊管能有效降低吸入性肺炎及胃底或食管下段黏膜溃烂、坏死的发生率，且护理方便、减轻患者痛苦。

一、适应证

对食管、胃底静脉曲张破裂大出血者压迫止血。

二、禁忌证

严重冠心病、高血压、心功能不全者慎用。

三、术前准备

（1）了解，熟悉患者情况。与患者或家属谈话，用通俗的语言简略讲清楚应用三腔二囊管止血的意义、作用及如何配合，包括操作过程中的风险及意外，争取清醒患者配合。

（2）检查患者有无鼻息肉、鼻甲肥厚和鼻中隔偏曲，选择鼻腔较大侧插管，清除鼻腔内的结痂及分泌物。

（3）器械准备：三腔两囊管，50 mL 注射器，止血钳 3 把，治疗盘，无菌纱布，液状石蜡，0.5 kg 重沙袋（或盐水瓶），血压表，绷带，宽胶布。

四、操作步骤

（1）洗手，戴口罩、帽子。

（2）认真检查三腔两囊管气囊有无松脱、漏气，充气后膨胀是否均匀，通向食管囊、胃囊和胃腔的管道是否通畅。找到管壁上 45，60，65 cm 三处的标记及三腔通道的外口。

（3）对躁动不安或不合作患者，可肌肉注射安定 5～10 mg。

（4）抽尽双囊内气体，将三腔管的前端及气囊表面涂以液状石蜡。将三腔管从患者鼻腔送入，到达咽部时嘱患者吞咽，使三腔管顺利送入 65 cm 标记处，如能由胃管腔抽出胃内容物，表示管端已至幽门。

（5）用注射器先向胃气囊注入空气 250～300 mL（囊内压 5.33～6.67 kPa，即 40～50 mmHg），使胃气囊充气，用血管钳将此管腔钳住，然后将三腔管向外牵拉，感觉有中等程度弹性阻力时，表示胃气囊已压于胃底部。再以 0.5 kg 重沙袋通过滑车持续牵引三腔管，以达到充分压迫之目的。

（6）经观察仍未能压迫止血者，再向食管囊内注入空气 100～200 mL（囊内压 4～5.33 kPa，即 30～40 mmHg），然后钳住此管腔，以直接压迫食管下段的曲张静脉。

（7）定时由胃管抽吸胃内容物，以观察有否继续出血，并可自胃管进行鼻饲和有关治疗。

（8）每 2～3 h 检查气囊内压力一次，如压力不足应及时注气增压。每 8～12 h 食管囊放气并放松牵引一次，同时将三腔管再稍深入，使胃囊与胃底黏膜分离，放气前先口服液状石蜡 15～20 mL，以防胃底黏膜与气囊粘连或坏死。30 min 后再使气囊充气加压。

（9）出血停止 24 h 后，取下牵引沙袋并将食管气囊和胃气囊放气，继续留置于胃内观察 24 h，如未再出血，可嘱患者口服液体石蜡 15～20 mL，然后抽尽双囊气体，缓缓将三腔管拔出。

五、注意事项

（1）操作前做好患者的思想工作，争取患者配合。
（2）操作时手法要温柔，避免咽腔及食道撕裂伤。
（3）三腔两囊管下至咽腔时，要让患者做吞咽动作，以免误入。

（顾　鹏）

第十七讲

胸腔穿刺术

行胸腔穿刺术可明确积液的性质或病因、气胸的压力,抽气和抽液可使受压的肺复张,改善呼吸困难,也可向胸膜腔内注入穿刺药物。

一、适应证

(1)穿刺抽液或抽气以减轻对肺组织压迫,或抽吸排脓治疗脓胸。

(2)诊断性穿刺抽液,以确定胸膜腔积液性质。

(3)胸膜腔内注射药物。

二、禁忌证

严重凝血功能异常、出血倾向;穿刺部位位于胸部手术切口瘢痕附近;穿刺部位有炎症性病灶;病情危重,难以耐受操作者。

三、操作步骤

(1)患者体位。患者为坐位,面向椅背,两前臂置于椅背上,前额伏于前臂上。不能起床者可取半坐卧位,患侧前臂上举抱于枕部。

(2)穿刺点定位。先进行胸部叩诊,选择叩诊实音最明显的部位作为穿刺点进行穿刺抽液,穿刺点用蘸有甲紫的棉签在皮肤上作标记。常取肩胛线或腋后线第7~8肋间;也可选腋中线第6~7肋间或腋前线第5~6肋间为穿刺点。包裹性积液需结合X线或超声检查进行定位。胸腔抽气时患者取仰卧位,手臂抱头,根据X线胸片选择最佳进针位置,穿刺点通常在锁骨中线第2肋间或在腋中线第4~5肋间。

(3)常规消毒皮肤,戴无菌手套,覆盖消毒洞巾。

(4)用1%~2%利多卡因(或普鲁卡因)于下一肋骨上缘(腋中线以后穿刺)或肋间隙中央(前胸壁穿刺)的穿刺点自皮至胸膜层逐次浸润麻醉,注药前注意回抽避免局麻药进入血管。

(5)术者以左手固定穿刺部位皮肤,右手将穿刺针的三通活栓转到与胸腔关闭处，再将穿刺针在麻醉部位缓缓垂直刺入，当针尖抵抗感突然消失时表示针尖已进入胸膜腔，接上注射器，转动三通活栓使其与胸腔相通，进行抽液或抽气。助手用止血钳协助固定穿刺针，以防针刺入过深损伤肺组织。

（6）术毕拔出穿刺针，覆盖无菌纱布，稍用力压迫穿刺部位片刻，用胶布固定，嘱患者静卧休息。

四、注意事项

（1）操作中密切观察患者的反应，若有头晕、面色苍白、出汗、心悸、胸部有压迫感或剧痛、昏厥等胸膜过敏反应，或出现连续性咳嗽、气短、咳血性泡沫痰等现象时，立即停止抽液，对症处理，必要时皮下注射0.1%肾上腺素0.3～0.5 mL。

（2）一次抽液不宜过多、过快，诊断性抽液 50～200 mL 即可；减压抽液，首次不超过 800 mL，以后每次不超过 1 200 mL；但对于脓胸，每次应尽量抽净。检查瘤细胞，至少需 100 mL，并立即送检。抽气速度不宜过快，第一次抽气量以不超过 800～1 000 mL 为宜。

（3）应避免在第 9 肋间以下穿刺，以免穿透膈肌。

（顾　鹏）

第十八讲

胸腔闭式引流术

胸腔闭式引流术的主要目的是持续性引流胸膜腔内的积气、积液，恢复胸膜腔内的正常负压，促进肺膨胀，恢复肺功能。与常规的胸腔穿刺相比，胸腔闭式引流术可持续、快速、大量引流，同时对胸膜腔内的情况进行动态观察，如有无活动性出血及出血量等，可使胸腔积液或感染得到充分引流，避免反复多次胸腔穿刺。

一、适应证

（1）外伤性血胸，中等度以上的积血，或难以用穿刺抽吸法消除的血肿。

（2）中等度以上气胸，经穿刺抽气后，气体很快增加，或需要呼吸机辅助通气患者。

（3）腐败性脓胸、脓液不能自行吸收者，或合并有食管、支气管瘘者。

（4）胸部常规手术后。

二、禁忌证

严重凝血功能异常、出血倾向；癌性胸腔积液；肿瘤晚期及严重恶病质。

三、操作步骤

（1）患者体位：气胸患者通常采用半卧位或平卧位；胸腔积液患者则采用坐位、半卧位或健侧卧位。

（2）位置的选择：

① 气胸或以气胸为主的血气胸、液气胸，常选择锁骨中线第2肋间放置引流管。

② 胸腔积液或积血，以引流液体为目的，常选择腋中线与腋后线之间第7～8肋间进针。

（3）常规消毒、铺无菌巾，以1%～2%利多卡因（或普鲁卡因）做局部浸润麻醉。

（4）沿肋间切开皮肤约1.5 cm，用血管钳分离皮下组织及肌层，于下一肋骨的上缘穿破壁层胸膜并进入胸腔，此时有落空感，并可见有气体或液体溢出。

（5）用另一把血管钳沿长轴夹住引流管前端，经胸壁切口将引流管插入胸腔，引流管远端用血管钳夹闭。将引流管远端连接水封瓶，松开血管钳，观察水柱波动是否良好，调整好引流管在胸腔内的长度，一般为3～5 cm。

（6）间断缝合切口，固定引流管于胸部皮肤上，无菌敷料覆盖，胶布固定。

四、注意事项

（1）为减轻患者疼痛和胸膜反应，尽量做到充分麻醉，尤其是壁层胸膜。

（2）止血钳应沿肋骨上缘穿入胸腔，以避免损伤肋间动脉。

（3）有大量胸腔积液时，一次放液不宜过多、过快，避免纵隔摆动。

（4）连枷胸时，通常先加压包扎固定胸壁，防止反常呼吸，置管时应尽量避免从此处进入。

（5）拔管时机及方法：原则上胸膜腔内无积气或积液，查体双侧呼吸音清晰、对称，影像学提示肺复张良好，即可拔管。拔管时要准备5～6层凡士林纱布，铺在数层无菌纱布上，消毒创口，拆除缝线，嘱患者深呼吸，于深吸气末迅速拔出引流管，立即将准备好的敷料覆盖，胶布密封固定。拔管后注意听诊呼吸音有无异常。

（顾　鹏）

第十九讲

腹腔穿刺术

腹腔穿刺术是指对有腹腔积液的患者，进行腹腔穿刺检查腹腔积液的性质，明确病因、抽取引流腹水减轻症状或是腹腔内给药进行治疗的操作过程。

一、适应证

（1）诊断性穿刺。了解腹腔积液性质，送检常规、生化、细菌及病理学检查。

（2）治疗性穿刺。缓解腹腔积液造成的压迫症状，腹腔内注射药物，腹腔灌洗。

二、禁忌证

粘连性腹膜炎，肝性脑病前期，严重腹胀及肠麻痹，巨大卵巢囊肿。

三、操作步骤

（1）术前嘱患者先排空尿液，以免穿刺时损伤膀胱。

（2）体位：尽量使患者取半卧位，腹水量少者取左侧卧位。

（3）穿刺部位选择：① 一般选择脐与左髂前上棘连线的中、外 1/3 交点部位，在该部位穿刺时不易损伤腹壁动脉；② 脐与耻骨联合连线的中点上方 1 cm，偏左侧或右侧 1.5 cm 处，此处腹壁下无重要脏器，且易愈合；③ 侧卧位，在脐水平线与腋前线或腋中线相交处，此处常用于诊断性穿刺；④ 少量或包裹性腹腔积液应在 B 超引导下定位穿刺。

（4）常规消毒、铺巾，2% 利多卡因局部逐层浸润麻醉。

（5）戴无菌手套，穿刺部位常规消毒，铺消毒洞巾，左手固定穿刺部位皮肤，右手持针经麻醉处垂直刺入腹壁，针尖抵抗阻力突然消失时，表示针尖已穿过壁腹膜，可抽出腹水。行诊断性穿刺，亦可直接抽液 10 ~ 50 mL 送检。需大量放液时，用针尾连接橡皮管的 8 号或 9 号针头进行穿刺，用输液夹调整放液速度，腹水引入带刻度的容器中进行计量或送检。

（6）操作完毕后拔针，盖无菌纱布，压迫数分钟后以胶布固定。大量放液后，束以多头腹带，以防腹压骤降导致内脏血管扩张引起休克等。

四、注意事项

（1）术中应密切观察患者，如有头晕、心悸、气短、恶心、脉搏增快、面色苍白等应立即停止操作，进行对症处理。

（2）短时间内抽取大量腹水可诱发肝性脑病、电解质紊乱、血浆蛋白丢失等严重并发症，因此抽取腹腔积液时速度不宜过快，量不宜过多，肝硬化患者初次放液量不超过 1 000 mL。

（3）术中注意无菌操作以防止腹膜腔感染，术后应严密观察有无出血和继发感染的情况。

（4）腹腔穿刺患者术后建议卧床 12 h。

（李　峰）

第二十讲

导 尿 术

一、适应证

（1）探测尿道有无狭窄及梗阻。

（2）测定膀胱容量、残余尿、膀胱压力，以及尿流动力学检查和尿量监测。

（3）无菌法收集尿标本做相应实验室检查，注入造影剂行造影术。

（4）解除各种原因引起的尿潴留，如尿道外伤、狭窄，前列腺疾病等。

（5）膀胱药物灌注治疗。

（6）膀胱尿道术后留置尿管引流尿液，促切口愈合。

二、禁忌证

（1）急性下尿路感染，如急性尿道炎、前列腺炎、附睾炎等。

（2）严重尿道狭窄、损伤后。

三、步骤与方法

（一）物品准备

（1）无菌导尿包：治疗碗、导尿管、镊子、纱布、无菌单、碘伏棉球、液状石蜡棉球、20 mL 针筒、生理盐水、标本瓶、无菌手套等。

（2）清洁外阴物品：治疗碗、碘伏棉球、血管钳、清洁手套等。

（二）操作前准备

（1）核对患者信息，告知患者操作目的，做好解释工作，取得患者配合。

（2）戴帽子、口罩、洗手。

（三）清洁外阴

（1）术者位于患者右侧，男患者仰卧位，女患者取屈髋、屈膝，双大腿外旋、外展。

（2）戴手套，右手用血管钳夹碘伏棉球（男性：自上而下、由外向内消毒阴阜、阴茎、阴囊；然后左手用无菌纱布包裹阴茎，翻开包皮，自尿道口向后擦拭尿道口、龟头、冠状沟。女性：自上而下、由外向内消毒阴阜、大阴唇；然后左手分开大阴唇，同样顺序消毒小阴唇、尿道外口，最后一个棉球从尿道外口消毒到肛门处）。

（3）撤走污物、脱手套。

（四）消毒外阴

（1）戴无菌手套。

（2）男性：左手用无菌纱布包裹阴茎，翻开包皮以暴露尿道口，依次向外旋转擦拭尿道口、龟头、冠状沟、阴茎、阴囊，最后再次消毒尿道口。消毒3遍。

女性：左手拇示指分开小阴唇，暴露尿道口，自尿道外口开始，自上而下，由内向外依次消毒尿道口和小阴唇，最后再一次消毒尿道口。消毒3遍。

（3）铺无菌洞巾。

（五）插导尿管

（1）检查导尿管是否通畅，球囊是否漏气。

（2）液状石蜡棉球润滑导尿管前段，用止血钳夹闭导管末端。

（3）男性：左手拇示指提起阴茎，右手持无菌镊夹住导尿管前端，缓慢插入尿道 15～20 cm。

女性：左手拇示指分开小阴唇，右手持无菌镊夹住导尿管前端缓慢插入尿道 6～8 cm。

（4）松开导尿管夹闭钳，见尿液流出，导尿管再插入 7～10 cm，保证球囊完全进入膀胱。

（5）向球囊内注入生理盐水约 10 mL，将尿管轻柔退出至膀胱颈部，再次确认尿液引出。

（6）根据导尿目的，导出尿液或导尿管末端连接引流袋。

女性导尿示意见图 1-20-1，男性导尿示意见图 1-20-2、图 1-20-3。

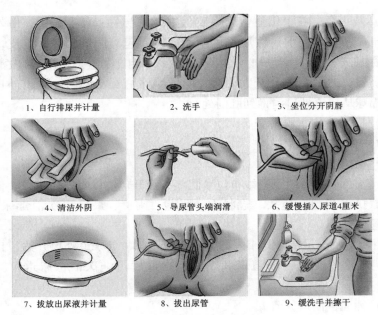

1、自行排尿并计量　　2、洗手　　3、坐位分开阴唇

4、清洁外阴　　5、导尿管头端润滑　　6、缓慢插入尿道4厘米

7、拔放出尿液并计量　　8、拔出尿管　　9、缓洗手并擦干

图 1-20-1

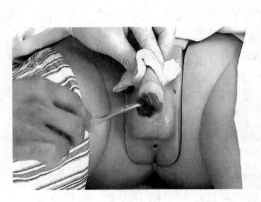

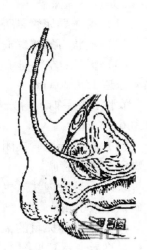

图 1-20-2　　　　　　　　　　　图 1-20-3

四、注意事项

1. 严格遵循无菌原则

清洁外阴、消毒外阴顺序不同，由内向外螺旋消毒时每个棉球只能用一次；不要碰触进入膀胱和尿道部分的近端导尿管。

2. 尽量遵循无痛原则

要求动作轻柔，导尿管要充分润滑。

3. 注重个体化原则

不同患者尿道是否狭窄、男性患者有无前列腺增生、有无既往尿道操作史都不同，需尽量详细地了解病情，必要时选择相应粗细导尿管进行操作，若尿道狭窄可行尿道扩张后再插管。

4. 向球囊注水

见尿后再向球囊注水，成人导尿管球囊注水量一般为 10 mL，而儿童导尿管球囊一般注入 5 mL。若未见尿液或球囊注水有阻力，需注射 50 ~ 100 mL 无菌生理盐水，并回抽，确保导尿管在膀胱内再向球囊注水。

5. 严重尿潴留

第一次放尿不应超过 1 000 mL，放尿速度控制在 10 ~ 15 min，以免发生晕厥和血尿。

6. 复杂的导尿操作需要及时调整操作方法

对于前列腺增生患者，有时因膀胱颈部过高，可行直肠指检将前列腺往腹侧推，辅助导尿操作；也可以用导引钢丝支撑导尿管，使导尿管变成需要的弯曲角度，在耻骨下弯处向下压，向里推，通过该弯曲后缓慢将导尿管送入膀胱。常规导尿不成功者，也可在膀胱镜、输尿管镜等指引下进行操作，耻骨上膀胱造瘘引流也可达到引流尿液的目的。切记，不要盲目强行多次重复操作，否则损伤尿道可引起尿道狭窄。

7. 护理

告知患者对导尿管的护理，如何排空集尿袋，如何预防留置导尿后感染等。

五、并发症

导尿失败，尿道损伤、出血，假道形成，尿道狭窄，尿路感染等。

（郑　兵）

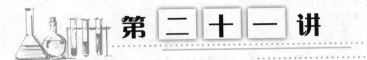

第二十一讲

清 创 术

清创术是对新鲜开放性污染伤口进行清洗去污、清除血块和异物、切除失去生机的组织、缝合伤口，使之尽量减少污染，甚至变成清洁伤口，达到一期愈合，促使受伤部位功能和形态的恢复。

开放性伤口（图 1-21-1）一般分为清洁、污染和感染 3 类。严格地讲，清洁伤口是很少的，意外创伤的伤口难免有程度不等的污染，如污染严重，细菌量多且毒力强，8 h 后即可变为感染伤口。头、面部伤口局部血运良好，伤后 12 h 仍可按污染伤口行清创术。

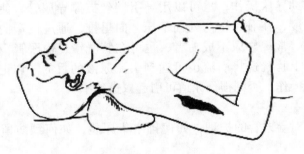

图 1-21-1 伤口

清创术是一种外科基本手术操作。伤口初期处理的好坏，对伤口愈合、受伤部位组织功能和形态的恢复起决定性作用，应予以重视。

一、适应证

8 h 以内的开放性伤口应行清创术，8 h 以上而无明显感染的伤口，如伤员一般情况好，亦应行清创术。如伤口已有明显感染，则不做清创，仅将伤口周围皮肤擦净，消毒周围皮肤后，敞开引流。

二、术前准备

（1）清创前需对伤员进行全面评估，如有休克，应先抢救，待休克好转后争取时间进行清创。

（2）如颅脑、胸、腹部有严重损伤，应先予处理。如四肢有开放性损伤，应注意是否同时合并骨折，摄 X 线片协助诊断。

（3）应用止痛和术前镇痛药物。

（4）如伤口较大，污染严重，应预防性应用抗生素，在术前 1 h、手术中、术毕分别用一定量的抗生素。

（5）注射破伤风抗毒素，轻者用 1 500 U，重者用 3 000 U。

三、麻醉

上肢清创可用臂丛神经或腕部神经阻滞麻醉；下肢清创可用硬膜外麻醉。较小、较浅的伤口可使用局麻；较大、复杂、严重的伤口则可选用全麻。

四、手术步骤

1. 清洗去污

分清洗皮肤和清洗伤口两步（图 1-21-2、图 1-21-3）。

（1）清洗皮肤：用无菌纱布覆盖伤口，再用汽油或乙醚擦去伤口周围皮肤的油污。术者按常规方法洗手、戴手套，更换覆盖伤口的纱布，用软毛刷蘸消毒皂水刷洗皮肤，并用冷开水冲净。然后换另一只毛刷再刷洗一遍，用消毒纱布擦干皮肤。两遍刷洗共约 10 min。

（2）清洗伤口：去掉覆盖伤口的纱布，以生理盐水冲洗伤口，用消毒镊子或小纱布球轻轻除去伤口内的污物、血凝块和异物。

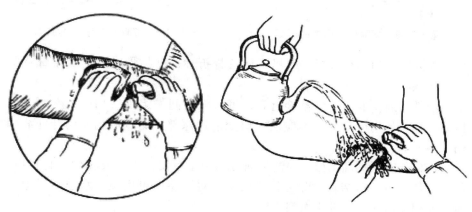

图 1-21-2　刷洗皮肤　　　　图 1-21-3　冷开水冲洗皮肤

2. 清理伤口

施行麻醉，擦干皮肤，用碘酊、酒精消毒皮肤，铺盖消毒手术巾准备手术。术者重新用酒精或新洁尔灭消毒液泡手，穿手术衣，戴手套后即可清理伤口。

对浅层伤口，可将伤口周围不整皮肤缘切除 0.2～0.5 cm，切面止血，消除血凝块和异物，切除失活组织和明显挫伤的创缘组织（包括皮肤和皮下组织等），并随时用无菌盐水冲洗。

对深层伤口，应彻底切除失活的筋膜和肌肉（肌肉切面不出血或用镊子夹镊不收缩者，表示已坏死），但不应将有活力的肌肉切除，以免切除过多影响功能。为了处理较深部伤口，有时可适当扩大伤口和切开筋膜清理伤口，直至比较清洁和显露血循环较好的组织（图 1-21-4～图 1-21-6）。

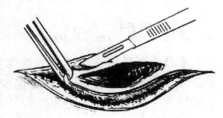

图 1-21-4　切除伤口皮缘

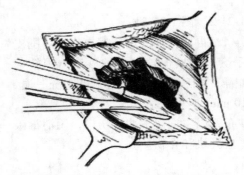

图 1-21-5　切除失去活力的筋膜

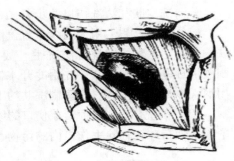

图 1-21-6　切除失去活力的肌肉

如同时有粉碎性骨折，应尽量保留骨折片；已与骨膜游离的小骨片则应予清除。

浅部贯通伤的出入口较接近者，可将伤道间的组织桥切开，变两个伤口为一个。如伤道过深，不应从入口处清理深部，而应从侧面切开处清理伤道。

伤口如有活动性出血，在清创前可先用止血钳钳夹，或临时结扎止血。待清理伤口时重新结扎，除去污染线头。对于渗血可用温盐水纱布压迫止血，或用凝血酶等局部止血剂止血。

3. 修复伤口

清创后再次用生理盐水清洗伤口（图1-21-7）。再根据污染程度、伤口大小和深度等具体情况，决定伤口是开放还是缝合，是一期还是延期缝合。未超过12 h的清洁伤口可一期缝合；大而深的伤口，在一期缝合时应放置引流条；污染重或特殊部位不能彻底清创的伤口，应延期缝合，即在清创后先于伤口内放置凡士林纱布条引流，待4～7日后，如伤口组织红润，无感染或水肿再做缝合。

头、面部血管丰富，愈合力强，损伤时间虽长，但只要无明显感染，仍应争取一期缝合。

缝合伤口时，不应留有无效腔，张力不能太大。对重要的血管损伤应修补或吻合；对断裂的肌腱和神经干应修整缝合。显露的神经和肌腱应以皮肤覆盖；开放性关节腔损伤应彻底清洗后缝合；胸腹腔的开放性损伤应彻底清创后，放置引流管或引流条（图1-21-8）。

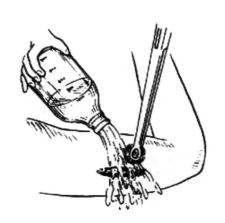

图1-21-7　生理盐水冲洗伤口

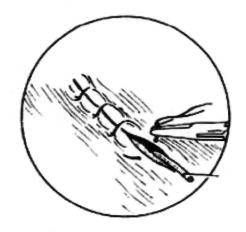

图1-21-8　止血后缝合、引流

▶ 五、术中注意事项

（1）伤口清洗是清创术的重要步骤，必须反复用大量生理盐水冲洗，务必使伤口清洁后再做清创术。选用局麻者，只能在清洗伤口后麻醉。

（2）清创时既要彻底切除已失去活力的组织，又要尽量爱护和保留存活的组织，这样才能避免伤口感染，促进愈合，保存功能。

（3）组织缝合必须避免张力太大，以免造成缺血或坏死。

▶ 六、术后处理

（1）根据全身情况输液或输血。

（2）合理应用抗生素，防止伤口感染，促使炎症消退。

（3）注射破伤风抗毒素，如伤口深、污染重，应同时肌肉注射气性坏疽抗毒血清。

（4）抬高伤肢，促使血液回流。

（5）注意伤肢血运、伤口包扎松紧是否合适、伤口有无出血等。

（6）伤口引流条，一般应根据引流物情况，在术后 24～48 h 内拔除。

（7）伤口出血或发生感染时，应即刻拆除缝线，检查原因，进行处理。

（张　鹏　季建峰）

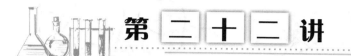

第二十二讲

创伤急救五大技术

【通气技术】

现场通气技术（图1-22-1、图1-22-2）

（1）保持气管最佳通气位置（患者头后仰，颈过伸），见图1-22-1。

（2）保持呼吸道通畅，清除口鼻腔、咽喉部的积血、呕吐物、异物和痰液等，见图1-22-2。

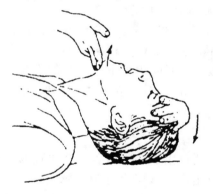

图1-22-1

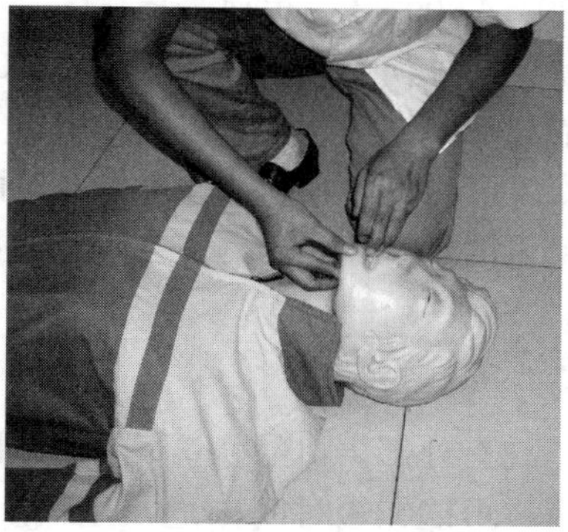

图1-22-2

（3）院内通气技术见图1-22-3～图1-22-5和急救技术第六讲——气道管理。

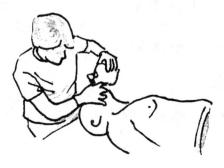

图1-22-3　人工呼吸器使用一

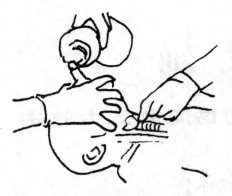

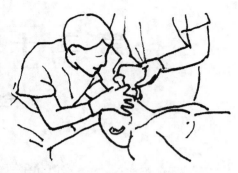

图 1-22-4　人工呼吸器使用二（CE 手法）　　图 1-22-5　人工呼吸器使用三

【止血技术】

正常成人全身血量占人体体重的 7%～8%。体重 60 kg 的人，血量为 4 200～4 800 mL，失血量≤10%（约 400 mL），可能有头昏、交感神经兴奋症状或无任何反应；失血量达 20% 左右（约 800 mL），会出现失血性休克的症状，如血压下降，脉搏细速，肢端厥冷，意识模糊等；失血量≥30%，会发生严重的失血性休克，不及时抢救，短时间内可危及伤员的生命或发生严重的并发症。因此，在保证呼吸道通畅的同时，应及时准确地止血。

一、适应证

凡有外部出血的伤口均需止血，对严重出血的伤员若不能迅速有效地止血，可能在短时间内危及生命。伤口出血大致可以分为动脉出血、静脉出血和毛细血管出血。动脉出血速度快，呈喷射状，色鲜红，血液不易凝固，需尽快控制出血。静脉出血常缓缓流出、颜色暗红，大部分静脉损伤破裂后即塌陷，故比动脉出血易控制。但深静脉也可大量出血，难以控制。毛细血管出血呈渗出性，血色鲜红，可自行凝固止血。但若伤口或创面较大，出血不及时处理，也可引起失血性休克。

二、物品准备

无菌敷料、绷带、干净的毛巾或衣料，止血带（充气式或橡皮的）等。

三、止血方法

（一）指压法

是指用手指手掌、拳头甚至肘关节压迫伤口近心端的动脉经过骨骼表面的部位，阻断血液流动，达到临时止血的目的。

适应证：中等或较大动脉的出血，以及较大范围的静脉、毛细血管出血。

指压法属于应急止血措施，因动脉有侧支循环，故效果有限，应及时根据现场情况改用其他止血法。实施指压法止血时，应掌握正确按压部位，即指压点。常用指压点及按压方法如下：

（1）头顶部出血：压迫同侧耳屏前方颧弓根的搏动点（颞浅动脉），将动脉压向颞骨（图1-22-6）。

（2）颜面部出血：压迫同侧下颌骨下缘，咬肌前缘的搏动点（面动脉），将动脉压向下颌骨。

（3）头颈部出血：用拇指或其他四指压迫同侧气管外侧与胸锁乳突肌前缘中点之前的强搏动点（颈总动脉），用力压向第5颈椎横突处。压迫颈总动脉止血应慎重，绝对严禁双侧压迫，以免引起脑缺血缺氧。

（4）头后部出血：压迫同侧耳后乳突下稍往后的搏动点（枕动脉），将动脉压向乳突。

（5）肩部、腋部出血：压迫同侧锁骨上窝中部的搏动点（锁骨下动脉），将动脉压向第1肋骨。

（6）上臂出血：外展上肢90°，在腋窝中点用拇指将腋动脉压向肱骨头。

（7）前臂出血：压迫肱二头肌内侧沟中部的搏动点（肱动脉），将动脉压向肱骨干（图1-22-7）。

（8）手部出血：压迫手腕横纹稍上方的内、外侧搏动点（尺、桡动脉），将动

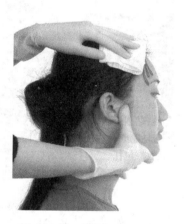

图1-22-6　头顶部出血：压迫同

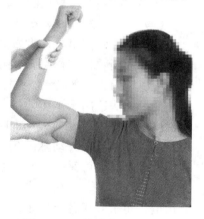

图1-22-7　前臂出血：压迫肱二头肌内侧沟中部——肱动脉

脉压向尺桡骨。

（9）大腿出血：压迫腹股沟中点稍下部的强搏动点（股动脉），可用双拳或双手拇指交叠用力将动脉压向耻骨上支。

（10）小腿出血：在腘窝中部压迫腘动脉。

（11）足部出血：压迫足背中部近脚腕处的搏动点（胫前动脉）和足跟内侧与内踝之间的搏动点（胫后动脉）。

（二）填塞止血

填塞止血示意见图1-22-8。

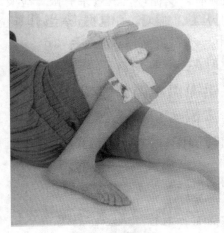

图1-22-8   图1-22-9

（三）加垫屈肢止血

加垫屈肢止血示意见图1-22-9。

（四）加压包扎止血法

体表及四肢伤出血，大多数可用加压包扎和抬高肢体达到暂时止血的目的。将无菌敷料或衬垫覆盖在伤口上，用手或其他物体在包扎伤口的辅料上施以压力，一般持续5～15 min才可奏效。同时将受伤部位抬高也有利于止血。此法适用于小动脉、中小静脉和毛细血管出血。

（五）止血带止血法（图1-22-10～图1-22-14）

适用于四肢较大动脉的出血，用加压包扎或其他方法不能有效止血而有生命危险时，可采用此法。特制式止血带有橡皮止血带、卡式止血带、充气式止血带等，以充气式止血带效果较好。在紧急情况下，也可用绷带、三角巾、布条等代替止血带。使用止血带前，应先放好衬垫物。常用的止血带止血法：

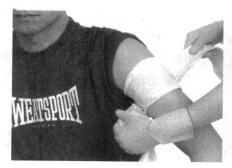

图 1-22-10

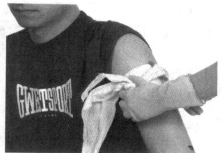

图 1-22-11

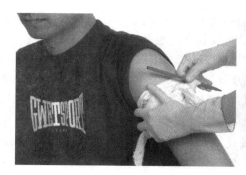

图 1-22-12

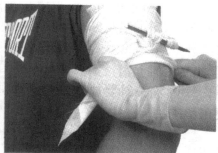

图 1-22-13

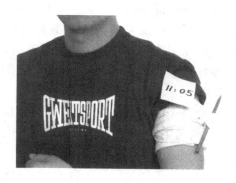

图 1-22-14

（1）橡皮止血带止血法：在肢体伤口的近心端，用棉垫、纱布、毛巾或衣物等作为衬垫缠绕肢体，以左手的拇指、示指和中指持止血带的头端，将长的尾端绕肢体一圈后压住头端，再绕肢体一圈，然后用左手示指和中指夹住尾端后将尾端从两圈止血带下拉出，形成一个结。如需放松止血带，只需将尾端拉出即可。

（2）卡式止血带止血法：将松紧带绕肢体一圈，然后插入式自动锁卡插进活动锁紧开关内，一只手按住活动锁开关，另一只手拉紧松紧带，直到不出血为止。放松时用手向后扳放松板，解开时按压开关即可。

（3）充气式止血带止血法：此法是根据血压计原理设计的，有压力表指示压力的大小，压力均匀，止血效果好。将袖带绑在伤口的近心端，充气后起到止血作用。

四、注意事项

止血带止血法使用不当可造成神经或软组织损伤、肌肉坏死，甚至危及生命，因此特别强调使用止血带的注意事项。

（1）部位准确。止血带应扎在伤口近心端，尽量靠近伤口。不强调"标准位置"的限制（以往认为上肢出血应扎在上臂的上 1/3 处，下肢应扎在大腿根部），也不受前臂和小腿的"成对骨骼"的限制。

（2）压力适当。止血带的标准压力为上肢 250～300 mmHg，下肢 300～500 mmHg。无压力表时，以刚好使远端动脉搏动消失、出血停止、止血带最松状态为宜。

（3）下加衬垫。止血带不能直接扎在皮肤上，应先用棉垫、三角巾、毛巾或衣服等平整地垫好，以防勒伤皮肤。切忌用绳索或钢丝直接扎在皮肤上。

（4）控制时间。上止血带的时间不能超过 5 h（冬天可适当延长），因止血带远端组织缺血、坏死，产生大量组胺类毒素，突然松解时，毒素被吸收，可发生"止血带休克"或急性肾衰竭。如果时间大于 5 h，且肢体确有挽救的希望时，应做深筋膜切开引流，观察肌肉血液循环。时间过长且远端肢体已有坏死征象者，应立即行截肢手术。

（5）定时放松。应每隔 1 h 放松一次，放松时可用指压法临时止血，每次松开 2～3 min，再在稍高的平面上扎止血带，不可在同一平面上反复缚扎。

（6）标记明显。上止血带的伤员要在手腕或胸前衣服上做明显的标记，注明上止血带的时间，以便后续的救护人员继续处理。

（7）做好松解的准备。松解前要先补充血容量，做好纠正休克和止血器材的准备。

【包扎技术】

包扎在创伤伤员的急救中应用广泛，其目的是保护伤口，减少污染，固定敷料、药品和骨折部位，压迫止血及减轻疼痛等。包扎之前要覆盖创面，包扎松紧要适度，包扎部位要准确，使肢体保持功能位，打结时要避开伤口和骨隆突处。

一、适应证与禁忌证

体表各部位的伤口除采用暴露疗法者，一般均需包扎。
厌氧菌感染、犬咬伤等需暴露的伤口，不宜包扎。

二、物品准备

无菌敷料，绷带，三角巾，四头带或多头带，胶带，别针或夹子等。

三、包扎方法

（一）绷带包扎

绷带是传统实用的包扎用物，绷带包扎是包扎技术的基础，用于制动、固定敷料和夹板、加压止血、促进组织液吸收或防止组织液流失、支撑下肢以促进静脉回流。常用绷带有棉布、纱布、弹力及石膏绷带等类型，宽度和长度有多种规格。缠绕绷带时，应一手拿绷带的头端并将其展平，由伤员肢体远端向近端包扎，用力均匀。为防止绷带在肢体活动时逐渐松动滑脱，开始包扎时应先环绕2周，并将绷带头折回一角，在绕第二圈时将其压住，包扎完毕后应再在同一平面绕2～3圈，然后将绷带末端剪开或撕成两股打结，或用胶布固定。绷带包扎的基本方法及适用范围如下：

1. 回返式包扎法（图1-22-15）

先将绷带以环形法缠绕数周，由助手在后面将绷带固定住，反折后绷带由后部经肢体顶端或截肢残端向前，也由助手在前面将绷带固定住，再反折向后，如此反复包扎，每一来回均覆盖前一次的1/3～1/2，直至包住整个伤处顶端，最后再将绷带环绕数周把反折处压住固定。此法适用于头顶部、指端、截肢残端。

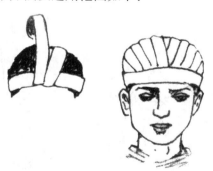

图1-22-15

2. "8"字形包扎法（图1-22-16）

在伤处上下，将绷带自下而上，再自上而下，重复做"8"字形旋转缠绕，每周遮盖上一周的 1/3 ~ 1/2。此法适用于直径不一致的部位或屈曲的关节部位，如肩、髋、膝等。

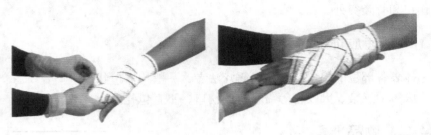

图 1-22-16

3. 螺旋形包扎法（图 1-22-17）

先用环形缠绕数周，然后稍微倾斜螺旋向上缠绕，每周遮盖上一周的 1/3 ~ 1/2。此法适用于包扎直径基本相同的部位，如上臂、手指、躯干、大腿等。

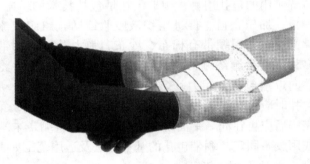

图 1-22-17

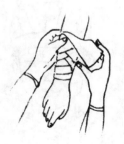

图 1-22-18

4. 螺旋反折包扎法（图 1-22-18）

每圈缠绕时均将绷带向下反折，并遮盖上一周的 1/3 ~ 1/2，反折部位应位于相同部位，使之成一直线。此法适用于直径大小不等的部位，如前臂、小腿等。注意不可在伤口上或骨隆突处反折。

5. 环形包扎法（图 1-22-19）

将绷带做环形缠绕，适用于包扎的开始与结束，以及包扎粗细均匀的部位，如颈、腕、胸、腹等处的伤口。

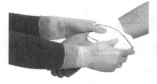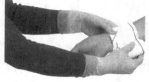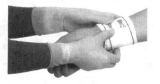

图 1-22-19

6. 蛇形包扎法

先用绷带以环形法缠绕数周，然后以绷带宽度为间隔，斜行上缠，各周互遮 1/3。此法适用于夹板固定、需由一处迅速延伸至另一处，或做简单固定时。

（二）三角巾包扎

三角巾的用途较多，可折叠成带状包扎较小伤口或作为吊带，可展开或折成燕尾巾包扎躯干或四肢较大的伤口，也可将两块三角巾连接在一起包扎更大范围的创面。进行三角巾包扎前，应先在伤口上垫敷料，再进行包扎。此法适用于现场急救。

1. 头面部伤的包扎

（1）头顶包扎法：三角巾底边反折，正中放于伤员前额处，顶角经头顶垂于枕后，然后将两底角经耳上向后扎紧，在枕部交叉再经耳上绕到前额打结。最后将顶角向上反折嵌入底边内。

（2）风帽式包扎法：在顶角、底边中点各打一结，将顶角结放在额前，底边结置于枕后，然后将两底边拉紧并向外反折数道，交叉包绕下颌部后绕至枕后，在预先做成的底边结上打结。

（3）面具式包扎法：三角巾顶角打结套在颌下，罩住面部及头部，将两底边两端拉紧至枕后交叉，再绕回前额打结。在眼、鼻、口部各剪一小口。

（4）额部包扎法（图 1-22-20）：将三角巾折成约 4 指宽的带状，将中段放在覆盖伤口的敷料上，然后环绕头部，打结位置以不影响睡眠和不压住伤口为宜。

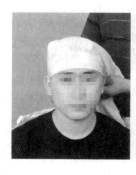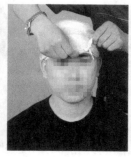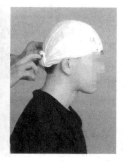

图 1-22-20

（5）眼部包扎法：包扎单眼时，将三角巾折成约 4 指宽的带状，将 2/3 向下斜放覆盖伤眼，下侧较长的一端从耳下绕至枕后，经健侧耳上至前额，压住上端，绕头一周至前侧颞部，与上端打结。包扎双眼时，可将上端反折向下，盖住另一伤眼，再经耳下至对侧耳上打结。

（6）耳部包扎法：将三角巾折成约 5 指宽的带状，包扎单耳时，从枕后向前上绕行，将伤耳包住，另一端经前额至健侧耳上，两端交叉于头的一侧打结。包扎双耳时，将带子的中段放于枕后，两端均斜向前上绕行，将两耳包住，在前额交叉，以相反方向环绕头部并打结。

（7）下颌部包扎法：将三角巾折成约 4 指宽的带状，留出顶角上的带子，置于枕后，两端分别经耳下绕向前，一端托住下颌，至对侧耳前与另一端交叉后在耳前向上绕过头顶，另一端交叉向下绕过下颌经耳后拉向头顶，然后两端和顶角的带子一起打结。此方法亦可用于下颌骨骨折的临时固定。

2. 肩部包扎法（图 1-22-21）

（1）单肩燕尾巾包扎法：将三角巾折成燕尾巾，将夹角朝上放于伤侧肩上，燕尾底边包绕上臂上部打结，两角（向后的一角大于向前的角并压住前角）分别经胸部和背部拉向对侧腋下打结。

（2）双肩燕尾巾包扎法：将三角巾叠成两燕尾角等大的燕尾巾，夹角向上对准颈部，燕尾披在肩上，两燕尾角分别经左、右肩拉到腋下与燕尾底角打结。

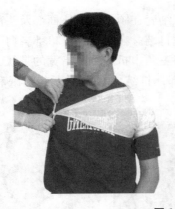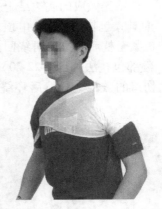

图 1-22-21

3. 胸（背）部伤的包扎（图 1-22-22）

（1）胸部三角巾包扎法：将三角巾顶角越过伤侧肩部，垂于背后，使三角巾底边中央位于伤部下方，底边反折约 2 横指，两底角拉至背后打结，再将顶角上的带子与底角结打在一起。

（2）胸部燕尾巾包扎法：将三角巾折成燕尾巾，并在底边反折一道，横放于胸部，两角向上，分别放于两肩上并拉到颈后打结，再用顶角带子绕至对侧腋下打结。

包扎背部的方法与胸部相同，只是位置相反，结打在胸前。

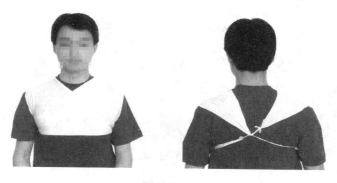

图 1-22-22

4. 腹部及臀部伤的包扎（图 1-22-23）

（1）腹部三角巾包扎法：将三角巾顶角朝下，底边横放于上腹部，两底角拉紧于腰部打结，顶角带子经会阴拉至后面，同两底角的余头打结。此方法也可用于双臀包扎。

（2）双臀蝴蝶结包扎法：用两块三角巾连接成蝴蝶巾，将打结部放在腰骶部，底边的上端在腹部打结后，下端由大腿后方绕向前，与各自的底边打结。

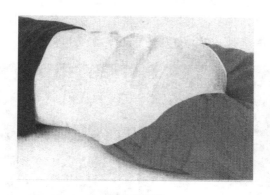

图 1-22-23

5. 四肢伤的包扎

（1）上肢三角巾包扎法：将三角巾一底角打结后套在伤侧手上，结的余头留长些备用，另一底角沿手臂后方拉至对侧肩上，顶角包裹伤肢后，顶角带子与自身打结，将包好的前臂屈到胸前，拉紧两底角打结。

（2）手（足）三角巾包扎法（图1-22-24）：将手（足）放在三角巾上，手指（或脚趾）对准顶角，将顶角折回盖在手背（或足背）上，折叠手（足）两侧的三角巾使之符合手（足）的外形，然后将两底角绕腕（踝）部打结。

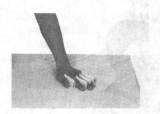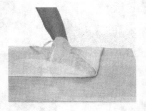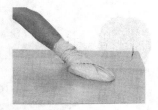

图 1-22-24

（3）足与小腿三角巾包扎法：将足放在三角巾的一端，足趾朝向底边，提起顶角和较长的一个底角包绕小腿后于膝下打结，再用短的底角包绕足部，于足踝处打结。

（4）上肢悬吊包扎法：将三角巾底边的一端置于健侧肩部，屈曲伤侧肘80°左右，将前臂放在三角巾上，然后将三角巾向上反折，使底边另一端到伤侧肩部，在颈后与另一端打结，将三角巾顶角折平打结或用安全别针固定，此为大悬臂带。也可将三角巾叠成带状，悬吊伤肢，两端于颈后打结，即为小悬臂带。

（5）膝（肘）部三角巾包扎法（图1-22-25）：将三角巾折成适当宽度（以能覆盖伤口大小为宜）的带状，将带的中段放于膝（肘）部，取带的两端环绕肢体一周并分别压在上下两边，避免在伤口处打结。

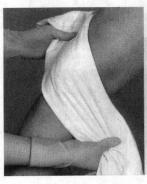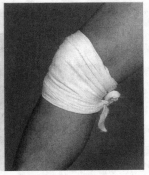

图 1-22-25

（三）网套包扎

网套头部包扎见图1-22-26，网套手部包扎见图1-22-27。

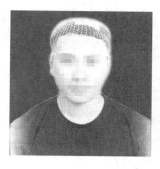

图1-22-26

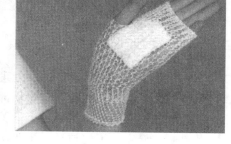

图1-22-27

四、注意事项

（1）包扎伤口前，先简单清创并盖上消毒敷料，再行包扎。禁止用手或脏物触摸伤口，禁止用水冲洗伤口（化学伤除外），禁止轻易取出伤口内异物，禁止把脱出体腔的内脏回纳。操作时小心谨慎，以免加重疼痛或导致伤口出血及感染。

（2）包扎要牢固，松紧适宜，过紧会影响局部血液循环，过松宜导致敷料脱落或移动。

（3）包扎时伤员要取舒适体位，伤肢保持功能位。皮肤皱褶处与骨隆突处要用棉垫或纱布做衬垫。需要抬高肢体时，应给予适当的扶托物。

（4）包扎方向应从远心端包向近心端，以帮助静脉血液回流。包扎四肢时，应将指（趾）端外露，以便观察血液循环。

（5）绷带固定时的结应放在肢体外侧面，严禁在伤口上、骨隆突处或易于受压的部位。

（6）解除绷带时，先解开固定结或取下胶布，然后以两手互相传递松解。紧急时或绷带已被伤口分泌物浸透干涸时，可用剪刀剪开。

【固定技术】

创伤急救中及时、正确的固定有助于减少伤部活动，减轻疼痛，预防休克，避免神经、血管、骨骼及软组织的再损伤，便于伤员的搬运。

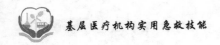

一、适应证

所有四肢骨折均应进行固定,脊柱骨折、骨盆骨折在急救中也应相对固定。

二、固定原则

(1) 首先检查意识、呼吸、脉搏,处理严重出血。

(2) 用绷带、三角巾、夹板固定受伤部位。

(3) 夹板的长度应能将骨折处的上下关节一同加以固定。

(4) 若骨断端暴露,不要拉动,不要送回伤口内。

(5) 暴露肢体末端,以便观察血运。

(6) 固定伤肢后,应将伤肢抬高。

(7) 如现场对生命安全有威胁,要移至安全区再固定。

(8) 预防休克。

三、固定操作要点

(1) 置伤者于适当位置,就地施救。

(2) 夹板与皮肤、关节、骨突隆部加衬垫,固定时操作要轻。

(3) 先固定骨折的上端,再固定下端,绑带不要系在骨折处。

(4) 前臂、小腿部位的骨折,尽可能在损伤部位的两侧放置夹板固定,以防止肢体旋转及避免骨折断端相互接触。

(5) 固定后,上肢为屈肘位,下肢呈伸直位。

(6) 应露出指(趾)端,便于检查末梢血运。

四、物品准备

固定器材最理想的是夹板,有木制、金属、充气性塑料夹板或树脂做的可塑性夹板。紧急情况下注意因地制宜,就地取材,可选用树枝、竹板、木棒、镐把、枪托等代替。还可直接用伤员健侧肢体或躯干进行临时固定。固定时还需另备纱布、绷带、三角巾或毛巾、衣物等。

五、固定方法

1. 颈椎及腰椎固定

颈椎固定示意见图1-22-28,脊椎板、头部固定示意见图1-22-29。

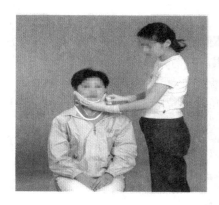

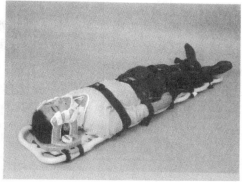

图 1-22-28　　　　　　　　　　　　　图 1-22-29

2. 上臂骨折固定（图 1-22-30）

若用一块夹板，夹板置于上臂外侧；若用两块夹板，则分别置于上臂的后外侧和前内侧。然后两条带子在骨折的上下端固定。使肘关节屈曲90°，用上肢悬吊包扎法将上肢悬吊于胸前。若无夹板，可用两块三角巾，一条将上臂呈90°悬吊于胸前，另一条将伤肢上臂与胸部固定。

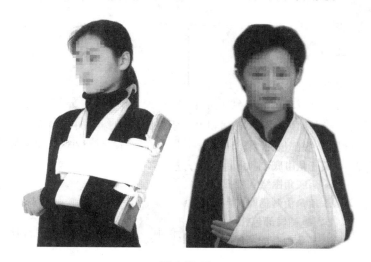

图 1-22-30

3. 前臂骨折固定（图 1-22-31）

协助伤员将伤肢屈曲90°，拇指在上。取两块夹板，其长度分别为肘关节外侧至指尖的长度，分别置于前臂内、外侧，用三条带子固定骨折的上下和手掌部，再用大悬臂带将上肢悬吊于胸前。仅有一块夹板时可置于前臂外侧。无夹板时，也可用上臂无夹板固定的方法。

4. 大腿骨折固定（图 1-22-32）

用长、短两块夹板分别置于大腿的外侧和内侧，长夹板的长度自腋下至足跟，短夹板的长度自大腿根部至足跟。在骨隆突处、关节处和空隙处加衬垫，然后用带子分别在骨折上下端、腋下、腰部和关节上下打结固定，足部用"8"字形固定，使脚与小腿呈直角功能位。若无夹板，也可将伤员两下肢并紧，中间加衬垫，将健侧肢体与伤肢分段固定在一起。

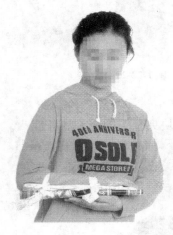

图 1-22-31

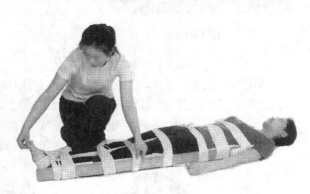

图 1-22-32

5. 小腿骨折固定

取两块相当于大腿根部至足跟长度的夹板，分别置于小腿内、外侧，在骨隆突处、关节处和空隙处加衬垫，然后用带子分别在骨折上、下端和关节上、下打固定结，足部呈"8"字形固定，使脚与小腿呈直角功能位。无夹板时，也可用大腿无夹板固定的方法。

六、注意事项

（1）若有伤口和出血，应先止血和包扎，再行骨折固定。若伤员休克，应先行抗休克处理。

（2）在处理开放性骨折时，刺出的骨折断端在未经清创时不可回纳至伤口内，以防感染。

（3）夹板固定时，其长度与宽度要与骨折的肢体相适应。下肢夹板长度必须超过骨折上、下两个关节，即"超关节固定"原则：固定时除骨折部位上、下两端外，还要固定上、下两个关节。

（4）夹板不可直接与皮肤接触，其间要加衬垫，尤其在夹板两端、骨隆突处和悬空部位应加厚垫，以防局部组织受压或固定不稳。

（5）固定应松紧适度，牢固可靠，但不影响血液循环。肢体骨折时，一定要将指（趾）露出，以便随时观察末梢血液循环情况，如发现指（趾）端苍白、发冷、麻木、疼痛、水肿或青紫，说明血液循环不良，应松开重新固定。

（6）固定后避免不必要的搬动，不可强制伤员进行各种活动。

【搬运技术】

创伤急救的搬运是重要技术之一。其目的是使伤员迅速脱离危险地带，防止再次损伤。搬运伤员的方法应根据当地、当时的器材和人力而选定。

一、适应证

适用于转移活动受限的伤病员。

二、搬运护送原则

（1）观察受伤现场和判断伤情。
（2）做好伤者现场的救护，先救命后治伤。
（3）应先止血、包扎、固定后再搬运。
（4）伤者体位要适宜。
（5）不要无目的地移动伤者。
（6）保持脊柱及肢体在一条轴线上，防止损伤加重。
（7）动作要轻巧、迅速，避免不必要的震动。
（8）注意伤情变化，并及时处理。

三、搬运操作要点

（1）现场救护后，要根据伤病患者的伤情轻重和特点分别采取搀扶、背运、双人搬运等措施。
（2）疑有脊柱、骨盆、双下肢骨折时，不能让伤者试行站行。
（3）疑有肋骨骨折的伤者不能采取背运的方法。
（4）伤势较重，有昏迷，内脏损伤，脊柱、骨盆、双下肢骨折伤者应采取担架器械材搬运方法。
（5）现场如无担架，应制作简易担架，并注意禁忌范围。

四、物品准备

担架是搬运伤病员的专用工具，紧急情况下多为徒手搬运或用临时制作的替代工具，但不可因寻找搬运工具而贻误搬运时机。

五、搬运方法

（一）常用搬运方法

1. 担架搬运法（图1-22-33）

这是最常用的搬运方法，适用于病情较重、转移路途较长的伤病员。常用的担架有帆布担架、板式担架、铲式担架、四轮担架，以及自制的临时担架（如绳索担架、被服担架）等类型。担架搬运的动作要领：由3～4人一组，将患者移上担架；患者头部向后，足部向前，以便后面的担架员随时观察伤者病情变化，担架员脚步行动要一致，平稳前进；向高处抬时，前面的担架员要放低，后面的担架员要抬高，使患者保持水平状态；向低处抬时，则相反。

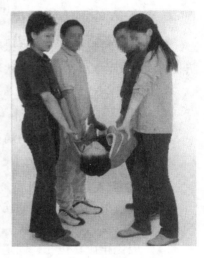

图 1-22-33

2. 徒手搬运法

适用于现场无担架、转运路途较近、伤员病情较轻的情况。

（1）单人搬运法（图1-22-34）：① 侧身匍匐法：根据伤员的受伤部位，采用左侧或右侧匍匐法。搬运时，使伤员的伤部向上，保持伤员的头部和上肢不与地面接触，搬运者携伤员匍匐前进。② 牵托法：将伤员放在油布或雨衣上，两个对角或双袖扎在一起固定伤员的身体，用绳子牵拉油布或雨衣前行。③ 扶持法：搬运者站在伤员一侧，使伤员靠近并用手臂揽住搬运者的头颈，搬运者用外侧的手牵伤员的手腕，另一手扶持伤员的腰背部，扶其行走。适用于伤情较轻、能够行走的伤员。④ 抱持法：搬运者站于伤员一侧，一手托其背部，一手托其大腿，将伤员抱起。有知觉的伤员可配合抱住搬运者的颈部。⑤ 背负法：搬运者站在伤员一侧，一手抓紧伤员双臂，另一手抱其腿，用力翻身，使其负于搬运者的背上，然后慢慢站起。

（2）双人搬运法（图1-22-35）：① 椅托式搬运法：一人以左膝、另一人以右膝跪地，各用一手伸入伤员的大腿下，另一手彼此交叉支持伤员的背部，慢慢将伤员抬起。② 拉车式搬运法：一人站在伤员的头侧，以两手插至伤员的腋下，将伤员抱在怀里，另一人跨在伤员两腿之间，抬起伤员的双腿，两人同方向、步调一致抬伤员前行。③ 平抬或平抱搬运法：两人并排将伤员平抱，或者一左一右、一前一后将伤员抬起。注意此法不适用于脊柱损伤者。

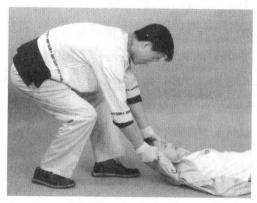
图 1-22-34

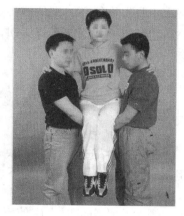
图 1-22-35

（3）多人搬运法（图1-22-36）：3 人可并排将伤员抱起，并步调一致向前。第四个人可负责固定头部。多于 4 人，可面对面，将伤员平抱进行搬运。

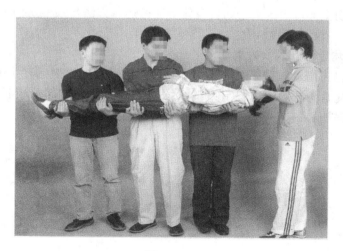
图 1-22-36

六、特殊伤员搬运方法

1. 腹部内脏脱出的伤员

将伤员双腿屈曲，腹肌放松，防止内脏继续脱出。已脱出的内脏严禁回纳腹腔，以免加重污染。先用大小合适的替代物扣住内脏或取腰带做成略大于脱出物的环，围住脱出的内脏，然后用腹部三角巾包扎法包扎。包扎后伤员取仰卧位，下肢屈曲，并注意腹部保暖，以防肠管过度胀气，然后再行担架或徒手搬运。

2. 昏迷伤员

使伤员侧卧或俯卧于担架上，头偏向一侧，以利于呼吸道分泌物的引流。

3. 盆骨损伤的伤员

先将盆骨用三角巾或大块包扎材料做环形包扎后，让伤员仰卧于硬质担架或门板上，膝微屈，膝下加垫。

4. 脊柱、脊髓损伤的伤员（图1-22-36）

搬运此类伤员时，应使脊柱保持伸直，严禁颈部与躯干前屈或扭转。对于颈椎伤的伤员，一般由4人一起搬运，1人专管头部的牵引固定，保持头部与躯干成一条直线，其余3人蹲于伤员的同一侧，2人托躯干，1人托下肢，4人一起将伤员抬起放在硬质担架上，伤员头部两侧需用沙袋固定住，并用带子分别将伤员胸部、腰部、下肢与担架固定在一起。对于胸、腰椎伤的伤员，可由3人于伤员身体一侧搬运，方法与颈椎伤伤员的搬运法相同。

5. 身体带有刺入物的伤员

应先包扎伤口，妥善固定好刺入物后，方可搬运。搬运途中避免震动、挤压、碰撞，防止刺入物脱出或继续深入。刺入物外露部分较长时，应有专人负责保护。

（张利远　季建峰）

第二十三讲

B超诊断在急诊中的临床应用及意义

（一）腹部外伤

B超能较准确地判断内脏有无损伤及所损伤的脏器部位、程度和内出血量，为医生提供诊断依据，选择治疗方案。B超检查实质脏器损伤以挫伤、破裂占多，表现为所损伤的脏器有不同程度的肿胀与形态改变，实质密度不均，形态改变，回声紊乱，腹腔可见形态不规则液性暗区。而空腔脏器损伤或穿孔及腹腔内小血管破裂，B超检查回声紊乱，腹腔可见形态不规则液性暗区。但是B超只能见到腹腔液性暗区，一般不易直接看到损伤图像，容易漏诊。

（二）急性腹痛的病因

B超可以检查较多常见病，其中胆系疾病占大多数，其次为泌尿系结石及急性胰腺炎，主动脉夹层动脉瘤是危重的心血管急诊，如不及时识别和处理可致死。

（三）妇科专业

宫外孕与黄体破裂为妇产科常见急腹症，声像图及临床症状有较多的相似处。宫外孕一般有明确停经史，不规则阴道出血；而黄体破裂则无停经史，黄体出血常发生在月经前，无停经，故有时两者不易鉴别。前置胎盘与胎盘早剥为产科出血性疾病之一，严重威胁着孕妇和胎儿的生命，要求迅速做出诊断。B超为可靠而简便的胎盘定位方法，对于有无胎盘早剥可当即做出诊断，有利于急诊处理，且可用来动态观察病情的进展。

（四）急性肾功能衰竭

按其原因可分为肾前性、肾性和肾后性。B超可显示双肾体积、锥体图像、皮质回声及输尿管等图像，为诊断肾性和肾后性提供依据。

综上所述，B超诊断对临床急诊具有重要价值：

（1）检查范围广，阳性率高。

（2）B超在确定有无内脏损伤，发现腹腔积液方面较为可靠，可弥补X线检查的不足，或与X线检查相互验证。

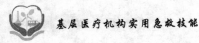

（3）对有无内出血的早期诊断优于腹穿，B 超引导腹穿以提高成功率，对确定手术定位有较大帮助。

（4）对于眼球异物及软组织异物有较强的定位价值。

（汤德良）

第二十四讲

纤维支气管镜在急诊医学中的应用

从 1897 年德国的 Killian 首先用食管镜从气道内取出异物开始，支气管内窥镜从硬质气管镜、纤维支气管镜发展到电子气管镜，至今已经走过 100 多年。近些年，它们在呼吸内科专业得到了普遍应用，特别是 2004 年以来，呼吸内镜下介入治疗在国内如火如荼地开展起来，以微创的方法解决了大量临床问题，且随着便携式纤维支气管镜在技术上的不断改进，支气管镜被广泛应用于呼吸科以外的科室。特别是在急诊科的抢救室及监护室，支气管镜发挥了越来越重要的作用。

一、困难插管和调整气管插管

在急诊科经常会遇到重症颅脑外伤、颌面部重度损伤张口困难及颈椎损伤的患者不能耐受经口喉镜引导下的气管插管，这时应该首选支气管镜引导下的经鼻气管插管早期开通患者气道，为抢救成功赢得更多机会。在急诊科还有一类是体型肥胖颈部短粗、小颌畸形、口咽部及喉部异常、声门显露不清导致喉镜插管失败的困难插管患者，可行支气管镜引导下的气管插管，使患者迅速恢复供氧，为挽救患者生命赢得宝贵时间。

气管插管远端的位置最好在气管隆嵴上 3~4 cm，部分患者抢救过程中紧急经口气管插管，无法准确判断该位置是否合适，气管镜下直视调整可避免插管过深导致单侧肺通气或者过浅脱管。还有部分初始经口气管插管的患者时间过久，有口腔护理困难、下颌关节脱位、清醒患者不耐受等问题，可以在支气管镜引导下快速准确地改为经鼻插管。

二、重症肺部感染的病原学诊断和治疗

对于急诊监护室部分严重肺部感染或者免疫缺陷合并肺部感染者，经验性抗感染治疗效果不理想，痰培养阳性率低，特异性也很差，难以达到"准确"的抗感染治疗。而经支气管镜吸出的痰液、保护性毛刷刷检及肺泡灌洗液的细菌学培养敏感性高、特异性好，对于临床抗生素的应用有极大

的指导作用。而且研究显示，对于机械通气患者，通过人工气道支气管镜引导下保护性毛刷采集下呼吸道标本对患者的生命体征没有明显影响，安全可靠。

三、气道管理和治疗肺不张

在急诊监护室有许多多种并发症的患者、高龄患者及慢性阻塞性肺病患者存在着严重的肺部感染，由于自主排痰无力甚至丧失排痰功能，导致痰液引流不畅，严重时阻塞气道引起肺不张，甚至导致呼吸衰竭。而通常拍背排痰、气道湿化的作用往往不明显，支气管镜可以进入患者下呼吸道，便携式气管镜一般可以到亚段支气管开口进行吸痰，清除痰栓、痰痂，甚至给予局部盐水或药物灌洗治疗以保证呼吸道的通畅，达到肺复张的目的。

四、咯血的诊断和治疗

咯血是一种临床上常见的呼吸系统急症，若救治不及时可能出现窒息、休克，甚至导致患者死亡。支气管镜下直视检查可以明确出血部位和出血状况，采取针对性治疗措施。对于药物保守治疗效果欠佳的大咯血患者，可以在全程心电、血氧监护的情况下，利用支气管镜引导气管插管插入健侧气管，充盈气管插管的气囊后可保护该侧不被出血灌注，进一步清除健侧气道的积血及血块就可保证患者健肺正常通气。在气管镜检查明确出血部位后从工作孔道给予注入肾上腺素盐水、凝血酶等药物用于局部止血，还可以经支气管镜引导放置球囊压迫止血。由于支气管镜是在直视下止血且操作相对简单，是较为安全可靠的抢救措施。因此对于抢救急性大咯血的患者，具有重要临床意义，值得在急诊广泛推广。

五、气管内异物治疗

误吸是急诊科经常能够碰到的疾病，如吸入牙齿、笔帽、花生仁等。通过支气管镜检查可以明确气管内异物的性质、嵌顿的位置，以及肉芽组织包被的情况等。有一部分患者的气管内异物可以通过支气管镜直接吸出或钳夹出来，操作简单。另一部分患者在明确诊断后转入呼吸科全麻后经硬质支气管镜取出异物，可以明显缩短患者救治时间，减少阻塞性肺炎的发生率。

▶ 六、诊断气管食管瘘

急诊监护室内部分高龄、营养状况很差、长期气管插管的患者偶有发现鼻饲时呛咳，或者气道内吸出胃内容物，如鼻饲液等情况，怀疑气管插管球囊压力过大或者长期压迫气道壁导致气管食管瘘，但一般的影像学检查无法诊断，可在支气管镜直视下通过美兰实验来证实是否存在气管食管瘘，为进一步治疗提供诊断依据。

▶ 七、诊断气道狭窄和气管内新生物

急诊中还会碰到长期气管插管患者因插管远端反复摩擦气道内膜发生肉芽组织增生，部分堵塞气道，导致呼吸困难；或者曾经气管插管、有瘢痕体质的患者出现球囊压迫部分黏膜增生堵塞气道，严重者会有窒息的危险。支气管镜检查可明确或者排除该诊断。

综上所述，支气管镜在急诊科具有广泛的应用前景。而且，在我国《急诊科住院医师规范化培训基地标准细则》中明确要求急诊 ICU 基本设备中必须有支气管镜一套，也就是要求急诊科医生利用这一"利器"为患者的救治提供更为快捷、有效的方法。

急诊科医生行气管镜操作之前，必须充分掌握它的禁忌证及并发症。只有对支气管镜的禁忌证和并发症有深刻的认识，才能确保医疗安全，使医者和患者得到双赢。

支气管镜检查、治疗的禁忌证：① 严重心、肺功能不全，呼吸衰竭，心绞痛，严重高血压及心率失常者；② 严重肝、肾功能不全，全身状态极度衰竭；③ 出凝血机制障碍者；④ 哮喘发作或大咯血者；⑤ 主动脉瘤有破裂危险者。

支气管镜检查是比较安全的，但技术操作不当也会引起如下并发症：

① 喉、气管、支气管痉挛，多因麻醉不充分，声门开放不够，镜体强行通过所致。出现痉挛应立即停止检查，并让患者吸氧，待缓解后再酌情决定是否继续进行检查。

② 出血是最常见的并发症。一般血量不大，可自行停止，偶尔有大出血，甚至可引起窒息危及生命。检查前要了解患者是否有凝血功能障碍，活检时要尽量避开血管。

③ 心律失常、心搏骤停。心律失常多发生于有心脏病的患者，是支气管镜插入时的刺激引起迷走神经反射和缺氧所致，如麻醉不完全，刺激强烈可引起反射性心搏骤停，此时应立即进行复苏抢救。

鉴于上述情况，每个进行气管镜操作的急诊医生都应该在经验丰富的上级医师指导下，接受系统正规的气管镜的理论与实践紧密结合的培训，着重提高临床操作技巧，达到能够独立、正确、规范地处理临床常见问题的目的，使支气管镜在急诊科发挥更大的作用，成为急诊医生手中的"利器"，挽救更多患者的生命！

（汤德良）

第二十五讲

急诊床旁即刻检验技术（POCT）

POCT，即时检验（point-of-care testing），指在患者旁边进行的临床检测（床边检测，bedside testing），通常不一定是临床检验师来进行，是在采样现场即刻进行分析，省去了标本在实验室检验时的复杂处理程序，是快速得到检验结果的一类新方法。

一、简介

POCT 名词的组成包括 point（地点、时间），care（保健）和 testing（检验）。国外对 POCT 的定义有"就在患者医疗现场对任何医疗措施所需进行的检验。不在中央检验室而在患者身边进行的检验，其结果可改进患者的保健措施""由临床实验室制订的，但不在检验科设施中对患者进行的测定，不需要固定、专用的场所。将试剂盒和仪器手携或运送到患者身边就地进行即刻检验。"

POCT 的主要标准是不需要固定的检测场所，试剂和仪器是便携式的，并且可及时操作。POCT 不需要专门临床检测服务。

近年来，由于当今高新技术的发展和医学科学的进步，以及高效、快节奏的工作方式，使得具有实验仪器小型化、操作简单化、报告结果即时化特点的 POCT 越来越受到人们的青睐。

二、特点

（一）快速

POCT 的主要目的是更快得到实验结果。诊断和辅助技术的进步，对疾病的认识及治疗水平的提高是 POCT 逐渐受人关注的主要原因。这些进步使一些疾病接近根除，使另外一些疾病可得到尽早诊断和更好治疗。

对于 AMI 患者的诊断，如果临床表现高度可疑性、心电图表现无决定性诊断意义，心肌损伤标志物 cTnI 床旁诊断试剂的应用可使此类急性患者的诊断和治疗方案的确定变得更容易和更准确，整个过程只需要 15 min。

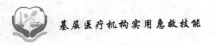

（二）使用简单

操作简便、容易使用是 POCT 的另一特点。POCT 凭借其易用性已成为诊断系统的一部分；POCT 承担了实验室的职能但又无须传统的医院实验室设备。POCT 既可在医生的诊所也可在开动的汽车上完成。POCT 可以不受时间、地点限制，24 h 全方位为患者服务。

（三）节约综合成本

实验人员面临的最大问题是控制诊断的成本，但结果总是降低了单个检验的成本，而不是从整体上降低患者整个就医过程的成本。从"单个检验成本"方面考虑，POCT 相对较高；但在许多情况下，POCT 的应用不仅可以改善实验结果，而且可以降低资源的占用，如患者住院的时间、采样时间、医护人员的占用时间等。

三、应用

急性心血管疾病如急性心肌梗死（AMI）是大多数心血管疾病患者的最主要死亡病因，但真正威胁到患者生命安全的 AMI 只占胸痛患者总数的 1/4。被送到急诊室的胸痛患者经常会接受广泛的诊断检测和急性冠脉综合征的诊断危险分层，以及决定将来心脏事件的可能性。专家认为，为确保选择合适的 POCT 解决方案，医护人员首先需对所涉及的临床、科学及实践因素进行评估。其他胸痛患者无须再在医院做进一步治疗，如果无法在短时间内确诊胸痛患者是否患有致命的 AMI，那么那些非 AMI 的患者不但要无端地担惊受怕，而且每天要承担额外的大额医药品费和住院费。不仅如此，有些 AMI 患者因诊断不及时得不到及时的治疗而延误病情甚至死亡。因此，临床快速诊断对于患者抢救和治疗以及控制病情发展十分重要。随着检验技术的不断发展，近年来血清心肌标志物在临床的应用中得到了越来越广泛的重视。其中的心肌蛋白质类标志物如心肌肌钙蛋白 I（cTnI），对心肌损伤有高度的特异性和敏感性，已成为临床诊断心肌损伤的确定标志物，尤其对于急性心肌梗死的临床诊断具有重要意义。

肌红蛋白（MyO）是早期诊断心肌梗死（AMI）最重要的指标，肌酸激酶同工酶（CK-MB）是临床医师诊断 AMI 最信赖的心肌标志物，心肌肌钙蛋白 I/T 是心肌损伤检测的金标准，B 型尿钠肽（BNP）是全新的充血性心力衰竭诊断的标志物，可协助诊断充血性心力衰竭，判断病情的严重程度和预后，以及指导治疗等。目前上述指标都可以用 POCT 方法测定，这对于心肌损伤性疾病特别是心肌梗死的早期诊断、及时采取有效的治疗措施具有非常重要的意义。

心脏标志物研究在近几十年迅速发展，新标志物不断涌现。理想的标志物除具有一定的敏感性和特异性外，还需提供有价值的信息，帮助医师筛查、诊断、危险分层及预后判断。BNP、Cys-C 和白介素、CRP 和 cTn 等依次反映心血管事件链的不同阶段，可用于疾病判断。此外，多生物标志物联用可能是未来心血管风险评估中的重要手段，能够提高心血管疾病的诊疗效率及预后判断的准确性。

四、特殊价值

尽管 POCT 的提法在 20 世纪 90 年代才开始出现，但实际上在 70 年代，随着重症监护医学的发展，对于 POCT 的需求就出现了。止凝血检验中，临床医生对快速报告与结果可靠的要求非常迫切，急诊或者围手术期出血时，实验室的平均周转时间（TAT）在 45 ~ 90 min，一般标准化实验室的时间大约比 POCT 长 1.5 h。POCT 和实验室检测凝血机能时，标本处理和准备方式是有明显差别的。POCT 操作简便而且能够快速检出结果，因此，这种需求为 POCT 在止凝血检验中的应用打开了大门。POCT 测定不需要血样送检，无须等待报告，可以很快给患者调整用药剂量。实验室只对急诊和危急值才电话回报，多数是上传到医院信息系统由医生自己查阅。POCT 节省的时间可以产生一些无形价值，特别是在监护室和手术室中，手术时间的长短、处置的多少往往意味着节约就医成本，而且在止血血栓检验中还能减少不必要的输血，优势明显。

从信息的价值而言，检验结果虽然多数是量化指标，但是对于临床诊断而言，往往归结到"是"与"否"的性质问题，也就是说下一步如何做，即临床决策。难于决策不仅对患者是最大的危害，也令医生面对病痛中的患者十分无奈。如果不用标本送检，在初步具备临床判断时即可展开检测，将最大限度地帮助临床医生，也体现了测试在减少临床决策不确定性中的重要价值。

如国际标准化比值（INR）测定，INR 反映了止血功能减弱，直接用于华法林剂量调整。POCT 将单纯 INR 检测从医院烦冗的程序操作中解脱出来，减少了等待实验室报告的时间，也缩短了通知患者进行剂量调整的周期，大大方便了患者就医，而且在质量控制的前提下，能够确保用药安全，具有明显的社会效益。如果说 INR 还不够紧急，那么术中出血监测的 APTT 和总体凝血机能评估就足显重要了，POCT 的床边便利将临床程序非常流畅的连贯下来，为专科医生所喜闻乐见。

▶ 五、现状拓展

绝大多数凝血分析是采血后送到实验室由自动化凝血仪进行检测的，周转时间长，送检和存储不当容易影响标本质量。POCT类仪器应运而生，活化凝血时间（ACT）是其中应用得最充分的指标，主要在临床科室使用，一滴末梢血即可得到肝素抗凝的大致效果。其次是INR，在国外已经像血糖那样发展到患者自测的阶段，极大地方便了治疗性监测，其可行性和实用性也在专门的抗凝诊所得以证实。

（一）凝血酶原时间（PT）和INR的POCT

口服抗凝剂治疗是预防血栓栓塞性疾病最有效的办法之一，特别是在预防房颤伴发的中风、心脏换瓣和术后静脉血栓的预防方面。其显著的临床效应令接受华法林治疗的患者数目大幅增长，英国几乎以每年10%的速度增长。此外，由于饮食和药物代谢等原因，患者的INR不可能保持一成不变，因此，建立INR的长效监测机制至关重要。在剂量调整期，INR测定的频率为每周至少一次，直至结果稳定，提高监测频率将有助于INR稳定在治疗范围内。

（二）用于肝素抗凝监测的POCT

肝素监测在住院患者特别是监护患者中是相当频繁的，长时间等待阻碍了凝血紊乱的快速诊断和快速有效的抗凝。尽管国内肝素监测的POCT应用相对成熟，实际上也仅限于ACT测定，ACT并非是唯一之选，APTT检测的POCT提供了这种可能。肝素抗凝监测受到很多因素的干扰，比如肝素使用过量、鱼精蛋白、获得性的因子缺陷、DIC、原发性纤溶等。由于广泛存在的原因，比如个体、仪器或试剂差异，很难建立抗凝效果和凝集时间延长的多少之间的关系。通过调查发现，POCT与自动化仪器之间APTT相关性不很理想，APTT的一致性远不如PT。由于不像INR那样经过校准计算，APTT的秒数基本不可比，POCT略高于自动化凝血仪的结果，而且测定范围宽，在高值区间不便比较。APTT测试本身由于对试剂非常敏感，自动化凝血仪组合不同，APTT试剂测定同一血浆的结果并不一致，肝素治疗患者的差异更高达200%。POCT技术具有与自动化凝血仪不同的方法学特点，即便质控标本的检测有一定相关性，差异也难以忽略。

（三）凝血机能的总体评价

所谓总体评价，是指这类设备不同于以往单一检测某些凝集成分数量和活性的方法，通常记录了血液从凝集到纤溶的全过程，因此比较全面地提供了关于患者凝血机能各方面的基本信息，已经形成了独特的POCT门类。目前在国内主要有两种此类 POCT，都是基于血液凝集过程中黏弹性的变化进行检测的。血栓弹力图，即所谓的 TEG（Thrombelastography），检测时随着血块凝集强度的增长和减弱生成一条凝集力曲线，该曲线可以直观地反映全血凝集和纤溶的情况。血小板功能分析对时间有严格的要求，原则上应在采血后 2 h 内完成，才能反映体内凝血机能的实际水平，未抗凝的新鲜血比枸橼酸抗凝血的结果更可靠。TEG 与血小板聚集率的总体检测时间大体相当，如果进一步提高其检测速度将会给临床带来更大便利，近来推出的 Rapid TEG 检测有了较大改进，而且还能提供 ACT。TEG 测定动静脉血的结果是有差别的，TEG 反映出来的动脉血凝集更强，此外还有性别差异。TEG 在心脏外科手术、肝移植、外伤和产科中广泛用于检测血凝和纤溶，特别是对预测出血具有明显优势。尽管有学者倾向于传统凝血试验，认为灵敏度和特异性更好，但是不能否认 TEG 比常规凝血指标更好地反映了凝集和纤溶过程，更接近体内凝血的实际情况，它所提示的出血倾向可能比单一凝血因子缺乏或者以时间延长表达的凝血机能减低的临床价值更高。

POCT 是体外诊断器械（IVD）的一个细分行业，凭借便捷、快速的优势，实现在患者身边快速取得诊断结果的目的。

【附：检验科急诊项目一览表】

▶ 一、三大常规

血常规　检验项目包括白细胞数目、中性粒细胞百分比、淋巴细胞百分比、单核细胞百分比、嗜酸性粒细胞百分比、嗜碱性粒细胞百分比、中性粒细胞数目、淋巴细胞数目、单核细胞数目、嗜酸性粒细胞数目、嗜碱性粒细胞数目、红细胞数目、血红蛋白浓度、红细胞压积、平均红细胞体积、平均红细胞血红蛋白含量、平均红细胞血红蛋白浓度、红细胞分布宽度变异系数、红细胞分布宽度标准差、血小板数目、平均血小板体积、血小板分布宽度、血小板压积。

尿常规　检验项目包括白细胞、酮体、亚硝酸盐、尿胆原、胆红素、蛋白质、葡萄糖、尿比重、隐血、pH 值。

便常规　检验项目包括颜色、性状、食物残渣、细胞、虫卵及原虫、结晶、细菌、真菌、粪便潜血试验。

★ 以上项目报告时间≤30 min（镜检和复检标本除外）。

二、生化全项

检验项目包括 ALT（丙氨酸氨基转移酶）、AST（门冬氨酸氨基转移酶）、AST/ALT（谷草转氨酶/谷丙转氨酶）、ALP（碱性磷酸酶）、GGT（γ-谷氨酰氨基转移酶）、TBIL（总胆红素）、DBIL（直接胆红素）、IBIL（间接胆红素）、TP（总蛋白）、ALB（白蛋白）、G（球蛋白）、A/G（白球比）、UREA（尿素氮）、CRE（肌酐）、B/C（尿素肌酐比）、CO_2（二氧化碳）、UA（尿酸）、CHOL（总胆固醇）、TG（甘油三酯）、HDLC（高密度脂蛋白胆固醇）、LDLC（低密度脂蛋白胆固醇）、GLU（血糖）、AMS（淀粉酶）、CK（磷酸肌酸激酶）、LDH（乳酸脱氢酶）、Ca（钙）、P（磷）、Mg（镁）、K（钾）、Na（钠）、Cl（氯）、TBA（总胆汁酸盐）、CHE（胆碱酯酶）。

★ 以上项目报告时间≤1 h（复查标本除外）。

三、免疫

检验项目包括 HAV-I（甲型肝炎病毒抗体）、HBsAg（乙型肝炎表面抗原）、HCV（丙型肝炎病毒抗体）、HIV（免疫缺陷病毒抗体）。

★ 以上项目报告时间≤30 min（复查标本除外）

四、血凝

检验项目包括 PT（凝血酶原时间）、PT%（活动度）、INR（国际标准化比值）、FIB-C（纤维蛋白原）、APTT（部分凝血酶原时间）、TT（凝血酶时间）。

★ 以上项目报告时间≤30 min（复查标本除外）。

五、血型

检验项目包括 A、B、AB、O、RH 血型鉴定。

★ 以上项目报告时间≤15 min（复查标本除外）。

（朱保锋　陈建荣）

第二十六讲

常用急救药物

熟知和规范使用抢救药物，对提高抢救成功率是至关重要的，现将常用抢救药物介绍如下。

1. 肾上腺素

主要通过激动 α-肾上腺素能受体，使心肌血流量增加，恢复心跳。大剂量肾上腺素可增加冠脉灌注压，但也加重了复苏后心肌功能失调，且不改善远期存活率。推荐剂量仍是 1 mg 静注，3～5 min 重复一次，每次给药后均应再予 20 mL 注射用水静推，以确保药物向体内输送。应选择中心静脉给药，以减少外渗，确保生物利用度。

2. 异丙肾上腺素

因增加心肌氧耗等，不再用于心搏骤停和低血压患者。当阿托品和多巴酚丁胺无效时可尝试使用，临时用于引起严重血流动力学障碍的缓慢性心律失常患者。

3. 胺碘酮

首选用于治疗血流动力学稳定的宽 QRS 波心动过速患者，也用于有心功不全的患者。胺碘酮 150 mg 静注 10 min 以上，随后 0.5～1.0 mg/min 静脉输入。最大量 2.0 g/d。

4. 普鲁卡因胺

作用同胺碘酮。普鲁卡因胺 20 mg/min 输入，直到：① 心律失常控制；② 血压低；③ QRS 波较原来增宽 50%；④ 总量达 17 mg/kg。紧急情况下，50 mg/min 输入，直到总量达 17 mg/kg，维持量 1～4 mg/min。肾衰时，维持量应减少。

5. 索他洛尔

Ⅲ类抗心律失常药，并有非选择性 β-阻滞特性。用于室性和室上性心律失常。静脉应用：1.0～1.5 mg/kg，10 mg/min 速度。不良反应：心动过缓、低血压。

6. 利多卡因

作用弱于胺碘酮、普鲁卡因胺和索他洛尔，作为次选药。用于：① 在除颤后和应用肾上腺素后，VF 和无脉性 VT 仍持续存在；② 控制血流动力学障碍的阵发性室性心动过速；③ 血流动力学稳定的室速。在心搏骤停时，起始量 1.0 ~ 1.5 mg/kg 静注；VT/VF 时，0.5 ~ 0.75 mg/kg 静注，3 ~ 5 min 以上，总量不超过 3 mg/kg（1 h 内不超过 200 ~ 300 mg）。除颤和肾上腺素无效时，可采用 1.5 mg/kg 的剂量进行治疗。心搏骤停时采用静脉注射给药。静脉滴注仅用于复苏成功后。维持量 1 ~ 4 mg/min。下列患者剂量应减半：① 低心搏量的患者（有低血压、休克的 AMI，充血性心衰，外周组织灌注不良）；② 70 岁以上的患者；③ 肝功能不良的患者。不良反应：肌震颤，抽搐，心动过缓。

7. 硫酸镁

低镁血症可以引起心律失常、心功不全、心脏性猝死。如果存在该种情况，应给予镁剂。紧急情况下，硫酸镁 1 ~ 2 g 加入 10% 葡萄糖溶液 50 ~ 100 mL 中缓慢推注。快速静脉推注可能致低血压和心律失常。继之以 0.5 ~ 1.0 g/h 静滴。仅在低镁引起心律失常或当出现尖端扭转性室速时应用。

8. 钙通道阻滞剂—维拉帕米和恬尔心

维拉帕米减慢房室（AV）传导，可终止 AV 结折返性心动过速，也可控制房颤、房扑和阵发性等心室反应。对有严重左心功能不全的患者可加重充血性心衰。起始量 2.5 ~ 5.0 mg 静注，2 min 以上，每 15 ~ 30 min 可重复 5 ~ 10 mg，最大量 20 mg。恬尔心，作用同维拉帕米，心肌抑制作用小于维拉帕米，初始剂量0.25 mg/kg，第二次剂量 0.35 mg/kg，也可静脉输入 5 ~ 15 mg/h。

9. 碳酸氢钠

心搏骤停和复苏过程中出现的组织酸中毒和酸血症是因低血流量引起的，与心脏骤停时间和 CPR 过程中血流量的多少有关。碳酸氢钠不能提高除颤能力和存活率，且可引起细胞内酸中毒，使儿茶酚胺药物失活。所以，只有在复苏的常规手段（除颤、心脏按压、插管辅助通气、血管活性药物）应用以后，才考虑应用。初始剂量：一般为 5% 碳酸氢钠 100 mL，其后每 10 min 给 50 mL，应以血气分析结果调整用量。

10. 纳洛酮

其为吗啡受体拮抗剂，常规用于心搏骤停的治疗，对海洛因、吗啡麻醉剂、醇中毒或卒中引起的昏迷更应早期使用纳洛酮，首次剂量为 4 mg 静注，后以 4 ~ 8 mg 滴注。使用应遵循"早期、足量、持续"的原则。

11. 氨茶碱

心搏骤停后机体组织释放大量的腺苷，使停搏的心脏难以逆转复跳，氨茶碱作为腺苷受体拮抗剂，可能有助于心搏骤停的治疗。

12. 阿托品

属 M 胆碱受体阻断剂，可竞争性拮抗乙酰胆碱或胆碱受体激动药对 M 胆碱受体的激动作用，抑制腺体分泌和胃肠道平滑肌痉挛；使瞳孔括约肌和睫状肌松弛；抑制膀胱收缩；扩张支气管；解除迷走神经对心脏的抑制。在补充血容量基础上，可改善微循环使回心血量增加，血压得以回升。适应于：① 窦房阻滞等缓慢型心律失常；或继发于窦房结功能低下而出现的室性异位节律；或经心肺复苏自主循环恢复后心律 <50 次/min 的心搏骤停患者。② 抗休克。③ 解救有机磷杀虫药等毒剂中毒。④ 各种内脏绞痛，如胃肠绞痛及膀胱刺激症状。对胆绞痛、肾绞痛疗效较差。⑤ 全身麻醉前给药。⑥ 虹膜睫状体炎、验光、检查眼底。禁用于：① 青光眼、前列腺肥大、高热患者。② 急性心肌梗死并心动过速患者或老年人应慎用。③ 孕、产妇及婴幼儿慎用。④ 心脏病，特别是快速性心律失常、充血性心力衰竭、冠心病、二尖瓣狭窄慎用。⑤ 反流性食管炎、溃疡性结石炎慎用。注意事项：① 常见不良反应为便秘、出汗减少、口干、视力模糊、皮肤潮红、排尿困难等。② 用药过量时，还可出现呼吸过快、烦躁不安、惊厥等中枢兴奋症状，严重中毒时患者则由中枢兴奋转入抑制甚至出现昏迷、呼吸麻痹而死亡。③ 当出现心率快并伴有室性期前收缩、室性心动过速时，应立即停药。用法如下：① 抗心律失常：成人静脉注射 0.5～1.0 mg，按需可 1～2 h 1 次，最大用量为 2 mg。② 心搏骤停：不建议在治疗无脉性心电活动或心搏停止时常规性地使用。但心肺复苏后若仍为缓慢性心律失常，可每隔 3～5 min 静注 0.5～1.0 mg，至总量 0.04 mg/kg（约 3 mg）。③ 有机磷中毒抢救：皮下或静脉注射 0.5～2 mg（严重有机磷中毒时可加大 5～10 倍），可根据病情每 10～30 min 或 1～2 h 给药一次直到达阿托品化，然后用维持量。④ 感染中毒性休克：成人每次 1～2 mg，静脉注射，每 15～30 min 1 次，2～3 次后如情况不见好转可逐渐增加剂量，情况好转后即减量或停药。

13. 多巴胺

可激动交感神经系统肾上腺素受体和位于肾、肠系膜、冠状动脉、脑动脉的多巴胺受体。其药理作用随极量不同而异：① 小剂量时，0.5～2.0 μg/（kg·min），肾血流量及肾小球滤过率增加，尿量及钠排泄量增加。② 小到中等剂量，2～10 μg/（kg·min），对心肌产生正性应力作用，心排血量增加、收缩压升高、冠脉血流及耗氧改善。③ 大剂量时，大于 10 μg/（kg·min），肾血管收缩，心排血量及周围血管阻力增加，收缩压及舒张压均增高。适用于：① 治疗各种休克，特别是对心收缩功能低下、尿少或无尿者更适宜。若能补足血容量，疗效更好。② 与利尿剂联合应用，可治疗急性肾衰竭，使尿量增加，血中非蛋白氮含量降低。③ 对急性心功能不全，具有改善血流动力学的作用。禁用于嗜铬细胞瘤。慎用于室性心律失常、闭塞性血管病变、心肌梗死、动脉硬化、高血压、肢端循环不良等。注意事项：① 静滴速度过快，可出现心律失常、头痛和高血压。② 不能与碱性溶液在同一输液器中混合，因为碱性药物可使该药失活。③ 应用多巴胺治疗休克前必须补足血容量。④ 药物外漏可在局部注射酚妥拉明拮抗。⑤ 多巴胺的治疗不能突然停止，而是需要逐渐减量。⑥ 应记录下列参数以指示用药量：动脉压、中心静脉压、动脉血气及酸碱度、尿量及比重、心率及节律等。开始用药后，每 2 ~ 5 min 测血压 1 次，效果不佳时，需调整用量直至血压平稳。持续导尿，如尿量低于 30 mL/h，应注意是否是肾功能受损。其用法：主要根据患者情况与反应来确定用法。成人常用量，静脉注射，开始 1 ~ 5 μg/（kg·min），10 min 内以 1 ~ 4 μg/（kg·min）速度递增，以达到最大疗效。慢性顽固性心力衰竭，按 0.5 ~ 2 μg/（kg·min）逐渐递增。多数患者按 1 ~ 3 μg/（kg·min）给予即可生效。如危重病例，先按 5 μg/（kg·min）静脉滴注，然后以 5 ~ 10 μg/（kg·min）递增至 20 ~ 50 μg/（kg·min），至达到满意效应。

14. 间羟胺

又名阿拉明，主要直接兴奋 α-肾上腺素受体而起作用，亦可间接促使去甲肾上腺素释放。能收缩血管，持续地升高收缩压和舒张压，也可增强心肌收缩力，使休克患者的心排出量增加。升压作用可靠，维持时间较长，较少引起心悸或尿量减少等反应。适用于各种原因引起的低血压状态。因其不宜引起心律失常，故更适用于心源性或中毒性休克伴有心功能不全患者。禁用于甲状腺功能亢进、高血压病、充血性心力衰竭，糖尿病慎用。注意事项：① 静脉注射的部位以选用较粗大的静脉为宜，并避免外溢，一旦发生外溢可用 5 ~ 10 mg 酚妥拉明稀释后做局部浸润注射。② 长期使用可产生蓄积作用，以致停药后血压仍偏高。③ 停药需逐渐减量，骤然停用，低血压可再度出现。④ 用药中密切注意控制静脉流速与浓度，力求以最小剂量控制于预期血压水平，并保持平稳。升压反应过快可致急性肺水肿、心律失常、心搏骤停。⑤ 注意患者的尿量，开始时尿量会少，随着血压的上升，尿量应升至正常。如剂量过大，又可下降。尿量低于 30 mL/h 并持续 2 h 以上时，应做处理。成人用量：① 静脉注射，初始用量 0.5 ~ 5 mg，继而持续静脉泵入，用于重症休克。② 静脉滴注或泵入，将间羟胺 15 ~ 100 mg 稀释后静脉滴注或泵入，调节滴速或泵速以维持合适的血压。成人极量 1 次 100 mg（0.3 ~ 0.4 mg/min）。

15. 西地兰

是洋地黄类药物的一种。其主要作用：① 正性肌力作用。② 负性频率作用。③ 降低窦房结自律性；提高普肯野纤维自律性；减慢房室结传导速度，延长其有效不应期，导致房室结隐匿性传导增加，可减慢心房纤颤或心房扑动的心室率；缩短普肯野纤维有效不应期。适用于急性心力衰竭或慢性心力衰竭急性加重期，心房颤动或扑动、心源性休克。禁用于：① 与钙注射剂合用；② 洋地黄过敏或中毒；③ 室性心动过速或心室颤动；④ 预激综合征伴心房颤动或心房扑动；⑤ 梗阻性肥厚型心肌病（若伴心缩功能不全或心房颤动仍可考虑）。慎用于：① 低钾血症或高钙血症；② 不完全性房室传导阻滞；③ 甲状腺功能低下；④ 缺血性心脏病；⑤ 急性心肌梗死早期；⑥ 心肌炎活动期；⑦ 肾功能损害；⑧ 孕妇或哺乳期；⑨ 严重肺部疾患。注意事项：① 在心电血压监测下用药。② 监测电解质及肾功能。③ 早期发现中毒症状：恶心、呕吐、厌食、腹泻、头晕、头痛、视物模糊、黄视、绿视及异位心律失常，如室性期前收缩、二联律、三联律、房性、室性心动过速、室颤及传导阻滞等。④ 疑有洋地黄中毒时，应做血药浓度监测，过量时，由于蓄积性小，一般于停药 1～2 d 后中毒表现可消退。其用法：静脉注射成人常用量：首剂 0.4 mg 加入 5% 葡萄糖 20 mL 中静脉缓慢推注，必要时每 2～4 h 可再注射 0.2～0.4 mg，直至全效量。全效量为 1.0～1.2 mg。

16. 普罗帕酮

属 1c 类抗心律失常药。具有减低传导速度、延长有效不应期及减低兴奋性、消除折返性心律失常的作用。也有轻度 β-受体阻滞及钙离子通道阻滞作用，轻至中度抑制心肌收缩力。适用于室上性和室性期前收缩、室上性和室性心动过速、伴发心动过速和心房颤动的预激综合征。禁用于：① 窦房结功能障碍、病窦综合征；② Ⅱ度或Ⅲ度房室传导阻滞，双束支传导阻滞（除非已安装心脏起搏器）；③ 明显低血压、心源性休克；④ 老年人血压下降、严重心力衰竭、明显电解质紊乱、严重阻塞性肺部疾病等；⑤ 哮喘。慎用于：① 严重窦性心动过缓；② Ⅰ度房室传导阻滞；③ 低血压；④ 肝、肾功能障碍；⑤ 早期妊娠、哺乳期妇女。注意事项：① 静脉给药时应严密监测血压、心电图、心功能。② 若出现心动过缓、窦房或房室传导阻滞，一般应减量或停药；若出现高度房室传导阻滞，可静脉注射乳酸钠、阿托品、异丙肾上腺素等解救，必要时安装心脏起搏器。③ 普罗帕酮血药浓度与剂量不成比例地增高，故在增量时应小心，以防血药浓度过高产生不良反应。用法：口服，必要时在严密监护下缓慢静脉注射或静脉滴注，每次 70 mg，每 8h 1 次，1 日总量不超过 350 mg。

17. 维拉帕米

属Ⅳ类抗心律失常药，为一种钙离子内流的抑制剂。可以消除房室结折返；对外周血管有扩张作用，一般可引起心律减慢，但也可因血压下降而反射性使心律加快；对冠状动脉有舒张作用；加速房室旁路合并心房扑动或心房颤动患者的心室率，甚至会诱发心室颤动。适用于室上性和房室结折返引起的快速性心率失常。禁用于：① 心源性休克；② 充血性心力衰竭，除非继发于室上性心动过速而对本品有效者；③ Ⅱ度、Ⅲ度房室传导阻滞；④ 重度低血压，收缩压 < 90 mmHg；⑤ 病态窦房结综合征，除非已有人工心脏起搏；⑥ 预激或 L-G-L 综合征伴房颤或房扑。慎用于：① 极度心动过缓；② 心力衰竭；③ 肝、肾功能损害；④ 轻度至中度低血压；⑤ 支气管哮喘。注意事项：① 静脉推注速度不宜过快，否则有导致心搏骤停的危险；② 静脉注射时，严密监测心率、心律及血压，必要时备好急救设备与药品；③ 用本品时新出现或原有心力衰竭加重时，应及时发现并救治。用法：5 ~ 10 mg 稀释后缓慢静脉注射或静脉滴注，症状控制后改用片剂口服维持。

18. 多巴酚丁胺

主要通过选择性地激动 β-肾上腺素能受体发挥作用，增加心肌收缩力和每搏心排出量，并可导致反应性周围血管扩张，所以用药后动脉压一般保持不变。对心率影响不大，但若静脉速度过快或剂量过大，也可引起心率加快。小剂量能引起轻度血管收缩，较大剂量时则扩血管作用大于缩血管作用，可导致外周阻力下降，降低右心室充盈压。适用于各种疾病引起的严重收缩性心功能不全，尤其适用于心肌梗死后的心力衰竭及心脏外科手术后心排血量低的休克患者。禁用于梗阻性肥厚型心肌病。慎用于：① 心房颤动；② 高血压；③ 重度主动脉瓣狭窄；④ 未纠正的低血容量；⑤ 室性心律失常；⑥ 心肌梗死后，大量多巴酚丁胺可能使心肌耗氧增加而加重缺血。注意事项：① 不能与碱性溶液在同一输液器中混合，因为碱性药物可使该药失活，不宜与 β-受体阻滞剂合用；② 应用本药前必须补足血容量、纠正酸中毒；③ 药液外漏可在局部注射酚妥拉明拮抗；④ 监测心电血压及血流动力学变化；⑤ 剂量过大可使心率增加、血压下降，导致或加重心肌缺血，应注意避免；⑥ 治疗过程中不能突然停药，而需要逐渐减量。成人常用量：稀释后以滴注 2.5 ~ 10 μg/（kg·min）给予，在每分钟 15 μg/kg 以下的剂量时，心率和外周血管阻力基本无变化；偶用 > 每分钟 15 μg/kg，但需注意大剂量仍然有可能加速心率并产生心律失常。

19. 硝普钠

可直接松弛小静脉和静脉平滑肌。其直接扩张静脉作用可以降低左、右心室的前负荷，减轻肺充血从而减少左心室的容量和压力。扩张动脉作用可以降低心室后负荷，减少左心室容量，减轻室壁压力，增加每搏心排出量，减少心肌耗氧量。适用于高血压急症、嗜铬细胞瘤手术前后阵发性高血压的紧急降血压、急性心力衰竭等。禁用于代偿性高血压，如动静脉分流或主动脉狭窄。慎用：① 脑血管或冠状动脉供血不足时，对低血压的耐受性降低；② 麻醉中控制性降压时，如有贫血或低血容量应先给予纠正再给药；③ 脑病或其他颅内压增高时，扩张脑血管可能进一步增高颅内压；④ 肝功能损害时，可能加重肝损害；⑤ 甲状腺功能过低时，硝普钠代谢产物硫氰酸盐可抑制碘的摄取和结合，因而可能加重病情；⑥ 肺功能不全时，本品可能加重低氧血症；⑦ 维生素 B12 缺乏时使用本品，可能使病情加重；⑧ 老年人应用时，剂量宜酌减。注意事项：① 药物必须临时配制，充分溶解。溶液呈微棕色，如色深则不可用。避光滴注，静滴前将稀释液和输液管道用不透光材料包裹，在8 h 内滴毕，不得与任何药物配伍。② 长期应用可能引起血中硫氰化物的蓄积性中毒。③ 本品若使用不当、过度降压可引起低血压，故注射时必须密切监护，宜使用输液泵，并根据血压调整泵速。应每 5 ~ 10 min 测血压 1 次，一般血压不宜低于 90/60 mmHg。④ 用药时密切监测血流动力学，如出现血流动力学异常或不良反应，应减量或减速，必要时停药。用法：静脉滴注或持续泵入。一般可将硝普钠 50 ~ 100 mg 稀释后，从每分钟 0.5 μg/kg 开始，每 3 ~ 5 min 递增 1 次，一般用量为每分钟 1 ~ 3 μg/kg，最大用量为每分钟10 μg/kg。

20. 硝酸甘油

有直接使血管平滑肌松弛的作用，其对全身容量血管的扩张作用比对阻力血管的扩张作用显著。可减轻心脏前后负荷，以前负荷为主，减少心肌耗氧量，扩张心肌缺血区的冠脉阻力血管和侧支血管，增加缺血区的灌流量。适用于冠心病心绞痛的治疗及预防，也可用于降低血压或治疗充血性心力衰竭。禁用于严重贫血、青光眼、颅压增高、右心室心肌梗死并严重低血压、对本类药过敏、使用枸橼酸西地那非（万艾可）的患者。慎用于低血压、头部外伤、心动过缓、严重的心动过速、严重肝肾病、心肌梗死早期患者。注意事项：（1）教会患者本药的正确用法。① 当心绞痛发作需用药时，应先坐下，将药片放入舌下，待药片自然融化。② 在心绞痛停止后，如口内尚有余药，应吐出以减轻不适，特别是在过去曾在用药后有头痛等不适者。③ 用药后应休息15 ~ 20 min。不可过早活动以免眩晕、晕倒。（2）对急性冠脉综合征、高血压危象和充血性心力衰竭患者，静脉应用硝酸甘油是一种有效的辅助治疗，但需要仔细调节滴速。而对下壁心肌梗死，应用要格外小心，对于依赖前负荷的右心室梗死，禁用该药。使用硝酸甘油 15 min 内，心绞痛仍不缓解，应考虑有其他并发症或配合其他治疗。（3）本药与β-受体阻滞剂、利尿药、强心药、多巴酚丁胺有协同作用，使用时应注意。（4）如用药时间持续超过 24 h，会产生耐药性，可逐渐减量再停药。间断用药可减少耐药发生率。（5）应用硝酸甘油时，常有诸如面颈部皮肤发红、搏动性头痛和眼内压增高等不良反应，多为扩张血管所致，此外，由于扩张血管、血压下降还可引起反射性心率加快。连续使用数日后症状一般可自行消失，舌下含化时，不适症状一般持续 5 min，很少超过 20 min，如持续时间长或症状重，应及时通知医生。（6）大剂量应用硝酸甘油可引起高铁血红干白血症，故应掌握好剂量，不应滥用。（7）有时可引起体位性低血压，应注意预防，做好血压监测。卧位静脉用药，可减少体位性低血压的发生率。用法：① 片剂——心绞痛时，每次 0.3 ～ 0.6 mg，舌下含服，隔 5 min 后若无效可重复，一般 2 ～ 3 min 可达峰值；② 注射液——硝酸甘油 5 ～ 10 mg 稀释后，静脉滴注或泵入，开始剂量为 5 μg/min，可每 3 ～ 5 min 增加 5 μg/min，如在 20 μg/min 时仍无效，可以 10 μg/min 递增，后可以 20 μg/min 递增。对硝酸甘油的应用效果，患者个体差异很大，无固定剂量，应根据个体的血压、心率、血流动力学参数来调整剂量，原则上最大用量不超过100 μg/min。

21. 呋塞米

又称速尿，主要作用于髓袢升支的髓质部和皮质部，抑制髓袢升支 NaCl 重吸收，使聚合管及降支中水分不易弥散外出，产生强大的利尿作用，并使 K^+ 排出增加。该药还能抑制前列腺素的降解而使肾血管扩张。适用于其他利尿药无效的严重水肿患者，如心源性水肿、肝性水肿、肾性水肿、急性肺水肿和脑水肿，防止肾功能不全，也用于高血压病、高钾血症、高钙血症、部分急性药物或毒物中毒。禁用于对呋塞米过敏者。慎用于：① 无尿或严重肾功能损害者；② 糖尿病、高尿酸血症或有痛风病史者；③ 老年人、孕妇、哺乳期妇女；④ 严重肝功能损害者；⑤ 急性心肌梗死，过度利尿可促发休克；⑥ 患胰腺炎或有此病史者；⑦ 有低钾血症倾向者，尤其是应用洋地黄类药物或有室性心律失常者；⑧ 患红斑狼疮者；⑨ 前列腺肥大；⑩ 对磺胺药和噻嗪类利尿药过敏者。注意事项：（1）由于本品利尿作用强而迅速，应让患者在用药前先备好便器，尤其是注射时。如每日用药 1 次，可安排在早晨；如每日用药 2 次，可安排在上午与下午，以免夜尿增多。（2）静脉注射时速度不可过快，20 mL 药液于 1 ～ 2 min 注完。（3）用药期间应进食高钾食物或服氯化钾以免低钾。如患者因大量排尿而口渴思饮时，不可只给患者喝白开水而应给含电解质的饮料。（4）长期或大剂量应用时，可有体位性低血压、休克、低钾、低钠、低氯、低钙血症，低氯性碱中毒，口渴、乏力、肌肉酸痛、心律失常等。（5）在大量排尿时，可出现血尿素氮升高，如肌酐不高，肾功能好，可不必停药。（6）监测：

① 应及时监测血常规、电解质、酸碱平衡情况、肝肾功能、血糖、血尿酸、听力等。② 用于肺水肿患者时，要注意监测肺呼吸音。③ 与强心苷同用时应注意观察心律失常，避免发生强心苷中毒。④ 有肝病的患者要注意观察神志状况。用法（注射液）：① 水肿性疾病：肌内注射或静脉注射，每次 20 ~ 40 mg，隔日 1 次，根据需要亦可每日 1 ~ 2 次，必要时每 2 h 追加剂量，每日量视需要可增至 120 mg，直至出现满意疗效。② 急性左心衰竭：起始 40 mg 静脉注射，必要时每小时追加 80 mg，直至出现满意疗效。③ 急性肾衰竭：可用 200 ~ 400 mg 加于 0.9% 氯化钠注射液 100 mL 内静脉滴注，滴注速度不超过 4 mg/min。有效者可按原剂量重复应用或酌情调整剂量，每日总剂量不超过 1 g，利尿效果差时不宜再增加剂量，以免出现肾毒性。④ 高血压危象：起始 40 ~ 80 mg 静脉注射，伴急性左心衰竭或急性肾衰竭时，可酌情增加剂量。⑤ 高钙血症：可静脉注射，1 次 20 ~ 80 mg。

22. 尼可刹米

又名可拉明（coramine）。能直接兴奋延髓呼吸中枢，也可通过刺激颈动脉窦和主动脉体的化学感受器、反射性地兴奋呼吸中枢，使呼吸加快、加深，并能提高呼吸中枢对 CO_2 的敏感性。适用于中枢性呼吸抑制及其他继发性的呼吸抑制。禁用于抽搐及惊厥患者。慎用于患有脑水肿、心动过速、甲亢、心律不齐、心脏病、嗜铬细胞瘤、支气管哮喘、溃疡病、急性心绞痛者，以及孕妇、12 岁以下的儿童。注意事项：① 用药前应先解除呼吸道梗阻，检查动脉血气并给氧；② 剂量过大可引起血压升高、心悸、心律失常、肌颤甚至惊厥。用法：每次 0.375 g，静脉注射或静脉滴注，必要时 1 ~ 2 h 重复用药，极量每次 1.125 g。

23. 洛贝林

是呼吸兴奋剂，有烟碱样作用。可通过刺激颈动脉窦和主动脉体的化学感受器反射性地呼吸兴奋中枢，使呼吸加快、加深。对迷走神经中枢和血管运动中枢也同时有反射性兴奋作用。适用于各种原因引起的中枢性呼吸抑制。禁用于高血压患者。注意事项：① 应用时应密切监测生命体征；② 剂量过大可至行动过速、传导阻滞、血压升高、呼吸困难，甚至发生惊厥、昏迷、死亡；③ 增加呼吸次数可增加耗氧量，必要时可加大吸氧流量。其用法：① 皮下注射或肌内注射：常用量，成人每次 3 ~ 10 mg（极量：每次 20 mg，1 日 50 mg）；② 静脉注射：成人每次 3 mg（极量：每次 6 mg，1 日 20 mg）。必要时每 30 min 可重复 1 次。静脉注射需缓慢。

24. 多沙普仑

为呼吸兴奋药，作用比尼可刹米强。小剂量时通过刺激颈动脉窦化学感受器反射性兴奋呼吸中枢，大剂量时直接兴奋延髓呼吸中枢，使潮气量加大。在阻塞性肺疾病患者发生急性通气不全时，应用此药后，潮气量、血二氧化碳分压、氧饱和度均有改善。适用于呼吸衰竭。禁用或慎用于：① 脑血管意外、脑水肿、脑外伤；② 冠心病；③ 癫痫或其他诱因的惊厥发作；④ 心力衰竭尚未纠正；⑤ 重症高血压；⑥ 由于气道阻塞，胸廓塌陷、呼吸肌轻瘫、气胸等引起的呼吸功能不全；⑦ 有急性支气管哮喘发作或发作史、肺栓塞、神经肌肉功能失常的呼吸衰竭、硅沉着病（矽肺）或肺纤维化等；⑧ 心脏病、心律失常、严重心动过速；⑨ 嗜铬细胞瘤等。注意事项：① 静脉注射漏到血管外或静脉滴注时间太长，均可能导致血栓性静脉炎或局部皮肤刺激；② 静脉滴注速度不宜太快，否则可引起溶血；③ 监测血压和脉搏，防止药物过量；④ 剂量过大时，可引起血压升高、心律失常。用法：对麻醉药或其他药物引起的中枢抑制：1 mg/kg 静脉注射或稀释（用5%葡萄糖注射液稀释至 1 mg/mL）后静脉滴注，每小时用量不宜超过 300 mg。总量 1 日不超过 3 000 mg。

25. 甘露醇

进入血液后不易从毛细血管透入组织，故能迅速提高血浆渗透压，使组织间液水分向血浆转移，产生组织脱水作用。还可通过增加血容量及扩张血管而增加渗血流量和肾小球滤过率，并抑制髓袢升支对 Na^+，Cl^- 的重吸收，迅速增加尿量，产生利尿作用及排出 Na^+，K^+。适用于各种原因引起的颅内压增高、脑水肿、脑疝、昏迷和青光眼的治疗，以及因休克、烧伤或大手术所致的急性少尿或无尿症，预防急性肾衰竭的发生。禁用于：① 已确诊为急性肾小管坏死的无尿患者；② 严重失水；③ 颅内活动性出血者，但颅内手术时除外；④ 急性肺水肿、严重肺瘀血；⑤ 对本药过敏。慎用于：① 明显心肺功能损害；② 高钾血症或低钠血症；③ 低血容量；④ 严重肾功能不全；⑤ 对肾功能不能耐受；⑥ 孕妇。注意事项：① 此药液在常温下易结晶析出，用前将瓶子放在温水中使结晶融化。适当摇晃，使细小结晶溶解。但注意不要放在微波炉内以免容器炸裂。② 静脉注射或滴注时，应用大号针头。滴速为每分钟20%注射液 5～10 mL，250 mL 液体应在20～30 min 内注射完毕，速度慢会影响药物的治疗效果。③ 对组织及静脉有较强的刺激，不能做皮下和肌内注射。静脉注射前要确认针头在血管内方可给药，以免引起皮下水肿和静脉炎。④ 治疗少尿患者时，初始用药可先用小剂量对肾功能进行测试。用药后若尿量每小时不超过 30～50 mL，可按医嘱给第二次，两次效果仍不显著应重新分析。⑤ 注意观察患者的用药反应，颅内高压的症状和体征，患者的意识、神经反射、肢体活动情况、瞳孔是否等大。⑥ 用药期间要密切观察尿量、电解质、中心静脉压、肾功能等，以避免水或电解质失调、肾功能不全，昏迷或排尿困难的患者开始用药后，可给予导尿，这样既有利于精确计算尿量又可避免尿潴留。用法：① 预防急性肾小管坏死：先给予 12.5 ~ 25 g，10 min 内静脉滴注，若无特殊情况，再给 50 g，1 h 内静脉滴注，若尿量能维持在 50 mL/h 以上，则可继续应用 5% 溶液静脉滴注；若无效则立即停药。同时应注意补足血容量。② 治疗脑水肿和青光眼：一般用 20% 注射液按体重 0.25 ~ 2 g/kg 于 30 ~ 60 min 内静滴，必要时可 4 ~ 6 h/次。

26. 甘油果糖

是高渗制剂，通过高渗透性脱水，能使脑水分含量减少，降低颅内压。其降低颅内压作用起效较缓，持续时间较长。适用于脑血管病、脑外伤、脑肿瘤、颅内炎症及其他原因引起的急慢性颅内压增高，脑水肿等。禁用于遗传性果糖不耐症、对药物任一成分过敏者、高钠血症、无尿、严重脱水。注意事项：一般无不良反应，偶可出现溶血现象。用药期间监测患者血电解质、血压、心功能变化。用法：静脉滴注；治疗颅内压增高、脑水肿时，成人每次 250 ~ 500 mL，每天 1 ~ 2 次，每 500 mL 需滴注 2 ~ 3 h。根据年龄、症状可适当增减。

27. 吗啡

为中枢神经抑制药，有强大选择性的镇痛作用，对持续性慢性钝痛作用大于间断性锐痛，对神经性疼痛的效果较差。有明显镇静作用，可抑制呼吸、咳嗽中枢，并能扩张血管，降低外周阻力，轻度降低心肌耗氧量和左室舒张末压。对心肌缺血性损伤有保护作用，能减少梗死病灶，减少心肌细胞死亡。适用于剧烈疼痛时止痛，麻醉、手术前给药，急性肺水肿、心源性哮喘及心肌梗死时的剧痛。禁用于分娩止痛、哺乳期妇女止痛、新生儿和婴儿、支气管哮喘、肺心病、严重呼吸抑制、化学性肺水肿、颅脑损伤所致颅内压增高、阿片类过敏、肝功能严重减退、甲状腺功能减退、皮质功能不全、前列腺肥大排尿困难、疼痛原因未明、惊厥、急性酒精中毒等。注意事项：① 每次给药间隔时间至少 4 h，以防引起蓄积中毒或成瘾，反复用药更需注意掌握用药间隔时间；② 用药期间不可饮酒、抽烟，注射时不可与其他药物配伍；③ 用药后可降低膀胱尿意而致尿潴留，故用药后应每 4 ~ 6 h 让患者小便一次，必要时压迫膀胱助尿；④ 用药中密切观察患者依赖性和耐受性的发生，并注意观察早期中毒症状，例如呼吸抑制、瞳孔缩小、嗜睡不醒等，出现这些症状应及时停药并处理；⑤ 该药中毒可用纳洛酮对抗。用法和常用量：皮下注射，每次 5 ~ 15 mg，一日 15 ~ 40 mg（极量：每次 20 mg，一日 60 mg）。静脉注射，5 ~ 10 mg。

28. 哌替啶

又名杜冷丁（dolantin），在体内能与吗啡受体结合，呈现吗啡样作用。

其镇痛作用约为吗啡的1/10，对作用内脏性疼痛的效果较好。有明显的镇静作用。适用于创伤、手术、分娩及内脏绞痛等各种剧痛的镇痛，以及麻醉前给药、人工冬眠、强化麻醉和代替吗啡治疗心源性哮喘等。禁于对本品过敏、惊厥、疼痛原因未明确、产前2～4 h、哺乳妇女、颅脑损伤、颅内压增高、哮喘、慢性阻塞性肺疾病、肺源性心脏病、急性左心衰并呼吸抑制、妊娠、肝肾功能不全、甲状腺功能低下、老年人、婴幼儿。注意事项：① 反复应用易产生耐受性，连续用药2周可成瘾。过大剂量可引起中毒，表现为呼吸深度抑制和昏迷，也可见因哌替啶的体内代谢产物去甲哌替啶蓄积而引起中枢兴奋、心跳加快、谵妄甚至惊厥。过量时用纳洛酮不能对抗其惊厥症状，可选用巴比妥类药物对症治疗。② 用药后不可吸烟，不让患者下床，以免发生不适。③ 用药期间不可饮酒或用其他中枢神经抑制剂，以免加重中枢神经不良反应。④ 本药如成瘾后突然停药，可发生与吗啡类似的戒断症状，故应尽量用小剂量，不作为常规用药。⑤ 应监护生命体征，反复用药者常有心率明显增快，血压下降反应；手术后使用常可致严重低血压，有效血容量减少。使用过程中如有呼吸深度、频率、节律改变，应通知医生。⑥ 注射后有部分患者会出现角膜麻醉现象而失去角膜反射。用法：皮下注射或肌肉注射：每次25～100 mg，一日100～400 mg，极量：每次150 mg，一日600 mg。两次用药间隔不宜少于4 h。静脉注射：成人以每次0.3 mg/kg为限，宜稀释后慢注。

（李　峰　陈建荣）

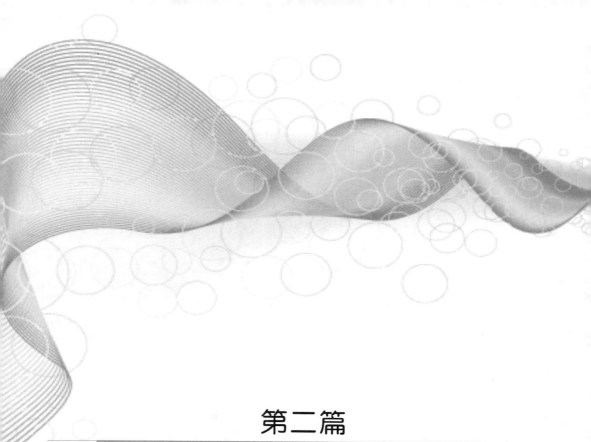

第二篇

危害村镇居民最大的 18 种急危重病症

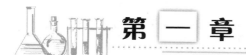

第一章

休克总论

一、概述

（一）定义

休克是机体由于各种严重的致病因素引起的神经-体液因素失调与有效循环血量骤减，急性微循环障碍，导致以重要器官广泛细胞受损为特征的综合征。其典型的临床表现是意识改变、皮肤苍白、湿冷、血压下降、脉压减小、脉搏细速、发绀及尿少等。

（二）分类

休克有多种分类方法。为便于临床对患者的急救诊治，按病因分类较为简明，即分为：

（1）低血容量性，丢失大量血液、血浆、水和电解质。

（2）创伤性，包括烧伤。

（3）心源性，如急性心肌梗死等。

（4）心脏压迫性，如张力性气胸、心脏压塞等。

（5）心脏梗阻性，如肺栓塞、机械通气等。

（6）感染性。

（7）神经源性。

（8）其他，如过敏性、胰岛素性等。

（三）病理生理

休克是一个复杂的病理生理过程。尽管导致休克的病因不同，但当休克发展至一定阶段，却表现出相同的病理生理特征。这是由于任何类型的休克都有绝对或相对有效循环血容量减少，即机体的组织、细胞处于低灌流状态。

1. 全身组织低灌流

静脉血氧含量降低，并伴有乳酸酸中毒。熟悉有关氧输送和氧消耗基本的知识，对理解休克的病理生理变化至关重要。

SaO_2（saturation of oxygen，动脉氧饱和度，100%）：指动脉血中，氧分子与血红蛋白结合的程度。每一个血红蛋白分子结合 4 个氧分子。

CaO_2（动脉氧含量）：结合在血红蛋白上的氧含量加上溶解在血浆中的少量氧。

DO_2（全身氧输送）：指组织在单位时间内能获取氧的量。$DO_2 = CaO_2 \times CO$（心排出量）。

DO_2 和 VO_2（全身氧耗）组成氧的供给和需要之间的敏感平衡。正常状况下，血红蛋白 25% 的氧由组织消耗，因此回到右心室的血氧饱和度为 75%。当氧供不能满足需要时，最初的代偿机制为增加心排出量。如增加心排出量仍不足，则组织从血红蛋白提取的氧量增加，导致混合静脉血氧饱和度（saturation of mixed venous blood oxygen，$SMVO_2$）下降。

若代偿机制不足以矫正组织氧供需之间的失衡，则导致乏氧代谢，结果产生乳酸。乳酸含量和 $SMVO_2$ 是组织氧供需失衡严重程度的指标。所以必须连续监测以判断患者的严重程度。

2. 自主神经系统

（1）交感神经兴奋。传统的发病学说认为，休克是以交感神经兴奋为始动环节，并贯穿于病程的始终。儿茶酚胺大量释放，收缩周围动脉和小动脉，增加心肌收缩力和心率，收缩皮肤、肾脏和内脏血管的平滑肌。而心、脑血管具有局部调节能力，尽管交感活动亢进，它们仍维持开放状态，故驱使血液流向心和脑，保证了心脑的血液灌流。而强烈、持续的血管收缩，将使血管分布区内的组织细胞缺血缺氧更加严重，酸性代谢产物积聚。

（2）迷走神经活动亢进。近年的研究结果指出，休克时迷走神经活动亢进。迷走神经递质乙酰胆碱（Acetylcholine，Ach）从突触内大量释放，而红细胞乙酰胆碱酯酶（Acetycholinesterase，AchE）活性降低，使大量 Ach 积聚在突触间隙，持续作用在效应器官的 M-受体或 N-受体上，发挥不利效应。尤其是对心血管系统的抑制，更是促进休克发展的重要环节。

3. 细胞内 Ca^{2+} 过载

休克时由于儿茶酚胺激活 Ca^{2+} 通道，使细胞膜的通透性改变，大量细胞外液中的 Ca^{2+} 进入细胞，导致细胞内 Ca^{2+} 过载（overload），从而促进交感递质 Ach 的进一步释放，并促进血栓素（TxA_2）和过氧化物的释放，以及激活血小板。此外，还加剧能量代谢障碍，最后导致心、肺、脑、肾等重要器官的功能衰竭。

4. 微循环障碍

微循环是指微动脉和微静脉之间微血管结构中的血液循环，是循环系统最基本的结构，担负向全身组织细胞输送养料和排泄废物的功能。休克时微循环的时相变化，是交感和迷走神经兴奋的直接反映。而这又是以 Ca^{2+} 大量内流进入平滑肌细胞为基础的。

微循环和血流动力学的时相变化是休克时重要的病理生理变化。休克时儿茶酚胺的血浓度增加，同时迷走递质 Ach 亦大量释放，两者共同作用于微循环，使微动脉和微静脉强烈收缩。儿茶酚胺主要收缩微动脉和毛细血管前括约肌，Ach 则收缩后微静脉。最初微循环的收缩是对低血容量的代偿，降低微循环内的静脉压。心排出量的减少使毛细血管的表面积相应减少，结果有利于间质的水和电解质返回血管内（再灌注，refilling）。它的速度为 50 ~ 120 mL/h，以代偿低血容量。

如在休克代偿期及时去除致病原因，适当缓解微血管痉挛，可以促使休克好转。微循环如持续痉挛，毛细血管内血容量就不足，组织细胞缺血缺氧加剧，加上不能及时排出代谢产物，血液 pH 值降低，成为代谢性酸中毒，毛细血管括约肌失去对儿茶酚胺的敏感性，由收缩转为舒张，同时开放的毛细血管床数量增加，大量血流流入微循环。此时后微静脉仍处于收缩状态，形成微循环只灌不流，回心血量明显减少，血液淤滞在微循环内。微循环内水压升高，血液的液体成分透入间质。由于水分丢失，毛细血管内血黏稠度增加，血流减慢，红细胞呈泥流（sludging），白细胞贴壁，加上局部酸中毒，血液处于高凝状态，组织细胞缺血缺氧更严重，细胞膜功能进一步受损。同时由于 Ca^{2+} 过载，TxA_2 和 LT 释放，血小板被激活，在微循环中形成微血栓，一方面微循环灌流可以完全中断，另一方面大量凝血因子被消耗，发生 DIC，并向不可逆方向发展。

5. 细胞功能改变

休克时由于细胞缺血缺氧，线粒体首先发生退行性变，线粒体内 Ca^{2+} 含量显著增加，而线粒体能量代谢障碍导致溶酶体功能减退甚至破裂，大量水解酶漏出，不但消化本身的线粒体，使能量来源更加减少，还经淋巴收集进入血循环，对机体产生一系列损伤作用。

6. 多种体液因子产生有害作用

此外，还有多种体液因子，如血管紧张素Ⅱ、加压素、组胺、心肌抑制因子（myocardiac depressant factor，MDF）、前列腺素、内源性鸦片样物质（opium-like substance，OLS）、肿瘤坏死因子（tumor necrosis factor，TNF）等，均可对机体产生有害作用。

7. 再灌注损伤概念

指任何一度缺血组织，重新获得有 O_2 灌注后而引起的细胞损害或死亡。原因：Ca^{2+} 大量蓄积、氧自由基作用，导致再灌注损伤发生。

8. SIRS 和 MODS

休克早期，某些病理生理变化导致 SIRS，休克进一步发展，则可引发多器官功能衰竭（multiple organ dysfunction syndrome，MODS）。

二、诊断

（一）有无休克

休克的诊断必须对患者症状和体征做周密观察和检查，即一看、二问、三摸、四听。一看，即观察患者的肤色和表情；二问，即询问病史，根据患者回答问题的情况，便可了解他的神志是否清晰；三摸，即触摸患者的脉搏，了解它的强度、快慢和节律是否规则，并触摸患者皮肤的温度和干湿情况；四听，即听患者的心音和测量血压。

对休克患者应迅速在现场进行必要的救治，故应避免做过多烦琐的特殊检查，必要的诊断检查也应在救治的同时进行。

目前认为，休克患者临床上有意义而实施困难较小的检查项目有红细胞压积、血红蛋白、尿量、中心静脉压、动脉血 PaO_2、$PaCO_2$、pH 值、心电图和电解质含量等。

下列两种监测对休克的诊断和病情进展的了解有重要价值：

1. 动脉血乳酸测定

动脉血乳酸正常值为 1 mol/L，由于危重患者儿茶酚胺分泌增加可致糖酵解加速，允许达到 2 mol/L。而缺氧所致的高乳酸血症常伴有代谢性酸中毒（乳酸酸中毒）。因此测定血中乳酸浓度对判断休克和评估治疗效果有重要价值。但乳酸半衰期约自半小时至十余小时，难以反映休克的即时变化。

2. 胃肠黏膜的 pH（pHi）值监测

胃肠道是对缺血最敏感的器官，在循环异常时，发生在胃肠道最早而恢复最晚。休克早期所有监测尚未出现异常，胃肠道实际上已经处于缺血状态，此即为"隐性代偿性休克"。目前临床上能够证实该型休克的唯一方法是进行间接 pHi 值测定。虽然 pHi 值下降是组织缺氧的结果，但 pHi 值对流量变化的敏感性远大于对血氧含量变化的敏感性，因此是优良的局部灌注指标。pHi 值正常范围在 7.32~7.35，良好的复苏结果应达到这一数值。

（二）什么原因引起休克（图2-1-1）

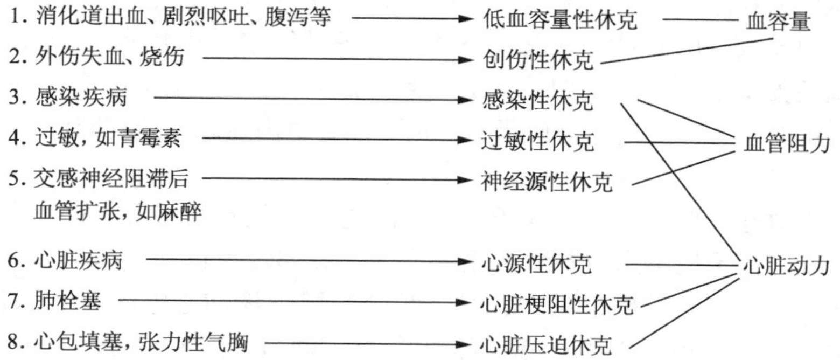

1. 消化道出血、剧烈呕吐、腹泻等 ——→ 低血容量性休克 ——→ 血容量
2. 外伤失血、烧伤 ——→ 创伤性休克
3. 感染疾病 ——→ 感染性休克
4. 过敏，如青霉素 ——→ 过敏性休克 ——→ 血管阻力
5. 交感神经阻滞后
   血管扩张，如麻醉 ——→ 神经源性休克
6. 心脏疾病 ——→ 心源性休克 ——→ 心脏动力
7. 肺栓塞 ——→ 心脏梗阻性休克
8. 心包填塞，张力性气胸 ——→ 心脏压迫休克

图 2-1-1

▶ 三、病情观察、判断

休克是一个严重的变化多端的动态过程，要取得最好的治疗效果，必须注意加强动态观察。从病床边可以随时获得可靠的病情进展的重要指标，关键是对任何细微的变化都不能放过，同时，要做出科学的判断。观察与判断的内容：

1. 意识表情

患者的意识表情的变化能反映中枢神经系统血液灌流情况。脑组织灌注不足、缺氧，表现为烦躁、神志淡漠、意识模糊或昏迷等。严重休克时细胞反应降低，患者由兴奋转为抑制，表示脑缺氧加重病情恶化。患者经治疗后神志转清楚，反应好，提示循环改善。

2. 循环

（1）末梢循环：患者皮肤色泽、温度、湿度能反应体表的血液灌注情况。正常人轻压指甲或唇部时，局部因暂时缺血而呈苍白色，松压后迅速转为红润。轻压口唇、甲床苍白色区消失时间超过1 s，为微循环灌注不足或有瘀滞现象。休克时患者面色苍白、皮肤湿冷，表明病情较重，患者肤色从苍白转为发绀，则提示进入严重休克，由发绀又出现皮下瘀血点、瘀血斑，注射部位渗血，则提示有 DIC 的可能，应立即与医生联系。如果患者四肢温暖，皮肤干燥，压口唇或指甲后苍白消失快（＜1 s），迅速转为红润，表明血液灌注良好，休克好转。

（2）颈静脉和周围静脉：颈静脉和周围静脉充盈常提示血容量的情况。休克时，由于血容量锐减，静脉瘪陷，当休克得到纠正时，颈静脉和周围静脉充盈，若静脉怒张，则提示补流量过多或心功能不全。

3. 体温

休克患者体温常低于正常值，但感染性休克可有高热，护理时应注意保暖，如盖被、用低温电热毯或空气调温等，但不易用热水袋加温，以免烫伤或使皮肤血管扩张，加重休克。高热患者可以采用冰袋、冰帽或低温等渗盐水灌肠等方法进行物理降温，也可配合室内通风或药物降温。

4. 脉搏

休克时脉率增快，常出现于血压下降之前。随着病情恶化，脉率加速，脉搏变细弱甚至摸不到。若脉搏逐渐增强，脉率转为正常，脉压由小变大，提示病情好转。为准确起见，有时需结合心脏听诊和心电图监测，若心率超过 150 次/min 或高度房室传导阻滞等，可降低心排出量，这点值得注意。

5. 呼吸

注意呼吸次数，有无节律变化，呼吸增速、变浅、不规则说明病情恶化；反之，呼吸频率、节律及深浅度逐渐恢复正常，提示病情好转。呼吸增至 30 次/min 以上或降至 8 次/min 以下，表示病危重。应保持呼吸道通畅，有分泌及时吸出，鼻导管给氧时用 6～8 L/min 的高流量（氧浓度 40%～50%），输入氧气应通过湿化器或在患者口罩处盖湿纱布保持呼吸道湿润，防止黏膜干燥。每 2～4 h 检查鼻导管是否通畅。行气管插管或切开、人工辅助通气的患者，更应注意全面观察机器工作状态和患者反应两方面的变化。每 4～6 h 测量全套血流动力学指标、呼吸功能及血气分析 1 次。高流量用氧者停用前应先降低流量，逐渐停用，使呼吸中枢逐渐兴奋，不能骤停吸氧。

6. 瞳孔

正常瞳孔两侧等大、圆形。双侧瞳孔不等大应警惕脑疝的发生。如双侧瞳孔散大，对光反射减弱或消失，说明脑组织缺氧，病情危重。

7. 血压与脉压

观察血压的动态变化对判断休克有重要作用。脉压越低，说明血管痉挛程度越重。反之，如脉压增大，则说明血管痉挛开始解除，微循环趋向好转。此外，在补充血容量后，血流改善，血压也必然上升。通常认为上肢收缩压低于 12 kPa（90 mmHg）、脉压小于 2.7 kPa（20 mmHg），且伴有毛细血管灌流量减少症状，如肢端厥冷、皮肤苍白等，是休克存在的证据。休克过程中，血流和血压是成正比的。因此，对休克患者的血压观察不能忽视。但治疗休克的目的在于改善全身组织血液灌注，恢复机体的正常代谢，不能单纯以血压高低来判断休克的治疗效果。在休克早期或代偿期，由于交感神经兴奋，儿茶酚胺释放，舒张压升高，而收缩压则无明显改变，故应注意脉压下降和交感兴奋的征象。相反，如使用血管扩张剂或硬膜外麻醉时，收缩压 90 mmHg 而脉压正常（30～40 mmHg），且无其他循环障碍表现，则为非休克状态。此外，平时患高血压的患者，发生休克后收缩压仍可能大于 120 mmHg，但组织灌注已不足。因此，应了解患者基础血压。致休克因素使收缩压降低 20% 以上时考虑休克。重度休克患者，袖带测压往往不准确，可用桡动脉穿刺直接测压。休克治疗过程中定时测压，对判断病情、指导治疗很有价值。若血压逐渐下降甚至不能测知，且脉压减小，说明病情加重。若血压回升到正常值，或血压虽低，但脉搏有力，手足转暖，则说明休克趋于好转。

8. 尿量

观察尿量就是观察肾功能的变化，尿量和尿比重是反映肾脏毛细血管的灌流量，也是内脏血液流量的一个重要指标。在休克过程中，长时间的低血容量和低血压，或使用了大量血管收缩剂后，可使肾脏灌流量不足肾缺血而影响肾功能。此时，患者肾小球滤过率严重下降，临床出现少尿或无尿。如果经过扩容治疗后，尿量仍每小时少于 25 ~ 30 mL，用 20% 甘露醇溶液 100 ~ 200 mL 于 15 ~ 30 min 内静脉滴注，或用呋塞米 20 ~ 40 mL 于 1 ~ 2 min 内静脉注入。如不能使尿量改善，则表示已发生肾功能衰竭。此时应立即控制入水量，补液应十分慎重。急性肾功能衰竭时，肾小管分泌钾的功能下降，同时大量组织被破坏，蛋白质分解代谢亢进，钾从细胞内大量溢出进入细胞外液，故急性肾功能衰竭少尿期，血钾必然升高。当血钾升高超过 7 mmol/L 时，如不积极治疗，可发生各种心律失常和心搏停止，因此要限制钾的摄入。反复测定血钾、钠、氯，根据化验报告和尿量的情况来考虑钾的作用。可给予碳酸氢钠纠正酸中毒，使钾离子再进入细胞内，或给予葡萄糖加胰岛素静脉滴入，可使血清钾离子暂时降低。如果经过治疗尿量稳定在每小时 30 mL 以上，提示休克好转。因此，严格、认真记录尿量极为重要。

除此之外，还应注意并发症的观察，休克肺、肾功能衰竭、心功能不全及 DIC 是休克的常见并发症。① 休克肺（ARDS）：应注意观察有无进行性呼吸困难、呼吸频率加快（≥35 次/min）；有无进行性严重缺氧，经一般氧疗不能纠正，$PaO_2 < 70$ mmHg（9.33 kPa）并有进行性下降的趋势。特别常见于原有心、肾功能不全的患者，过度输入非胶体溶液更易发生。如有上述表现应及时处理。② 急性肾功能衰竭：如血容量已基本补足，血压已回升接近正常或已达正常，而尿量仍 < 20 mL/h，并对利尿剂无反应者，应考虑急性肾功能衰竭的可能。③ 心功能不全：如血容量已补足，中心静脉压达 12 cmH_2O，又无酸中毒存在，而患者血压仍未回升，则提示心功能不全，尤其老年人或原有慢性心脏病的患者有发生急性肺水肿的可能，应立即减慢输液速度或暂停输液。④ DIC：休克时间较长的患者，应注意观察皮

肤有无瘀点、瘀斑或血尿、便血等，如有以上出血表现，则需考虑并发DIC，应立即取血做血小板、凝血酶原时间、纤维蛋白原等检查，并按DIC积极治疗。

四、综合治疗措施

各种病因引起的休克临床表现相似，治疗的目的均为恢复组织的灌注。首先要了解患者原发疾病的过程及当时特殊的血流动力学变化。必须检查患者发生休克的主要原因是什么，加重休克的原因又是什么，尤其不能忽略隐蔽的潜在病因。抗休克的治疗是综合性治疗，以争取获得良好的治疗效果。下述的一些综合治疗原则，应根据具体情况灵活运用。

（一）一般措施

（1）体位：平卧，或头、躯干稍抬高以利呼吸；下肢抬高15°~20°，有利于静脉回流。

（2）保持呼吸道畅通。

（3）保持比较正常的体温：低体温时注意保温，高热时需做有效的降温。

（4）镇静：无禁忌而必要时可使用止痛剂，避免过多搬动。

（5）给氧：宜用耳上式鼻导管给氧，每分钟供氧6~8 L，可间歇给氧，用中等度氧浓度或高浓度氧面罩。

（二）积极消除病因

去除休克病因是休克治疗的根本，尤其如某些外科休克，应在抗休克的同时，果断进行必要的手术，不能被"必先治疗休克而后手术"的教条所限。例如，控制内脏大出血、切除坏死肠管、修补消化道穿孔、引流脓液等。

这是一个看来比较简单而明确的问题，但在临床上实施这一原则并不容易，往往受多方面因素影响。其中最主要的一点，还是外科医师或急诊医师本身不能下定决心，不能捕捉手术的最佳时机。他们面对这些危重患者仍寄希望于先再做一些一般治疗，以期"改善"一些患者的全身情况，而后再手术，从而错失良机。这类事后"痛心的惋惜"，临床上实在太多了。因此对危重的外科休克患者，必须敢于负责，当机立断，一方面继续积极抗休克，一方面进行紧急的抢救性手术，方可挽救患者的生命。

（三）补容

有效血量降低，是休克早期共同特征。因此，补容为休克复苏必需的基本措施。必须补充足够的血容量，即要填补已扩大的毛细血管床，一般容量负荷要比预计的正常容量高 500～1 000 mL，但亦不能过度，应常参照治疗过程中患者的反应，并参考中心静脉压（CVP）。有条件者必要时应测肺动脉楔压（pulmonary artery wedge pressure，PAWP）。补液过程中应警惕输液过速或过多，如出现气短或肺底部啰音，为左心衰竭开始的征象（表2-1-1）。

表 2-1-1　补容足量与否的临床鉴别

临床表现	血容量不足	补量已足
口渴	存在	无
颈静脉充盈情况	不良	良好
动脉收缩压	下降	接近正常
脉压	减小	正常（＞20 mmHg）
心尖冲动	不清楚、局限、微弱	清楚、广泛、有力
毛细血管充盈时间	延长	迅速
肢体温度	寒冷、潮湿、微绀	温暖、干燥、红润
尿量	少（＜30 mL/h）	多（＞30 mL/h）
CVP	下降	正常
脉搏	快而弱	慢而有力
体位性血压降低	显著、强烈	不显著

（1）补液的品种。应用晶体液可以补充失血休克时丢失的组织间液，适当应用胶体液可迅速补充血容量，避免间质液过度扩张。补容复苏在临床应用中由来已久。至今关于晶体、胶体液在休克治疗中的优缺点尚有争论，争论的焦点在血浆胶体渗透压（plasma colloidal osmotic pressure，PCOP）与复苏液体对肺的影响。晶体液补容可补充失血性休克时缺失的组织间液而提高复苏成功率，而胶体液补充血容量迅速，可避免间质液过度扩张。

（2）高张高渗液。严重低血容量性、外伤性休克患者，无论发生在平时或战时，在运输途中平均所能输给的标准晶体液量很少有临床效益。近年研究表明，高张盐液（7.5%氯化钠）高张高渗液（7.5%氯化钠/12%右旋糖酐-70）有良好的效应。

它的作用机制为高张盐液促使细胞液进入细胞外间隙，而高渗溶液引起细胞外液进入血管腔内，结果是增加血浆容量，而致前负荷增加。此外，它的作用尚包括直接心肌刺激、神经反射机制、加强交感发放、内分泌释放、改善血液的流态、重建小动脉自主活动和周围动脉扩张等。它最大的优点是应用小剂量（4 mL/kg）即可改善血流动力学，如升高血压和增加心排出量，降低血管阻力，营养血液明显增加，再灌注损伤减轻，尿量增加，所以适用于创伤性、出血性休克的院前急救和应急措施。近年来称此法为小剂量复苏。

高张高渗液有改善创伤复苏的能力，尤其适用于院前液体复苏。高张盐液和胶体液的作用是相加的，应用于创伤、失血性休克，可增加血浆容量而致前负荷增加，一般若应用 4 mL/kg，可扩容 8 ~ 12 mL/kg。

（四）血管活性药

（1）血管解痉药物。适当应用血管扩张剂以利组织灌液。主要应在充分输液补容的基础上应用。使用血管扩张剂后，腹腔内脏及肾脏的灌注压降低，灌流量减少，氧耗量降低但氧债增高，可有一过性酸中毒加重。因此，使用血管扩张剂时，必须与其他治疗相辅进行，并应逐步发挥它的作用，以免心血管系统难以适应。

（2）血管收缩药物。如有效血容量尚未恢复，升高血压不能表示组织灌注有改善。因为血管收缩剂是通过动脉和小动脉的进一步收缩发挥作用的，故动脉血压经由血管收缩剂升高是以减少重要内脏的组织灌注入为代价换取的。所以应用收缩药物需十分慎重，必须应用者，宜用小剂量、低浓度。

（五）纠酸

组织器官的低灌流状态是酸中毒的基本原因。由于应激反应所释放的儿茶酚胺促进了酸中毒的发展，故治疗酸中毒的最根本方法在于改善微循环的灌注状态，同时保持健全的肾功能。至于缓冲液的输入，只能起治标作用。酸碱平衡由呼吸和代谢两种成分构成，充分了解与正确解释动脉血气和 pH 值，是评估和治疗酸碱平衡的有效方法。

下列三个定律对评估酸碱平衡和计算体内重碳酸盐的丢失量，有实用的参考价值：

（1）定律 1　$PaCO_2$ 上升或下降 10 mmHg，pH 值就相应下降或升高 0.08。

$$PaCO_2 \quad \uparrow \quad 10\ mmHg \quad \cdots\cdots \quad pH \quad \downarrow \quad 0.08$$
$$\downarrow \qquad\qquad\qquad\qquad\qquad \uparrow$$

（2）定律 2　pH 上升或下降，则碱基相应上升或下降。

$$pH \quad \uparrow \quad 0.15 \quad \cdots\cdots \quad HCO_3^- \quad \downarrow\ (BE) \quad 10\ mmol/L$$
$$\downarrow \qquad\qquad\qquad\qquad\qquad \downarrow\ (ED)$$

（3）定律 3　体内重碳酸盐缺乏量等于：

全身 $NaHCO_3$ 缺少量 = BD(mol/L) × 患者体重(kg)/4

不宜将计算所得碳酸氢钠的总量完全用来一次纠正碱缺，因这样可引起透过细胞膜的离子迅速转移，有导致心律失常和（或）惊厥的危险。应第 1 次快速输入计算所得量的 1/2，然后根据再次血气分析结果，计算所余 1/2 输入量，仍以计算所得的 1/2 量输入。

（六）激素的应用

临床上常用激素指肾上腺皮质激素，如氢化可的松（hydrcocrtisone）、地塞米松（dexamethasone）或甲泼尼龙（methylpred-nisolone），能增强心肌收缩力，保护肺、肾功能。较大剂量能阻断 α-受体兴奋作用，扩张血管，降低周围血管阻力，改善微循环，并可增加细胞内溶液酶体的稳定性，以及减低细胞膜的通透性，减少毒素进入细胞。此外，还能中和内毒素。

（七）纳洛酮（naloxane）

人体在各种应激情况下，均导致内源性 OLS 释放增加。纳洛酮是纯吗啡受体拮抗剂，能有效地拮抗 OLS 介导的各种效应，迅速逆转低血压。纳洛酮的成人首次剂量是 4.0 mg，静脉注射 2 ~ 3 min，半衰期为 30 ~ 40 min，故重复用药才能发挥作用，然后以 4 ~ 8 mg，持续静滴。不良反应少。

（八）莨菪类药

莨菪类药在国内已广泛用于休克治疗。莨菪类药物阻断 M 和 α-受体在应激状态下的全部不利效应，减少细胞氧耗，节约能量，并可供给 β-受体更多 ATP，充分发挥 β-受体的效应使血管平滑肌舒张，有助于改善微循环和内脏功能。此外，尚具有 Ca^{2+} 拮抗剂的作用，对肠黏膜细胞溶酶体有特殊稳定作用，以及阻断"肠因子"的释放。因此，莨菪类药物抗休克的机制是多种心血管效应、Ca^{2+} 拮抗作用的保护能量代谢的综合。治疗休克时，宜用大剂量。

上述综合治疗的原则应根据具体情况灵活运用，一些客观检查的结果，需正确地加以解释，还应考虑到幼儿、老年和原有重症患者各种明显的特点。所有治疗必须做到及时、正确、有效和坚持下去。

（张利远　崔志明）

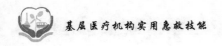

第二章

过敏性休克

一、概述

过敏反应是因肥大细胞、嗜碱细胞突然释放炎性介质所致，以多系统受累为特点。过敏性休克是患者暴露于过敏原，通过免疫机制迅速发生低血压及其他强烈症候群，常可危及生命。过敏性休克的救治是一个争分夺秒的过程。

二、病因与发病机制

常见的致敏原有以下几类：① 部分食物、异种蛋白；② 常用抗生素，青霉素、头孢霉素、两性霉素 B、硝基呋喃妥因；③ 其他药物，局部麻醉药（普鲁卡因、利多卡因），诊断性药物（碘化 X 线造影剂、碘溴酞），抗血清，葡萄糖酐铁；④ 蜂类、昆虫叮咬等。

外界抗原物质进入机体刺激免疫系统，产生抗体 IgE。特异性 IgE 与皮肤、血管壁、支气管"靶细胞"结合，使机体致敏。当抗原再次接触致敏机体时，激发机体广泛的第 I 型变态反应。机体肥大细胞、嗜碱细胞立即释放组织胺、白三烯、前列腺素、血栓烷素和缓激肽等，导致黏膜分泌增加，毛细血管通透性增加，血管平滑肌紧张性明显降低，喉头水肿、支气管痉挛、血管扩张，出现憋气、心悸、血压下降、皮疹等临床症状。

三、临床表现

过敏性休克突然发生，进展迅速。约 50% 患者 5 min 内发生症状，10% 患者症状发生于半小时以后，极少数患者连续用药时发生。

临床表现归纳为两类：首先表现为休克，血压急剧下降到 80/60 mmHg 以下，患者可出现意识障碍。其次在休克出现同时或休克之前，有过敏相关的症状。

皮肤潮红、瘙痒，广泛的荨麻疹、血管神经性水肿，可出现喷嚏、水样鼻涕、音哑等。这是最早、最常见的临床表现。

喉头堵塞感、胸闷憋气、喘鸣、发绀，可发生窒息。呼吸道阻塞是过敏性休克最凶险的表现，也是最主要的死因。

循环衰竭：心悸出汗、面色苍白、脉速而弱，迅速发展为肢体湿冷、血压下降，可导致心搏骤停。老年患者、冠心病患者可并发急性心肌梗死。

意识改变：恐惧感，烦躁不安、头晕、昏迷。部分患者抽搐、肢体强直。

可出现其他表现：刺激性咳嗽、恶心呕吐、腹痛腹泻、大小便失禁等。

实验室检查结果：经常可以看到红细胞压积增加，这是血管通透性增加引起的血液浓缩导致的。血清肥大细胞类胰蛋白酶通常升高。

四、诊断与鉴别诊断

（一）诊断依据

一般而言，食用或接触过上述过敏物质，迅速发生皮肤瘙痒发红、荨麻疹、支气管痉挛、呼吸道梗阻、血管性水肿、低血压等，而又难以解释时，首先考虑过敏性休克可能。必须及时做出诊断。

（二）诊断要点

（1）皮肤发红瘙痒。

（2）腹胀、恶心、呕吐、腹泻。

（3）喉头水肿所致呼吸道阻塞。

（4）支气管痉挛；支气管出血，肺水肿；心动过速，晕厥，低血压。

（5）心血管萎陷。

（三）鉴别诊断

严重过敏反应发展迅速，凶险致命，只有排除了临床过敏反应的诊断，才能考虑其他疾病。应该与以下疾病鉴别：低血容量性休克、感染中毒性休克、心肌缺血和梗死、心律失常、支气管炎、慢性阻塞性肺病急性加重、肺栓塞、误吸、癫痫发作、低血糖、脑血管意外。使用过药物、血制品、新的静脉药物可以提示过敏可能。

五、治疗

急救措施概括为四个方面。

1. 评估并消除致敏因素

立即停止接触过敏原、致病药物。

2. 基础生命支持

稳定循环、呼吸功能，主要措施包括立即给予肾上腺素，保证气道通畅，高流量吸氧，必要时紧急气管插管或气管切开；迅速建立静脉通路，快速容量复苏等。如患者对肾上腺素反应不佳或者持续低血压，迅速输注 1~2 L 生理盐水或平衡液，甚至更多。

3. 特异性药物治疗

（1）肾上腺素：抢救过敏性休克的首选药物，小儿 0.01 mg/kg，最大剂量 0.5 mg/次，皮下注射；成人首次 0.5 mg，皮下或肌注，酌情重复；如果出现低血压或起始治疗无反应，静脉给予 0.1 mg（1∶10 000）肾上腺素缓慢推注（5 min），输入晶体液 20 mL/kg；如果低血压持续存在，予肾上腺素或多巴胺静脉滴注，肾上腺素静脉输注的速度控制在 1~4 μg/min。如果静脉通道未开通，则肌注肾上腺素 0.3~0.5 mL（1∶1 000/0.3~0.5 mg，或气管插管内滴注肾上腺素 10 mL（1∶10 000/0.1 mg）。静脉注射肾上腺素时，可能导致心动过速、心肌缺血、血压升高，应当密切监测。

（2）糖皮质激素：在治疗的早期静脉输注糖皮质激素。及早静脉注射地塞米松 10~20 mg，或琥珀酰氢化可的松 200~400 mg，或甲泼尼龙 120~240 mg，可适当重复，抗过敏的显效作用时间是 4~6 h。

（3）抗组胺：应尽早应用组胺拮抗药，如盐酸苯海拉明（1 mg/kg，缓慢静脉注射）；异丙嗪（25~50 mg，肌注）或氯苯那敏（10 mg，肌注），10% 葡萄糖酸钙（10~20 mL，静脉注射）。

（4）H_2 阻滞剂：应用 H_2 阻滞剂。慎用西咪替丁，因为快速静脉注射可导致低血压或心脏停搏。

（5）吸入 β-肾上腺素能药：可吸入沙丁胺醇。因 β-受体阻滞剂所致支气管痉挛吸入沙丁胺醇特别有效。应当注意：过敏反应患者发生濒死哮喘，应该接受重复剂量的支气管扩张剂，而不是接受重复剂量的肾上腺素。

（6）血管活性药物：在积极补充液体基础上，选用多巴胺、去甲肾上腺素、间羟胺。

4. 毒液的去除

蜜蜂的蜇刺毒作用（黄蜂没有）可在被叮咬处留下一个毒刺。初次就诊时要注意查看被叮咬处皮肤，如果看到毒刺，可使用刀的背面立刻挖除。避免挤压被叮咬处。

5. 病情观察

治疗期间，必须对患者症状、体征反复评估。初期救治成功后，对病情的连续观察应在 24 h 以上。超过 20% 的患者症状在 1~8 h 内复发，必要时可以延长观察时间。观察应注意以下方面：① 严重过敏反应发生时，患者过敏阈值降低，可能对多种药物或食物存在过敏反应可能，治疗时应简化用药。② 进行性声音嘶哑、喘鸣、口咽肿胀应尽早气管插管。③ 患者病情可在短时间内恶化（30 min 到 3 h），应尽早认识潜在困难气道，及时请麻醉科医生或五官科等协助。④ 如果发生了心脏停搏，立即予以心肺复苏。

六、预后

一般来说，接触抗原后发生症状越迟，预后越好。"闪电样"过敏性休克者，预后常较差。冠心病患者常伴发心肌梗死。神经系统症状明显者可遗留脑部后遗症状。过敏性休克是特异性 IgE 中介的变态反应，每次接触抗原后 IgE 产量会逐次增多，再次接触时可能发生更加剧烈的反应，应当警告患者永远不再接触类似致敏原，并在患者病历首页登记禁忌药物。

（唐志和）

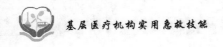

第三章

急性冠状动脉综合征

急性冠状动脉综合征（ACS）是一种常见的严重的心血管疾病，是冠心病的一种严重类型，是以冠状动脉粥样硬化斑块破裂或侵袭，继发完全或不完全闭塞性血栓形成为病理基础的一组临床综合征，分为急性 ST 段抬高性心肌梗死、急性非 ST 段抬高性心肌梗死和不稳定型心绞痛三类。常见于老年人、吸烟、高血压、糖尿病、高脂血症、腹型肥胖及有早发冠心病家族史的患者。近年来发病年龄呈年轻化趋势，患者常常表现为发作性胸痛、胸闷等症状，可导致心律失常、心力衰竭，甚至猝死，但若及时采取恰当的治疗方式，可以降低病死率，并减少并发症，改善患者的预后。

一、分类

由于不同类型的 ACS 的治疗策略存在一定差异，根据患者发病时的心电图 ST 段是否抬高，可将 ACS 分为急性 ST 段抬高性心肌梗死（STEMI）和非 ST 段抬高性急性冠状动脉综合征（NSTE-ACS）。其中，根据心肌损伤血清生物标志物［肌酸激酶同工酶（CK）-MB 或心脏肌钙蛋白（Cardiac-troponin，cTn）］测定结果，NSTE-ACS 又包括非 ST 段抬高性心肌梗死（NSTEMI）和不稳定型心绞痛（UA）。

二、病因

绝大多数 ACS 是冠状动脉粥样硬化斑块不稳定的结果。

极少数 ACS 由非动脉粥样硬化性疾病所致，如动脉炎、外伤、夹层、血栓栓塞、先天异常、滥用可卡因，或心脏介入治疗并发症。

当冠状动脉的供血与心肌的需血之间发生矛盾，冠状动脉血流量不能满足心肌代谢的需要，引起心肌急剧的、暂时的缺血缺氧时，即发生心绞痛。

冠状动脉粥样硬化可造成一支或多支血管管腔狭窄和心肌血供不足，一旦血供急剧减少或中断，使心肌严重而持久地急性缺血达 20～30 min，即可发生急性心肌梗死（AMI）。

三、危险因素

（一）主要的危险因素

（1）年龄、性别：本病临床上多见于 40 岁以上的中、老年人。近年来，临床发病年龄有年轻化趋势。与男性相比，女性发病率较低，但在更年期后发病率增加。

（2）血脂异常：脂质代谢异常是动脉粥样硬化最重要的危险因素。总胆固醇（TC）、甘油三酯（TG）、低密度脂蛋白（LDL）或极低密度脂蛋白（VLDL）增高，相应的载脂蛋白 B（ApoB）增高；高密度脂蛋白（HDL）降低、载脂蛋白 A 降低都被认为是危险因素。此外脂蛋白（a）增高也可能是独立的危险因素。在临床实践中，以 TC 及 LDL 增高最受关注。

（3）高血压：60% ~ 70% 的冠状动脉粥样硬化患者有高血压，高血压患者患本病的概率较血压正常者高 3 ~ 4 倍。收缩压和舒张压增高都与本病密切相关。

（4）吸烟：吸烟者与不吸烟者比较，本病的发病率和病死率增高 2 ~ 6 倍，且与每日吸烟的支数呈正比。被动吸烟也是危险因素。

（5）糖尿病和糖耐量异常：糖尿病患者中，不仅本病发病率较非糖尿病者高出数倍，且病变进展迅速。本病患者糖耐量减低者也十分常见。

（二）其他危险因素

（1）肥胖。

（2）从事体力活动少，脑力活动紧张，经常有工作紧迫感者。

（3）西方的饮食方式：常进较高热量、含较多动物性脂肪、胆固醇、糖和盐的食物者。

（4）遗传因素：家族中有在年龄 < 50 岁时患本病者，其近亲患病的概率可 5 倍于无这种情况的家族。

（5）性情急躁、好胜心和竞争性强、不善于劳逸结合的 A 型性格者。

（三）新近发现的危险因素

（1）血中同型半胱氨酸增高。

（2）胰岛素抵抗增强。

（3）血中纤维蛋白原及一些凝血因子增高。

（4）病毒、衣原体感染等。

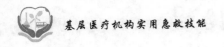

四、临床表现

典型的临床表现为发作性胸骨后闷痛，紧缩压榨感或压迫感、烧灼感，可向左上臂、下颌、颈、背、肩部或左前臂尺侧放射，持续性，伴有出汗、恶心、呼吸困难、窒息感，甚至晕厥，持续时间在 10 ~ 20 min，含硝酸甘油不能完全缓解时常提示 AMI。

部分患者在 AMI 发病前数日有乏力，胸部不适，活动时心悸、气急、烦躁、心绞痛等前驱症状。

不典型表现：牙痛、咽痛、上腹隐痛、消化不良、胸部针刺样痛或仅有呼吸困难。这些常见于老年、女性、糖尿病、慢性肾功能不全或痴呆症患者。临床缺乏典型胸痛，特别当心电图正常或临界改变时，常易被忽略和延误治疗，应注意连续观察。大多数 ACS 患者无明显的体征。

重症患者可出现皮肤湿冷、面色苍白、烦躁不安、颈静脉怒张等，听诊可闻肺部啰音、心律不齐、心脏杂音、心音分裂、第三心音、心包摩擦音和奔马律。

五、检查

（一）心肌损伤标志物

AMI 时会出现心肌损伤标志物的升高，且其增高水平与心肌梗死范围及预后明显相关。

（1）肌钙蛋白 I（cTnI）或 T（cTnT）　起病 3 ~ 4 h 后升高，cTnI 于 11 ~ 24 h 达高峰，7 ~ 10 d 降至正常，cTnT 于 24 ~ 48 h 达高峰，10 ~ 14 d 降至正常。肌钙蛋白增高是诊断心肌梗死的敏感指标。

（2）肌酸激酶同工酶 CK-MB　起病后 4 h 内增高，16 ~ 24 h 达高峰，3 ~ 4 d 恢复正常。

（二）心电图

（1）STEMI：① ST 段抬高呈弓背向上形，在面向坏死区周围心肌损伤区的导联上出现；② 宽而深的 Q 波（病理性 Q 波），在面向透壁心肌坏死区的导联上出现；③ T 波倒置，在面向损伤区周围心肌缺血区的导联上出现。在背向梗死区的导联则出现相反的改变，即 R 波增高、ST 段压低和 T 波直立并增高。

（2）NSTE-ACS：ST-T 波动态变化是 NSTE-ACS 最有诊断价值的心电图异常表现。症状发作时可记录到一过性 ST 段改变（常表现为 2 个或以上相邻导联 ST 段下移≥0.1 mV），症状缓解后 ST 段缺血性改变改善，或者发作时倒置 T 波是"伪正常化",发作后恢复至原倒置状态更具有诊断意义,并提示有急性心肌缺血或严重冠脉疾病。初始心电图正常或临界改变,不能排除 NSTE-ACS 的可能性;患者出现症状时应再次记录心电图,且与无症状时或既往心电图对比,注意 ST-T 波的动态变化。

（三）超声心动图

AMI 及严重心肌缺血时,可见室壁节段性运动异常。同时,超声心动图有助于了解左心室功能,诊断室壁瘤和乳头肌功能失调等。

（四）其他影像学检查

包括放射性核素检查,MRI 等。

六、诊断

当有典型的缺血性胸痛症状或心电图动态改变而无心肌坏死标志物升高时,可诊断为心绞痛。

存在下列任何一项时,可以诊断心肌梗死。

（1）心脏生物标志物（最好是肌钙蛋白）增高或增高后降低,至少有 1 次数值超过正常上限,并有以下至少 1 项心肌缺血的证据:

① 心肌缺血临床症状;

② 心电图出现新的心肌缺血变化,即新的 ST 段改变或左束支传导阻滞（按心电图是否有 ST 段抬高,分为 STEMI 和 NSTEMI）;

③ 心电图出现病理性 Q 波;

④ 影像学证据显示新的心肌活力丧失或区域性室壁运动异常。

（2）突发、未预料的心脏性死亡,涉及心搏停跳,常伴有提示心肌缺血的症状、推测为新的 ST 段抬高或左束支传导阻滞、冠状动脉造影或尸体检验显示新鲜血栓的证据,死亡发生在可取得血标本之前,或心脏生物标志物在血中出现之前。

（3）在基线肌钙蛋白正常、接受经皮冠状动脉介入治疗（PCI）的患者,心脏生物标志物升高超过正常上限提示围手术期心肌坏死。心脏生物标志物升高超过正常上限 3 倍定为 PCI 相关的心肌梗死,其中包括 1 种已经证实的支架血栓形成相关的亚型。

（4）基线肌钙蛋白值正常、行冠状动脉旁路移植术（CABG）患者,心脏生物标志物升高超过正常上限,提示围手术期心肌坏死。将心脏生物标志物升高超过正常上限 5 倍并发生新的病理性 Q 波或新的左束支传导阻滞,或冠状动脉造影证实新移植的或自身的冠状动脉闭塞,或有心肌活力丧失的影像学证据,定为与 CABG 相关的心肌梗死。

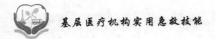

（5）有 AMI 的病理学发现。

七、鉴别诊断

（一）稳定型心绞痛

胸痛常由体力劳动或情绪激动（如愤怒、焦急、过度兴奋等）所诱发，饱食、寒冷、吸烟、心动过速、休克等亦可诱发。疼痛多发生于劳力或激动的当时，而不是在一天劳累之后。典型的心绞痛常在相似的条件下重复发生，但有时同样的劳力只在早晨而不在下午引起心绞痛。疼痛出现后常逐步加重，然后在 3～5 min 内渐消失。停止原来诱发症状的活动或舌下含用硝酸甘油能在几分钟内使之缓解。

（二）主动脉夹层

胸痛一开始即达高峰，常放射到背、肋、腹、腰和下肢，两上肢的血压和脉搏可有明显差别，可有主动脉瓣关闭不全的表现，偶有意识模糊和偏瘫等神经系统受损症状，但无血清心肌坏死标记物升高等可资鉴别。二维超声心动图检查、X 线或磁共振体层显像有助于诊断。

（三）急性肺动脉栓塞

可发生胸痛、咯血、呼吸困难和休克，但有右心负荷急剧增加的表现，如发绀、肺动脉瓣区第二心音亢进、颈静脉充盈、肝大、下肢水肿等。心电图示 Ⅰ 导联 S 波加深，Ⅲ 导联 Q 波显著 T 波倒置，胸导联过度区左移，右胸导联 T 波倒置等改变，可资鉴别。

（四）急腹症

急性胰腺炎、消化性溃疡穿孔、急性胆囊炎、胆石症等，均有上腹部疼痛症状，可能伴休克。仔细询问病史，做体格检查、心电图检查、血清心肌酶和肌钙蛋白测定可协助鉴别。

（五）急性心包炎

心包炎的疼痛与发热同时出现，呼吸和咳嗽时加重，早期即有心包摩擦音，后者和疼痛在心包腔出现渗液时均消失；全身症状一般不如 AMI 严重；心电图除 aVR 外，其余导联均有 ST 段弓背向下的抬高，T 波倒置，无异常 Q 波出现。

八、并发症

AMI 患者可并发：

1. 心律失常

见于 75%～95% 的 AMI 患者，多发生在起病 1～2 d，以 24 h 内最多见。各种心律失常中以室性心律失常最多，尤其是室性期前收缩。室颤是 AMI 早期，特别是入院前主要的死因。房室传导阻滞和束支传导阻滞也较多见，室上性心律失常则较少，多发生在心力衰竭者中。

2. 低血压和休克

休克多在起病后数小时至数日内发生，见于约 20% 的 AMI 患者，主要为心源性，心肌广泛（40% 以上）坏死，心排血量急剧下降所致。

3. 心力衰竭

主要是急性左心衰竭，可在 AMI 起病最初几天内发生，或在疼痛、休克好转阶段出现，为梗死后心脏舒缩力显著减弱或不协调所致，发生率为 32%～48%。出现呼吸困难、咳嗽、发绀、烦躁等症状，严重者可发生肺水肿，随后可有颈静脉怒张、肝大、水肿等右心衰竭表现。右心室 AMI 者可一开始即出现右心衰竭表现，伴血压下降。

4. 乳头肌功能失调或断裂

总发生率可高达 50%。造成不同程度的二尖瓣脱垂并关闭不全，引起心力衰竭。重症者可在数日内死亡。

5. 心脏破裂

少见，常在起病 1 周内出现，多为心室游离壁破裂，造成猝死。偶为心室间隔破裂造成穿孔，可引起心力衰竭和休克而在数日内死亡。心脏破裂也可为亚急性，患者能存活数月。

6. 栓塞

发生率 1%～6%，见于起病后 1～2 周，可为左心室附壁血栓脱落所致，引起脑、肾、脾或四肢等动脉栓塞；也可因下肢静脉血栓形成部分脱落所致，则产生肺动脉栓塞。

7. 心室壁瘤

主要见于左心室，发生率 5%～20%。瘤内可发生附壁血栓而导致栓塞。

8. 心肌梗死后综合征

发生率约 10%。于 AMI 后数周至数月内出现，可反复发生，表现为心包炎、胸膜炎或肺炎，有发热、胸痛等症状。

九、治疗

急救措施：发生疑似急性缺血性胸痛症状时应立即停止活动并休息，尽早向急救中心呼救。对无禁忌证的 ACS 患者应立即舌下含服硝酸甘油，每 5 min 重复 1 次，总量不超过 1.5 mg。

"时间就是心肌，时间就是生命。"对于 STEMI 患者，采用溶栓或介入治疗（PCI）方式尽可能早地开通梗死相关动脉可明显降低死亡率，减少并发症，改善患者的预后。

治疗方法：药物治疗、手术治疗、介入治疗、其他治疗等。

（一）STEMI 的治疗

1. 住院后初始处理

所有 STEMI 患者到院后应立即给予吸氧和心电图、血压和血氧饱和度监测，伴有严重低氧血症者，需面罩加压给氧或气管插管并机械通气。镇痛治疗。

2. 溶栓治疗

溶栓治疗具有快速、简便、经济、易操作的特点，静脉溶栓仍然是较好的选择。发病 3 h 内行溶栓治疗，其临床疗效与直接 PCI 相当。发病 3 ~ 12 h 内行溶栓治疗，其疗效不如直接 PCI，但仍能获益。发病 12 ~ 24 h 内，如果仍有持续或间断的缺血症状和持续 ST 段抬高，溶栓治疗仍然有效。STEMI 发生后，血管开通时间越早，则挽救的心肌越多。目标是在救护车到达 30 min 内开始溶栓。

3. 经皮冠状动脉介入（PCI）治疗

PCI 可快速有效地开通梗死相关动脉，是 STEMI 急性期的首选治疗，若条件允许，应尽快选择有条件行 PCI 治疗的医院接受治疗。

（1）直接 PCI：① 如果即刻可行，且能及时进行（就诊-球囊扩张时间 <90 min），对症状发病 12 h 内的 STEMI（包括正后壁心肌梗死），或伴有新出现，或可能新出现左束支传导阻滞的患者应行直接 PCI。② 年龄 <75 岁，在发病 36 h 内出现休克，病变适合血管重建，并能在休克发生 18 h 内完成者，应行直接 PCI，除非因为患者拒绝、有禁忌证和（或）不适合行有创治疗。③ 症状发作 <12 h，伴有严重心功能不全和（或）肺水肿 killip Ⅲ 级的患者应行直接 PCI。无血流动力学障碍患者，在直接 PCI 时不应该对非梗死相关血管进行 PCI 治疗。发病 >12 h、无症状、血流动力学和心电稳定的患者不宜行直接 PCI 治疗。

（2）转运 PCI：高危 STEMI 患者就诊于无直接 PCI 条件的医院，尤其是有溶栓禁忌证或虽无溶栓禁忌证但已发病 >3 h 的患者，可在抗栓（抗血小板或抗凝）治疗的同时，尽快转运患者至可行 PCI 的医院。

4. 抗栓治疗

（1）抗血小板治疗：① 阿司匹林，所有患者只要无禁忌证，均应立即口服水溶性阿司匹林或嚼服肠溶阿司匹林 300 mg，继以 100 mg/d 长期维持。② 噻吩并吡啶类，在首次或再次 PCI 之前或当时应尽快服用氯吡格雷，初始负荷量 300 mg（拟直接 PCI 者最好 600 mg）。住院期间，所有患者继续服用氯吡格雷 75 mg/d。出院后，未置入支架患者，应使用氯吡格雷 75 mg/d 至少 28 天，条件允许者也可用至 1 年。因急性冠状动脉综合征接受支架置入的患者，术后使用氯吡格雷 75 mg/d 至少 12 个月。置入药物洗脱支架的患者可考虑使用氯吡格雷 75 mg/d 15 个月以上。对阿司匹林禁忌者，可长期服用氯吡格雷。

（2）抗凝治疗：① 普通肝素；② 低分子量肝素；③ 磺达肝癸钠；④ 比伐卢定；⑤ 口服抗凝剂治疗。STMI 急性期后，以下情况需口服抗凝剂治疗：超声心动图提示心腔内有活动性血栓，口服华法林 3～6 个月；合并心房颤动者；不能耐受阿司匹林和氯吡格雷者，可长期服用华法林，维持 INR 2～3。若需在阿司匹林和氯吡格雷的基础上加用华法林，需注意出血的风险，严密监测 INR，缩短监测间隔。

5. 抗心肌缺血和其他治疗

（1）硝酸酯类：如患者收缩压低于 90 mmHg 或较基础血压降低 >30%、严重心动过缓（心率 <50 次/min）或心动过速（心率 >100 次/min）、拟诊右心室梗死，则不应使用硝酸酯类药物。

（2）β-受体阻滞剂：缩小心肌梗死面积，减少复发性心肌缺血、再梗死、室颤及其他恶性心律失常，对降低急性期病死率有肯定的疗效。无该药禁忌证时，应于发病后 24 h 内常规口服应用。

（3）血管紧张素转换酶抑制剂（ACEI）和血管紧张素受体阻滞剂（ARB）：可减少充盈性心力衰竭的发生，降低病死率。如无禁忌证，所有 STEMI 患者均应给予 ACEI 长期治疗。如果患者不能耐受 ACEI，可考虑换用 ARB。

（4）醛固酮受体拮抗剂：对 STEMI 后左室射血分数（LVEF）≤0.4，有心功能不全或糖尿病，无明显肾功能不全 ［血肌酐，男性≤221 μmol/L（2.5 mg/dL）、女性≤177 μmol/L（2.0 mg/dl），血钾≤5 mmol/L］ 的患者，应给予醛固酮受体拮抗剂。

（5）钙拮抗剂：不推荐使用短效二氢吡啶类钙拮抗剂。

（6）他汀类药物：除调脂作用外，他汀类药物还具有抗炎、改善内皮功能、抑制血小板聚集的多效性，因此，所有无禁忌证的 STEMI 患者入院后应尽早开始他汀类药物治疗，且无须考虑胆固醇水平。他汀类治疗的益处不仅见于胆固醇升高患者，也见于胆固醇正常的冠心病患者。所有心肌梗死后患者都应该使用他汀类药物将低密度脂蛋白胆固醇水平控制在 2.6 mmol/L（100 mg/dL）以下。

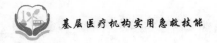

6. 冠脉搭桥术（CABG）

对少数 STEMI 合并心源性休克不适宜 PCI 者，急诊 CABG 可降低病死率。机械性并发症（如心室游离壁破裂、乳头肌断裂、室间隔穿孔）引起心源性休克时，在急性期需行 CABG 和相应心脏手术治疗。

7. 治疗并发症

（二）NSTE-ACS 的治疗

NSTE-ACS 的处理旨在根据危险分层采取适当的药物治疗和冠脉血运重建策略。可使用 TIMI 或 GRACE 积分系统对 NSTE-ACS 患者的缺血风险进行危险分层，使用 CRUSADE 出血积分系统对 NSTE-ACS 患者的出血风险进行危险评估。

（1）抗栓治疗、抗心肌缺血和其他治疗与 STEMI 相似，由于发病机制与 STEMI 存在不同，NSTE-ACS 不建议使用溶栓治疗。

（2）PCI 治疗：

① 高危患者：对高危 NSTE-ACS〔包括有血清 cTn 或心电图 ST-T 波变化，糖尿病、肾功能不全（GFR < 60 mL/min）、心功能减退（LVEF < 40%）、梗死后早期心绞痛、最近 PCI、以往 CABG 史和中至高 GRACE 危险积分〕的患者，主张于症状发生最初 72 h 内行诊断性冠脉造影，然后根据病变情况做血运重建治疗。对心肌缺血极高危患者，即难治性心绞痛伴心力衰竭、危及生命的室性心律失常或血流动力学不稳定，可行紧急侵入性策略（<2 h）。对 GRACE 积分 >140 合并多项其他高危因素（例如 cTnT 或 ST-T 波变化）的患者，推荐行早期（<24 h）侵入性策略。

② 早期稳定患者：对发生临床事件高风险的 NSTE-ACS 患者，如无严重并发症或血运重建禁忌证，应及早冠脉造影或血运重建。对最初稳定的高危 NSTE-ACS 患者，应早期介入（入院 12 ~ 24 h 内）。对最初稳定且无严重合并症和血运重建禁忌证的 NSTE-ACS 患者，最初可考虑保守治疗，以后的治疗决策（保守或介入）由医生根据病情或患者的意愿决定。

③ 低至中危患者：对低至中危且无症状复发的 NSTE-ACS 患者，行无创性心肌缺血评估。心肌血运重建策略（PCI 或 CABG）应基于临床症状和冠脉病变的严重性。

④ 严重并存疾病患者：肝功能和肺功能衰竭或癌肿患者，不主张行早期诊断性冠脉造影和血运重建。

（5）CABG：IVSTEMI 患者血运重建方式选择 PCI 还是 CABG，很大程度上取决于冠状动脉造影结果和患者个人的意愿。

⊙ 十、预后

AMI 患者的预后与梗死范围的大小、侧支循环产生的情况及治疗是否及时密切相关。急性期住院病死率采用溶栓疗法后再降至 8% 左右，住院 90 min 内施行介入治疗后进一步降至 4% 左右。死亡多发生在第 1 周内，尤其在发病数小时内，发生严重心律失常、休克或心力衰竭者，病死率尤其高。NSTEMI 近期预后虽佳，但长期预后则较差。出院后 1 年内再次住院率高达 20%，大于 40 岁患者的病死率男性为 18%，女性为 20%。

⊙ 十一、预防

（一）非药物干预

（1）戒烟。

（2）运动：ACS 患者出院前应做运动耐量评估，并制定个体化体力运动方案。对于所有病情稳定的患者，建议每日进行 30~60 min 适量的有氧运动（例如快步行走等），每周至少坚持 5 d。体力运动应循序渐进，并避免诱发心绞痛等不适症状。

（3）控制体重：出院前及出院后建议患者控制饮食与运动，随诊时应监测体重。

（二）药物预防

（1）抗血小板治疗：若无禁忌证，所有 ACS 患者出院后均应长期服用阿司匹林（75~150 mg/d）治疗。因存在禁忌证而不能应用阿司匹林者，可用氯吡格雷（75mg/d）替代。接受 PCI 的患者，需联合应用阿司匹林和氯吡格雷。

（2）ACEI 和 ARB 类药物：若无禁忌证，所有伴有心力衰竭（LVEF < 0.45）、高血压、糖尿病或慢性肾脏疾病的 STEMI 患者均应长期服用 ACEI。低危 STEMI 患者（即 LVEF 正常、已成功实施血运重建且各种心血管危险因素已得到满意控制者）亦可考虑 ACEI 治疗。具有适应证但不能耐受 ACEI 治疗者，可应用 ARB 类药物。

（3）β-受体阻滞剂：若无禁忌证，所有 STEMI 患者均应长期服用 β-受体阻滞剂治疗，并根据患者耐受情况确定个体化的治疗剂量。

（4）醛固酮拮抗剂：无明显肾功能损害和高血钾的心肌梗死后患者，经过有效剂量的 ACEI 与 β-受体阻滞剂治疗后其 LVEF < 0.4 者，可考虑应用醛固酮拮抗剂治疗，但需密切观察相关不良反应（特别是高钾血症）的发生。

（三）控制心血管危险因素

（1）控制血压：应将其血压控制于＜140/90 mmHg，合并慢性肾病者应将血压控制于＜130/80 mmHg。此类患者宜首选 β-受体阻滞剂和（或）ACEI 治疗，必要时可考虑应用小剂量噻嗪类利尿剂等药物。

（2）调脂治疗：出院后应坚持使用他汀类药物，将 LDL-C 控制在＜2.60 mmol/L，并可考虑达到更低的目标值［LDL-C＜2.08 mmol/L；对于合并糖尿病者，应将 LDL-C 控制在＜2.08 mmol/L 以下］。达标后不可停药，也不宜盲目减小剂量。LDL-C 未达标时，联合使用胆固醇吸收抑制剂或其他降脂药物。LDL-C 达标后，若甘油三酯＞2.26 mmol/L，则联合使用贝特类或烟碱类药物。甘油三酯＞1.70 mmol/L 且改善生活方式治疗 3 个月后仍高时，应加用贝特类或烟酸类药物。

（3）血糖管理：若患者一般健康状况较好、糖尿病病史较短、年龄较轻，可将其糖化血红蛋白控制在 7% 以下；若患者一般健康状况较差、糖尿病病史较长、年龄较大时，宜将糖化血红蛋白控制于 7%～8%。

（4）置入式心脏除颤器（ICD）：以下两类患者考虑置入 ICD：① LVEF ≤0.4，且伴有自发非持续性室速，和（或）电程序刺激可诱发出单形持续性室速者；② 心肌梗死至少 40 d 后患者仍存在心力衰竭症状（NYHA 心功能 Ⅱ～Ⅳ级），且 LVEF≤0.30 者。AMI 后虽经最佳药物治疗仍存在轻度心力衰竭症状（NYHA 心功能 Ⅰ级）且 LVEF≤0.35 者也可考虑置入 ICD。

（邢佳丽）

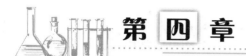

第四章

急性心力衰竭

一、概述

急性心力衰竭（AHF）：指急性发作或急性加重的心功能异常，心肌收缩力降低、心脏负荷加重，造成急性心排血量骤降、肺循环压力升高、周围循环阻力增加，从而引起的临床综合征。主要有以下特征：① 血输出量减低；② 组织器官灌注不足；③ 急性瘀血综合征。以左心衰竭最为常见。可表现为收缩性心衰，也可以表现为舒张性心衰。

心力衰竭不等同于心功能不全，心功能不全是病理名词，指器械、检验等客观检查发现心脏结构或功能异常；心力衰竭是临床出现的典型症状和体征。急性心衰常危及生命，必须紧急抢救。

二、病因和诱因

（一）心脏因素

1. 急性弥漫性心肌损伤

（1）急性冠状动脉综合征；

（2）急性重症心肌炎；

（3）药物所致的心肌损伤与坏死等。

2. 急性心脏负荷（压力/容量）增加

（1）严重的瓣膜狭窄；

（2）瓣膜关闭不全；

（3）心室流出道梗阻；

（4）先天性心脏病；

（5）高血压急症；

（6）心房内血栓或黏液瘤嵌顿。

3. 严重心律失常

4. 急性心包压塞

5. 慢性心衰急性加重

（二）非心脏因素

（1）肺部疾病，如急性大面积肺梗死等；

（2）输血、输液速度过快，尤其原有心肺疾患或肾功能衰竭者；

（3）感染、甲状腺功能亢进、贫血等。

三、临床表现

（一）基础疾病表现

大多数患者有心脏病病史，如冠心病、高血压、心瓣膜病、扩张型心肌病、急性重症心肌炎等。

（二）诱发因素

（1）全身感染；（2）心律失常；（3）过度的体力活动；（4）妊娠、分娩；（5）过多或过快静脉输液；（6）酸碱平衡及电解质代谢紊乱；（7）药物使用不当；等等。其中最常见的诱因是感染。

（三）早期表现

左心功能降低的早期征兆为疲乏、运动耐力明显减低、心率增加，继而出现劳力性呼吸困难、夜间阵发性呼吸困难、不能平卧等；左心室增大，舒张早期或中期奔马律，两肺底部有湿啰音、干啰音和哮鸣音，提示已经存在左心功能障碍。

（四）急性肺水肿

起病急，病情可迅速发展至危重状态。突发的严重呼吸困难、端坐呼吸、喘息不止、烦躁不安并有恐惧感，频繁咳嗽，粉红色泡沫样痰；心率快，心尖部常可闻及奔马律；两肺满布湿啰音和哮鸣音。

（五）心源性休克

（1）低血压：持续 30 min 以上，收缩压降至 90 mmHg 以下，或原有高血压的患者收缩压降低≥40～60 mmHg。

（2）组织低灌注状态：① 皮肤湿冷、苍白和青斑；② 心动过速；③ 尿量明显减少，甚至无尿；④ 意识障碍，常有烦躁不安、激动焦虑、恐惧和濒死感；逐渐发展至意识模糊甚至昏迷。

（3）血流动力学障碍 PCWP≥18 mmHg，心脏排血指数（CI）≤2.2 L/（min·m^2）。

（4）代谢性酸中毒和低氧血症。

四、检查

检查项目如下：

（1）心电图。

（2）X线检查：可显示肺瘀血和肺水肿。

（3）超声心动图：可了解心脏的结构和功能、心瓣膜状况、是否存在心包病变、急性心肌梗死机械并发症、室壁运动失调、左室射血分数（LVEF）。

（4）动脉血气分析：监测动脉氧分压（PaO_2）、二氧化碳分压（$PaCO_2$）。

（5）实验室检查：血常规和血生化检查，如电解质、肾功能、血糖、白蛋白及高敏C反应蛋白。

（6）心衰标志物：B型利钠肽（BNP）和N末端B型利钠肽原（NT-proBNP）的增高，被认为是公认的诊断心衰的客观指标。① BNP < 100 ng/L或NT-proBNP < 400 ng/L，心衰可能性很小，阴性预测值为90%；② BNP > 400 ng/L或NT-proBNP > 1 500 ng/L，心衰可能性很大，阳性预测值为90%；③ BNP/NT-proBNP水平正常或偏低基本可以除外急性心衰。

（7）心肌坏死标志物：检测心肌受损的特异性和敏感性均较高的标志物：心肌肌钙蛋白T或I（CTnT或CTnI）。

五、诊断

根据基础心血管疾病、诱因、临床表现及各种检查（心电图、胸部X线检查、超声心动图和BNP/NT-proBNP），可做出急性心衰的诊断；应当进行临床评估，包括病情的分级、严重程度和预后。

急性左心衰竭是由肺瘀血所致呼吸困难引起，严重者可出现急性肺水肿和心源性休克。严重程度分级：以Ⅰ级病情最轻，逐渐加重，Ⅳ级为最重。

急性右心衰竭常见病：是右心室梗死和急性大块肺栓塞。根据病史、临床表现如突发的呼吸困难、低血压、颈静脉怒张等症状，结合心电图和超声心动图检查，可以做出诊断。

六、鉴别诊断

与心源性哮喘与支气管哮喘、慢性阻塞性肺病急性加重鉴别。有时鉴别困难，BNP/NT-proBNP监测结果可作为急诊鉴别的重要依据。

七、治疗

一旦确诊，应按规范治疗。

（1）初始治疗：半卧位或坐位，经面罩或鼻导管吸氧，吗啡、攀利尿剂、强心剂等经静脉给予。

（2）病情仍不缓解者应根据收缩压和肺瘀血状况选择应用血管活性药物，如正性肌力药、血管扩张药和血管收缩药等。

（3）病情严重、血压持续降低（＜90 mmHg）甚至心源性休克者，应监测血流动力学，并采用 IABP、机械通气支持、血液净化、心室机械辅助装置及外科手术等各种非药物治疗方法。

（4）动态测定 BNP/NT-proBNP 有助于指导急性心衰的治疗，治疗后其水平仍高居不下者，提示预后差，应加强治疗；治疗后其水平降低且降幅＞30%，提示治疗有效，预后好。

（5）控制和消除各种诱因，及时矫正基础心血管疾病。

▶ 八、预防

综合性防治心衰方案应当包括专科医生、基层医生、患者及其家人的共同努力，可以显著提高防治效果和改善患者预后。

1. 一般性随访

每 1～2 个月一次。了解患者基本状况、肺部啰音、水肿程度、心率和节律等药物应用的情况。

2. 重点随访

每 3～6 个月一次。增加心电图、生化检查、BNP/NT-proBNP 检测，必要时做胸部 X 线和超声心动图检查。

3. 患者教育

（1）让患者了解心衰的基本知识，能识别反映心衰加重的一些临床表现。

（2）掌握调整基本药物使用的方法：① 水肿再现或加重、尿量减少或体重明显增加 2～3 kg，利尿剂应增加剂量；② 清晨静息心率应在 55～60 次/min，如≥65 次/min 可适当增加 β-受体阻滞剂的用量；③ 血压降低者，暂时不增加 ACEI/ARB、β-受体阻滞剂和利尿剂的剂量。

（3）避免过度劳累、情绪激动和精神紧张等应激状态、各种感染，不擅自加用非甾体类抗炎药、激素、抗心律失常药等。

4. 出现下列情况，立即就诊

心衰加重、血压不稳定、心率和心律明显改变。

（唐志和）

第五章

严重心律失常

　　心律失常的危害性取决于其病因、对血流动力学的影响和可能产生的并发症。较轻的心律失常如轻度窦性心动过缓、偶发期前收缩等，对机体无明显影响；但严重心律失常临床必须及时处理，否则可能危及生命。有些心律失常发生时可引起严重的血流动力学障碍，诱发或加重心力衰竭；有些心律失常虽然本身对机体无明显影响，但却可能发展成某些致病性心律失常，如在急性心肌梗死或 QT 延长基础上发生的极早出现的室性早搏等，临床上将这两种性质的心律失常称为严重心律失常。

一、病因

　　1. 各种病因的器质性心脏病

　　如冠状动脉性与风湿性心脏病、心肌病、心包炎等，尤其是发生心力衰竭、急性心肌梗死或心肌炎时，这是病因中最重要的一类。

　　2. 房室旁道传导引起的预激综合征

　　3. 内分泌代谢疾病与电解质紊乱

　　如甲状腺功能亢进、嗜铬细胞瘤、低钾或血钾过高等。

　　4. 药物的毒性作用

　　如洋地黄、奎尼丁、胺碘酮等抗心律失常药，灭虫灵、咪康唑、锑剂等。

　　5. 外科手术和诊断性操作

　　如胸部手术，尤其是心脏手术，包括麻醉过程，还有心脏插管术及冠状动脉造影。

　　6. 急性感染

　　7. 急性颅内病变

　　如蛛网膜下腔出血。

　　同一病例可有两种以上的原因，如器质性心脏病加上洋地黄作用。产生心律失常的直接原因可能是心肌解剖组织上的病变、缺血、缺氧、电解质紊乱及直接的机械性或物理性刺激或损伤，也可为心外神经与体液因素在高级神经活动或反射作用的影响下，对心脏的调节功能发生障碍的结果，两者可起合并作用。但目前仍然有一部分心律失常的真正发病原理尚未被完全了解。

▶ 二、发病机制

（一）快速性心律失常

1. 折返激动

从某处传出的激动循一条途径传出，又从另一条途径返回原处，使该处再一次激动，这便是激动的折返现象。形成折返激动的必要条件包括：

（1）心脏的两个或多个部位的电生理的不均一性（即传导性或不应性的差异），这些部位互相连接，形成一个潜在的闭合环；

（2）其中一条通道单向阻滞；

（3）可传导通道的传导减慢，使最初阻滞的通道有时间恢复其兴奋性；

（4）最初阻滞的通道的再兴奋，从而可完成一次折返激动。

折返激动是引起快速心律失常最常见的机理，如多数的各部位的期前收缩及绝大多数的各种阵发性心动过速、心房或心室的扑动或颤动等，其发生机理都与发生了折返激动有关。折返性心律失常能由适时的期前收缩诱发和终止，这不同于由自律性增高或触发活动引起的心律失常。

2. 自律性增高

除窦房结外，在特殊分化的心房纤维、房室交界纤维和浦肯野纤维也具有自律性活动。正常时，心肌细胞无起搏点活动。由于种种病理生理状态，这些潜在起搏点的自律性可增高，或由于静息膜的部分除极化而引起异常自律性的发生，导致快速性心律失常。这些病理生理状态包括：① 内源性或外源性儿茶酚胺增多；② 电解质紊乱（如高血钙、低血钾）；③ 缺血、缺氧；④ 机械性效应（如心脏扩大）；⑤ 药物毒性（如洋地黄）等。自律性增高引起的心律失常包括少数室性早搏，以及房性、交界性、室性自主性心动过速（或称非阵发性心动过速）。

3. 触发活动

在某些情况下，如局部儿茶酚胺浓度增多、低血钾、高血钙、洋地黄中毒等，在心房、心室和希氏-浦肯野组织能看到触发活动，这些因素导致细胞内钙的积累。引起动作电位后的除极化，称为后除极化。当后除极化的振幅继续增高时，能达到阈水平，引起重复的激动。触发活动与自律性节律不同，需要在前的启动活动，因此起搏能发动触发活动。触发活动对超速起搏的反应是加速作用，这有别于自律性增高和折返引起的快速心律失常。触发活动引起的心律失常多见于洋地黄中毒所致的心律失常，以及某些房性异位激动导致的房性心动过速。

（二）缓慢性心律失常

1. 传导障碍

最常见的是传导速度减慢（传导延迟）或是传导被阻断（传导阻滞）。其发生的基本原理有 3 种：① 组织处于不应期；② 递减性传导；③ 不均匀传导。

当冲动传至某处心肌组织时，若该处心肌的应激性和传导性尚未从上一次激动中恢复过来，组织处于不应期而发生传导障碍，称为三相型阻滞。如果应激性的恢复没有超出其生理不应期范围，则可视为一种正常现象。如果超过了生理不应期，则是病理现象。当冲动滞后到达某处心肌组织，正值该处心肌由于 4 位相自动除极作用而致膜电位负值降低，使其应激反应之除极速率和振幅降低发生传导障碍，称为四相型阻滞，多属病理现象。

上述原因所形成的传导障碍又可分为双向阻滞与单向阻滞。传导阻滞可以发生在传导系统的 6 个不同水平：即窦房阻滞、房内阻滞、房室结区阻滞、希氏束内阻滞、希氏束分叉处阻滞、束支阻滞。

2. 自律性降低

心脏起搏细胞的自律性受某些因素的影响，如迷走神经张力增高、高血钾、低血钙及药物作用（如 β-阻滞剂）等，可以使之降低。自律性降低的电生理变化有 3 种：① 4 位相自发除极的速度降低；② 4 位相最大舒张电位升高；③ 阈电位水平增高。

当窦房结的自律性降低时，可引起窦性心动过缓。当窦房结的自律性过低或窦房结的激动因故不能下传时，房室交界区、浦肯野纤维这些二级、三级自律细胞便有机会发出激动控制心脏，形成一次逸搏或连续地形成逸搏性心律。

三、临床表现

（一）严重心律失常的常见症状

心悸、胸闷、心跳暂停感，头晕，严重者可见面色苍白，肢冷汗出，甚至发生晕厥、抽搐等。原有器质性心脏病者可诱发心绞痛和心力衰竭而见相应的临床表现。症状有时可突然发作和突然终止。常以吸烟、饮酒、喝浓茶或咖啡、运动、疲劳、情绪激动等为诱发因素。

（二）严重心律失常的体征

（1）心脏体征：第一心音强弱不等见于心房颤动、室性心动过速及完全房室传导阻滞，其中尤以后者改变最显著，当心室收缩紧接心房收缩时，可引起第一心音极度增强，称为"炮音"。心律快而整齐最常见于窦性心动过速及阵发性心动过速，有时可见于心房扑动伴 2：1 房室传导阻滞；缓慢而整齐的心律主要为窦性心动过缓，其次为 2：1 或 3：1 或完全性房室传导阻滞，少数为房室交接处心律；不规则的心律可见于频发过早搏动、窦性心律不齐、心房颤动、房性心动过速伴不规则的房室传导阻滞、不完全性房室传导阻滞引起的心室漏搏等。

（2）颈静脉搏动：出现房室分离时颈静脉搏动频率与心率不一致，如心房扑动时颈静脉搏动急速浅促，频率超过心率；阵发性室性心动过速时，如有完全性逆向传导阻滞，颈静脉搏动的频率明显低于心率，并可间歇见巨大 α 波（"炮波"）。

（3）脉搏短绌常见于心房颤动及频发过早搏动，尤其是舒张期期前收缩。

（4）原有的器质性心脏病的体征。

四、实验室及其他检查

心律失常的临床诊断主要依靠心电图检查，其他各项检查有助于了解心律失常的病因。

（一）快速性严重心律失常的心电图表现

（1）室性早搏 QRS 波群提早出现且增宽畸形，时限多在 0.12 s 以上，其前无 P 波，其后常有完全的代偿间歇。

（2）室上性心动过速心率在 160～220 次/min，节律规则，各个周期之差不超过 0.01 s，可有继发的 ST-T 改变。仔细辨认 P 波有助于了解其分型。多数 P 波呈逆行性，可出现在 QRS 波群之前、之后或埋藏于 QRS 波群之中而致 P 波无法辨认，食道导联记录的心电图可帮助 P 波的确认。

（3）心房扑动和心房颤动两者 P 波皆消失，前者代之以 240～400 次/min 间隔均匀、大小形状相同的 F 波，后者代之以一系列大小不同、形状不同、间隔不匀的 F 波，其频率 350～600 次/min。QRS 波群呈室上性，前者多规则，为 2：1 或 4：1 房室传导，后者 R-R 间距绝对不等。

（4）室性心动过速快速的连续 3 个或以上的室性早搏，心室率超过 100 次/min，节律整齐或轻度不整齐，QRS 波群增宽超过 0.12 s，有继发的 ST-T 改变，QRS 波群形态在同一次发作中可能一致，也可以不同，可见房室分离、心室夺获或室性融合波。

（二）缓慢性严重心律失常的心电图表现

（1）病态窦房结综合征：窦性心动过缓，低于或等于40次/min，持续1 min或以上；Ⅱ度Ⅱ型窦房传导阻滞；窦性停搏超过3 s；窦缓伴短阵房颤、房扑、室上速，发作停止时窦性搏动恢复时间超过2 s。凡符合上述条件之一者即可确诊，下列表现之一为可疑：窦缓低于50次/min但未达上述标准者；窦缓低于60次/min，在发热、运动、剧痛时心率明显低于正常反应；间歇或持续出现Ⅱ度Ⅰ型窦房传导阻滞、结性逸搏心律；显著窦性心律不齐，R-R间期多次超过2 s。对可疑病例做阿托品试验或进行食道心房调搏测定窦房结功能，其阳性结果有助于本病的诊断。

（2）窦房传导阻滞与窦性停搏：Ⅰ度窦房阻滞心电图无法显示，Ⅲ度示窦性P波长期消失，与窦性停搏难以区别，只有Ⅱ度窦房阻滞才能在心电图上做出诊断，表现为窦性P波的周期性脱漏，长P-P为基本P-P间期的倍数，或P-P间期表现为文氏现象。窦性停搏心电图表现为一般较正常的P-P间期之后出现一个长间歇，且长P-P与基本P-P间期之间无倍数关系。

（3）房室传导阻滞：Ⅰ度房室传导阻滞表现为P-R间期大于0.2 s；Ⅱ度Ⅰ型（文氏现象）表现为P-R间期逐渐延长后P波不能下传；Ⅱ度Ⅱ型表现为P-R间期固定不变而突有P波不下传；高度房室阻滞表现为绝大多数P波不能下传，因而往往出现次级节奏点的被动性逸搏或逸搏性心律；Ⅲ度（完全性）房室阻滞表现为全部P波不下传，P波由窦房结或异位心房律控制，频率多较快，而QRS波群由次级节奏点控制，频率较慢，形成完全性房室脱节。

五、临床诊断思维

（一）诊断

（1）病史对心律失常的评价有很大帮助，病史采集时应详细询问患者在心律失常发作时的症状，如心悸、头昏、晕厥、呼吸困难和胸痛，从而评价心律失常的严重性，并应查询诱发心律失常发作或终止的因素。请患者描述心脏搏动的节律和速率，对判断心律失常的类型有帮助。

（2）大多数心律失常根据心电图来进行分析与确诊。分析心律失常的心电图最重要的三个步骤：① 找出明显的P波，找出P波的节奏、规律；② 找出QRS波群的规律；③ 查明两者之间的关系。

如果有两种或两种以上形态的P波或QRS波群，应做连续记录。找出每种形态相同的P波或形态相同的QRS波群，然后再按照上述的三个步骤分析它们发生的规律和相互的关系。

（二）鉴别诊断室性心动过速与室上性心动过速伴束支传导障碍或室内差异传导

两者的心电图表现均为宽 QRS 的心动过速，但由于两者的临床意义与治疗完全不同，因此对它们加以鉴别非常重要。两者的鉴别步骤如下：

（1）若胸导联（V1 至 V6）无 RS（包括 rS，Rs 或 RS）图形，则诊断为室速，不需进一步分析。

（2）胸导联有 RS 波，若任何一胸导联的最大 RS 间期（从 R 波始点至 S 波波谷）>100 ms，则诊断为室速，不需进一步分析。

（3）若发现房室分离，则诊断为室速，不需进一步分析。

（4）若 V1 或 V2 导联及 V6 导联的 QRS 波群同时符合以下标准，则诊断为室速：

① RBBB 型时 V1 导联呈 R 或 QR 或 RS 型，且 V6 导联呈 QS 或 QR 型或 R/S 小于1。

② LBBB 型时 V1 或 V2 导联的 R 间期（即 R 波的宽度）>30 ms 或 RS 间期 >60 ms，且 V6 导联为 QR 或 QS 型。

若上述 4 步均为阴性，则考虑为室上速伴束支传导障碍或室内差异性传导。

另外，按摩颈动脉窦，对室速的患者不影响其心室率，但可使心房率减慢从而易于显示房室分离。对室上速的患者则可使心动过速减慢或突然中止。

六、治疗

（一）治疗原则

对严重心律失常的治疗，首先要控制心律失常，在此之后再针对病因进行治疗。

（二）治疗措施

1. 快速性心律失常

（1）室性早搏：当室性早搏出现在急性心肌缺血，并表现为频发（5 次/min 以上）、多源、成对或连续或室早落在前一心搏的 T 波上（RonT）等形式时，应予积极治疗。首选利多卡因50～100 mg 加入50% 葡萄糖液 40 mL 静脉注射，以后每 5～10 min 加用 50 mg，总量不超过250 mg。有效后，以每分钟1～4 mg 静脉滴注维持，如无效，可用普鲁卡因胺、心律平（普罗帕酮）等静脉注射。长期口服可选用慢心律（美西律）0.1～

0.2 g，每日 3 次；心律平（普罗帕酮）0.1～0.2 g，每日 3 次；乙胺碘肤酮 0.2 g，每日 3 次，1 周后改为每日 1 次。奎尼丁、安他唑啉亦可选用。

洋地黄中毒引起的室性早搏除立即停用洋地黄外，并以苯妥英钠 250 mg 加注射用水 20 mL 稀释后在 10 min 左右静脉注射完，同时根据血钾水平予以补钾。

（2）阵发性室上性心动过速：可先试用刺激迷走神经的方法，如刺激咽喉部诱发恶心呕吐；或做 Valsalva 动作，即令患者深吸气后屏气，然后用力做呼气动作；或压迫一侧眼球，每次 10 s，注意用力要适中；或按摩颈动脉窦，先按摩右侧约 5～10 s，如无效则按摩左侧，切不可同时按摩两侧，以免引起脑缺血。药物首选异搏定（维拉帕米）5 mg 加入 10% 葡萄糖液 20 mL 缓慢静脉注射，或西地兰（毛花苷 C）0.4 mg 加入 50% 葡萄糖液 40 mL 静脉注射，或心律平（普罗帕酮）70 mg 加入 50% 葡萄糖液 20 mL 静脉注射。血压偏低者，可用新福林（去氧肾上腺素）0.5～1.0 mg 加入 50% 葡萄糖液 40 mL 缓慢静脉注射，或甲氧胺（甲氧明）10～20 mg 加入 5% 葡萄糖液 20 mL 缓慢静脉注射，要监测血压、心率，一旦终止发作即停用。还可选用 ATP 20 mg 加入 5% 葡萄糖液 5 mL 稀释后快速（5～20 s）静脉注射，或新斯的明 0.5～1.0 mg 皮下或肌肉注射。各种药物不能控制者可考虑直流电击复律，但洋地黄中毒所致者禁用。此外，尚可采用食道心房调搏超速抑制。

（3）心房扑动和心房颤动：控制心室率首选洋地黄，如西地兰（毛花苷 C）0.4～0.8 mg 静注，使心室率控制在 100 次/min 以下。其他减慢心室率的药物可选用心得安、异搏定（维拉帕米）或胺碘酮。适应下列情况可予以转复窦律：心房颤动持续在 1 年以内，而心脏器质性病变又较轻，或已做二尖瓣分离术者；二尖瓣术后发生的房颤，经 1 个月仍未消失者；近期有栓塞史者。转复方法可选用奎尼丁第 1 次以 0.1 g 试敏，观察 2 h，如无过敏反应，则第 1 日予以 0.2 g/h 共 5 次，如无效第 2 日予以 0.2 g/h 共 5～6 次，仍无效可增至 0.3～0.4 g/h，每日 4～5 次，有效后维持量为 0.2 g/h，每日 1～2 次，还可采用同步直流电击复律。

（4）阵发性室性心动过速：药物治疗首选利多卡因 50～100 mg 静注，5 min 后可重复静注 50 mg，1 h 内用药总量不超过 300 mg，有效后以 1～4 mg/h 静脉滴注维持 24～72 h，如无效可改为胺碘酮、心律平（普罗帕酮）、溴苄胺静脉注射。若上述药物无效则迅速用同步直流电击复律。若为尖端扭转型室速治疗，应针对病因，如低钾者给予氯化钾静脉滴注，药物中毒者停用相应的药物，除此之外，目前认为应首选 25% 硫酸镁 1～2 g 静脉注射，奏效后继续以 1 mg/min 静脉滴注维持 24～48 h。异丙肾上腺素开始剂量宜小，一般以 0.5 mg 加于 5% 葡萄糖液 500 mL 内，开始滴速为 5～

6 滴/min。还可应用经食道心房调搏或临时心内膜起搏，频率为 100 次/min。电击复律一般宜慎用。避免使用延长心肌复极的药物。

2. 缓慢性心律失常

各类缓慢性心律失常的治疗措施基本相同，以提高心室率，维持心排血量为主，可选用下列药物：

（1）异丙肾上腺素：能兴奋心脏高位起搏点及改善心脏传导，增强心室自律性。可舌下含服 10～20 mg，每 3～4 h 1 次，或以每分钟 1～2 μg 静脉滴注。

（2）阿托品：能解除迷走神经对心脏的抑制，使心跳加快，口服 0.3 mg 每日 3～4 次。必要时可用 1～2 mg 皮下注射或静脉滴注。

（3）麻黄碱：兴奋 α 和 β 受体，类似肾上腺素。可口服 12.5～25 mg 每日 3～4 次。

（4）氨茶碱：被认为有拮抗腺苷受体作用，能提高病窦患者的心率及改善传导。可口服 100 mg 每日 3 次。必要时可用 250 mg 静脉滴注。

药物疗效欠佳或需长期药物滴注时考虑安装人工心脏起搏器。对包括窦房结功能障碍和房室传导阻滞所致心室率过缓，永久性起搏器疗效优良，价值肯定。

对宽 QRS 心动过速一时难以明确是属于室速还是室上速者，应首先按室速处理。伴有晕厥或血流动力学不稳定者，应采用同步直流电击复律。如血流动力学障碍不明显者，可首先试用利多卡因，也可静脉使用心律平（普罗帕酮）、胺碘酮、普鲁卡因胺。使用抗心律失常药物应严格掌握使用指征，治疗剂量应个体化，对顽固性心律失常联合用药时特别注意配伍禁忌、药物的相互作用及抗心律失常药物的促心律失常作用。

（邢佳丽）

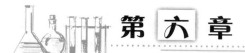

第六章

窒　息

一、定义

窒息（asphyxia）：人体的呼吸过程由于某种原因受阻或异常，所产生的全身各器官组织缺氧、二氧化碳潴留而引起的组织细胞代谢障碍、功能紊乱和形态结构损伤的病理状态称为窒息。

二、病因

1. 机械性窒息

因机械作用引起呼吸障碍，如缢、绞、扼颈项部，用物堵塞呼吸孔道，压迫胸腹部，以及急性喉头水肿或食物吸入气管等造成的窒息。

2. 中毒性窒息

如一氧化碳中毒，大量的一氧化碳由呼吸道吸入肺，进入血液，与血红蛋白结合成碳氧血红蛋白，阻碍了氧与血红蛋白的结合与解离，导致组织缺氧造成的窒息。

3. 病理性窒息

如溺水和肺炎等引起的呼吸面积的丧失。

4. 脑源性疾病引起的中枢性呼吸停止

脑功能障碍引起的中枢性呼吸停止。

5. 新生儿窒息及空气中缺氧的窒息

此在窒息有其症状主要表现为二氧化碳或其他酸性代谢产物蓄积引起的刺激症状和缺氧引起的中枢神经麻痹症状交织在一起。

三、分期

1. 窒息前期

机体发生呼吸障碍，首先是氧气吸入的障碍，因机体内还有一些氧的残留，故短时间机体无症状。此期一般持续仅 0.5～1 min，身体虚弱的人难以支持，而身健或训练有素的登山、潜水运动员，却可延长 3 ~ 5 min。

2. 吸气性呼吸困难期

机体新陈代谢耗去体内的残余氧并产生大量二氧化碳潴留，使体内缺氧加重，在二氧化碳的刺激下，呼吸加深加快，但以吸气过程最为明显，呼吸呈喘气状，此时心跳加快，血压上升，此期持续约 1 ~ 1.5 min。

3. 呼气性呼吸困难期

此期体内二氧化碳持续增加，呼吸加剧，出现呼气强于吸气运动。此时机体颜面青紫肿胀，颈静脉怒张，呈典型的窒息征象，并可能出现意识丧失、肌肉痉挛，甚至排尿、排便现象，此时为呼吸暂停期。此期呼吸中枢由兴奋转为抑制，呼吸变浅、慢，甚至暂时停止，心跳微弱、血压下降，肌肉痉挛消失，状如假死，此期持续约 1 min。

4. 终末呼吸期

由于严重缺氧和过多的二氧化碳积蓄，呼吸中枢再度受刺激而兴奋，呼吸活动又暂时恢复，呈间歇性吸气状态，鼻翼翕动。同时血压下降，瞳孔散大，肌肉松弛，此期持续一至数分钟。

5. 呼吸停止期

此期呼吸停止，但尚有微弱的心跳，可持续数分钟至数十分钟，最后心跳停止而死亡。

四、临床表现

（1）呼吸极度困难，口唇、颜面青紫。
（2）心跳加快而微弱。
（3）患者处于昏迷或者半昏迷状态，发绀明显。
（4）呼吸逐渐变慢而微弱，继而不规则，到呼吸停止。
（5）心跳随之减慢而停止。
（6）瞳孔散大，对光反射消失。

五、诊断

（1）痛苦表情。
（2）多有剧烈、有力的咳嗽，有典型的喘鸣音。阻塞严重气体交换不足时，呼吸困难、明显气急、咳嗽无力，或有鸡鸣、犬吠样的喘鸣音。
（3）口唇和面色发绀或苍白。
（4）神志丧失、出现昏迷。
（5）出现心搏骤停。

六、急救

1. 呼吸道阻塞

将昏迷患者下颌上抬或压额抬后颈部，使头部伸直后仰，解除舌根后坠，使气道畅通。然后用手指或用吸引器将口咽部呕吐物、血块、痰液及其他异物挖出或抽出。当异物滑入气道时，可使患者俯卧，用拍背或压腹的方法，拍挤出异物。

2. 颈部受扼

应立即松解或剪开颈部的扼制物或绳索。呼吸停止立即进行人工呼吸，如患者有微弱呼吸可给予高浓度吸氧。

3. 浓烟窒息

施救者应在自己鼻、口周围绑上一条毛巾或厚布（最好是湿的），以保护自己，拖曳伤者离开现场。离开现场后，如果伤者不省人事但呼吸正常，尽量保持其呼吸道通畅。若伤者停止呼吸或呼吸困难，应尽快施行口对口对人工呼吸。

4. 胸部严重损伤

半卧位法，给予吸痰及血块，保持呼吸道通畅，吸氧，止痛，封闭胸部开放伤口，固定肋骨骨折，速送医院急救。

（朱保锋）

第七章

急性呼吸衰竭

急性呼吸衰竭是指患者原呼吸功能正常，由于某种突发原因，例如气道阻塞、溺水、脑外伤、电击、药物麻醉或中毒、中枢神经肌肉疾患（如脊髓灰质炎、急性多发性神经根炎、重症肌无力等）抑制呼吸，均可影响通气不足，乃致呼吸停止，产生缺氧和二氧化碳潴留的急性呼吸衰竭，如不及时诊断及尽早采取有效控制措施，常可危及生命。但此型呼吸衰竭患者原呼吸功能常大多良好，若及时有效抢救，预后往往优于慢性呼吸衰竭。但是在临床也常可见到原呼吸功能较差的患者，由于某种突发原因，常见呼吸道感染，引起气道阻塞，可致 $PaCO_2$ 急剧上升、PaO_2 急剧下降，临床上习惯将此型呼吸衰竭归于慢性呼吸衰竭急性加剧。

一、病因

分急性Ⅰ型呼吸衰竭和急性Ⅱ型呼吸衰竭两类加以阐述。

（一）急性Ⅰ型呼吸衰竭

1. 肺实质性病变

各种类型的肺炎，包括细菌、病毒、真菌等引起的肺炎，误吸胃内容物入肺、淹溺等。

2. 肺水肿

（1）心源性肺水肿：各种严重心脏病心力衰竭所引起；

（2）非心源性肺水肿：最为常见的是急性呼吸窘迫综合征，其他尚有复张性肺水肿、急性高山病等。此类疾病常可引起严重的低氧血症。

3. 肺血管疾患

急性肺梗死是引起急性呼吸衰竭的常见病因。此类疾病来势凶猛、病死率高。

4. 胸壁和胸膜疾患

大量胸腔积液、自发性气胸、胸壁外伤、胸部手术损伤等，可影响胸廓运动和肺扩张，导致通气量减少和（或）吸入气体分布不均，损害通气和（或）换气功能，临床上常见为Ⅰ型呼吸衰竭，但严重者也可为Ⅱ型呼吸衰竭。

以上各种病因所引起的呼吸衰竭，早期轻者大多为Ⅰ型呼吸衰竭，而晚期严重者可出现Ⅱ型呼吸衰竭。

（二）急性Ⅱ型呼吸衰竭

1. 气道阻塞

呼吸道感染、呼吸道烧伤、异物、喉头水肿引起上呼吸道急性梗死是引起急性Ⅱ型呼吸衰竭的常见病因。

2. 神经肌肉疾患

此类疾病患者肺本质无明显病变，而是由于呼吸中枢调控受损或呼吸肌功能减退造成肺泡通气不足而引起的Ⅱ型呼吸衰竭，例如吉兰-巴雷综合征可损伤周围神经、重症肌无力、多发性肌炎、低钾血症、周期性瘫痪等致呼吸肌受累；脑血管意外、颅脑外伤、脑炎、脑肿瘤、一氧化碳中毒、安眠药中毒致呼吸中枢受抑制。

必须牢记，Ⅰ型呼吸衰竭晚期严重阶段可出现Ⅱ型呼吸衰竭，而Ⅱ型呼吸衰竭经治疗好转后，可经Ⅰ型呼吸衰竭阶段后最终治愈。气道阻塞和神经肌肉疾患所引起的呼吸衰竭均为Ⅱ型呼吸衰竭。

二、临床表现

（一）呼吸困难

患者主观感到空气不足，客观表现为呼吸用力，伴有呼吸频率、深度与节律的改变。有时可见鼻翼翕动、端坐呼吸。上呼吸道疾患常表现为吸气性呼吸困难，可有三凹征。呼气性呼吸困难多见于下呼吸道不完全阻塞，如支气管哮喘等。胸廓疾患、重症肺炎等表现为混合性呼吸困难。中枢性呼吸衰竭多表现为呼吸节律不规则，如潮式呼吸等。出现呼吸肌疲劳者，表现为呼吸浅快、腹式反常呼吸，如吸气时，腹壁内陷。呼吸衰竭并不一定有呼吸困难，如镇静药中毒，可表现出呼吸匀缓、表情淡漠或昏睡。

（二）发绀

发绀是缺氧的典型体征，因动脉血还原血红蛋白增加，致耳垂、口唇、口腔黏膜、指甲呈现青紫色的现象。

（三）神经精神症状

急性呼吸衰竭的神经精神症状较慢性明显而多见，可出现烦躁不安、扑翼样震颤、谵妄、抽搐、昏迷等。

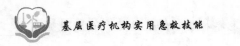

（四）循环系统症状

缺氧和二氧化碳潴留均可导致心率增快、血压升高。严重缺氧可出现各种类型的心律失常，甚至心脏停搏。二氧化碳潴留可引起表浅毛细血管和静脉扩张，表现为多汗、球结膜水肿、颈静脉充盈等。

（五）其他脏器的功能障碍

严重缺氧和二氧化碳潴留可导致肝肾功能障碍。临床出现黄疸、肝功能异常；血尿素氮、肌酐增高，尿中出现蛋白、管型；也可能出现上消化道出血等。

（六）酸碱失衡和水、电解质紊乱

因缺氧而通气过度可发生呼吸性碱中毒。二氧化碳潴留则表现为呼吸性酸中毒。严重缺氧多伴有代谢性酸中毒及电解质紊乱。

三、并发症

呼吸衰竭的并发症包括呼吸衰竭时，对机体各系统正常功能的影响及各种治疗措施（主要是呼吸机治疗）带来的危害，如呼吸道感染、肺不张、呼吸机与肺损伤、气管插管及气管切开的并发症、肺水肿与水潴留、循环系统并发症、肾脏受损和酸碱平衡失调等。

四、实验室检查

（一）酸碱度

pH 值是一项酸碱度指标，正常为 7.35~7.45，平均值为 7.40，静脉血 pH 值较动脉血低 0.03 左右。pH 值 >7.45 提示碱血症，pH 值 <7.35 提示酸血症，pH 值正常提示正常的酸碱平衡、代偿性的酸（碱）中毒或复合型酸碱平衡失调。一般认为，pH 值 <6.8 或 >7.8 时难以存活。人类耐酸的能力较强，[H] 上升到正常 3 倍仍可生存；而对碱的耐受力则较差，[H] 下降至正常的一半时即危及生命。但若代谢性酸中毒和呼吸性碱中毒同时存在，pH 值有时亦可正常。所以单凭一项 pH 值仅能说明是否有酸、碱血症，还必须结合其他酸碱指标（如 $PaCO_2$，HCO_3^-，BE 等）、生化指标（如血钾、氯、钙）及病史才能正确判断是否酸（碱）中毒，或是复合型酸碱中毒。

（二）标准碳酸氢盐（SB）与实际碳酸氢盐（AB）

SB 是指隔绝空气的全血标本，在标准条件下（温度 38 ℃，$PaCO_2$ 为 5.33 kPa，血红蛋白完全氧合即血氧饱和饱和度达 100%）测得的碳酸氢根离子（HCO_3^-）浓度。因影响 HCO_3^- 的 $PaCO_2$ 及 SaO_2 已还原到正常条件，所以由呼吸性酸碱失衡带给HCO_3^-的影响已被消除。故 SB 的增减反映了体内 HCO_3^- 的储备量，反映了机体代谢性酸碱平衡的定量指标，正常值为 22～27 mmol/L。

AB 是直接自血浆中测得的HCO_3^-，即与空气隔绝的全血标本，未经任何处理测得的 $[HCO_3^-]$ 值，它同时受代谢和呼吸两方面因素的影响。正常情况下 AB＝SB。AB 与 SB 的差值反映了呼吸因素对酸碱平衡影响的程度，AB＞SB 时，提示体内 CO_2 潴留，多见于通气功能不足导致的呼吸性酸中毒或代谢性碱中毒；AB＜SB 时，提示 CO_2 排出过多，多见于通气过度，提示存在呼吸性碱中毒或代谢性酸中毒。此外，当 AB＝SB 但小于正常值时，提示代谢性酸中毒未代偿；如 AB＝SB 而大于正常值，则提示代谢性碱中毒未代偿。

（三）碱剩余（BE）或碱缺失（－BE）

碱剩余或碱缺失是指在标准条件下（38 ℃，$PaCO_2$ 为 5.33 kPa，血红蛋白为 150 g/L，血氧饱和饱和度为 100%），将 1 L 血液滴定到 pH＝7.4 所需的酸或碱的量。如 pH 值＞7.40，需用酸滴定，称为碱剩余（BE）；若 pH 值＜7.4，需用碱滴定，则称为碱缺失（BD 或 －BE）。正常范围：新生儿为 －10～－2 mmol/L，婴儿为 －7～－1 mmol/L，儿童为 －4～＋2 mmol/L，成人为 ±3 mmol/L。因不受呼吸因素影响，通常只反映代谢的改变，其意义与 SB 相似。

BE 又分为实际碱剩余（ABE）和标准碱剩余（SBE）两种。ABE 即实测之 BE，它反映全血的碱剩余。SBE 反映组织间液的碱剩余。因为组织间液是机体细胞所处的确实的外环境，所以，SBE 较 ABE 更能理想地反映机体的碱剩余。

（四）二氧化碳结合力（CO_2CP）

CO_2CP 是指把静脉血浆标本，用正常人肺泡气（$PaCO_2$ 为 5.33 kPa）平衡后所得的血浆 CO_2 含量，亦即血浆中HCO_3^-所含的二氧化碳量，主要是指化合状态下的 CO_2 量，是HCO_3^-的近似值。正常值成人为 23～31 mmol/L（55～70 Vol%），小儿较低，为 20～29 mmol/L（45～65 Vol%）。CO_2CP 受代谢和呼吸两方面因素的影响。CO_2CP 减低，提示为代谢性酸中毒（HCO_3^- 减低）或呼吸性碱中毒（CO_2 排出过多）；反之亦然。但在混合性酸碱紊乱时 CO_2CP 并无决定性的意义，例如在呼吸性酸中毒时，pH 值下降而 CO_2CP 却上升；反之，呼吸性碱中毒时 CO_2CP 却下降。因此，CO_2CP 在呼吸性酸碱平衡时并不能反映体内真正的酸碱平衡状态。

（五）二氧化碳总量（T-CO$_2$）

二氧化碳总量指血浆中各种形式存在的二氧化碳的总和，包括离子化部分的 HCO$_3^-$，存在于 HCO$_3^-$，CO$_3^-$ 和 RNH$_2$COO 及非离子化的 HCO$_3^-$ 和物理溶解的 CO$_2$ 等的总和。正常值成人为 24 ～ 32 mmol/L，小儿为 23 ～ 27 mmol/L。

（六）动脉血氧分压（PaO$_2$）

动脉血氧分压是指血浆中物理溶解的 O$_2$ 分子所产生的压力。动脉血氧分分压能较好地反映肺的功能情况，主要用于呼吸性缺氧时。PaO$_2$、SaO$_2$（氧饱和度）、O$_2$CT（氧含量或 CO$_2$，指每 100 mL 血液中所含氧的总量，包括血红蛋白携带的氧和溶解的氧）都可以反映机体缺氧的情况，但敏感程度不尽一致。SaO$_2$ 和 O$_2$CT 受血红蛋白的影响，例如，贫血的患儿即使 SaO$_2$ 正常，仍可能缺氧，而 PaO$_2$ 不受其影响，因而 PaO$_2$ 是判断有无缺氧的良好指标。但对其结果进行分析时，必须了解是否吸氧了，因为吸氧与不吸氧意义完全不同，因此最好在不吸氧的情况下进行测定。

PaO$_2$ 正常值为 10.64 ～ 13.3 kPa（80 ～ 100 mmHg），新生儿为 8 ～ 11.0 kPa（60 ～ 80 mmHg），静脉血氧分压为 5.3 kPa（40 mmHg）。一般认为，PaO$_2$ 在 7.98 kPa（60 mmHg）以上不致造成缺氧状态，此时 SaO$_2$ 为 90%，正是氧离解曲线开始转折的部位。在此以下，随着血氧分压的下降，SaO$_2$ 即可降至 75%，临床上已有明显的发绀。

（七）二氧化碳分压（PaCO$_2$）

二氧化碳分压是指溶解在动脉血中二氧化碳所产生的压力。由于二氧化碳的弥散能力较大，约为氧的 25 倍，故可认为，PaCO$_2$ 基本可以代表肺泡内二氧化碳分压。PaCO$_2$ 可以反映肺泡通气量大小，是反映肺泡通气功能的良好指标。因此，在肺泡间质水肿、瘀血、渗出时，氧的交换已有明显减少，但二氧化碳交换仍可正常。如患者动脉血氧分压降低，二氧化碳分压正常，即提示换气功能障碍。但如动脉血氧分压降低且伴二氧化碳分压增加，说明通气不足。

PaCO$_2$ 正常值为 35 ～ 45 mmHg，小儿偏低，为 4.5 ～ 5.3 kPa（34 ～ 40 mmHg），可能与小儿新陈代谢和呼吸频率较快有关。静脉血 PCO$_2$ 较动脉血的 PCO$_2$ 高 0.8 ～ 0.93 kPa（6 ～ 7 mmHg）。

五、其他辅助检查

根据临床需要选择 X 线胸片、心电图、B 超、脑 CT 等检查。

六、诊断

通常根据病史、体检、胸片及动脉血气分析即可诊断。

七、鉴别诊断

临床需鉴别各种病因引起的呼吸衰竭，首先需排除心内解剖分流和原发于心排出量降低等病因引起的 PaO_2 下降和 $PaCO_2$ 升高；其次需鉴别各种不同的引起急性呼吸衰竭的病因。可借助病史、临床表现和多种辅助检查手段确诊。注意两种不同类型的呼吸衰竭，呼吸道梗阻为主或肺部广泛病变为主所致的呼吸衰竭的鉴别。

八、治疗

急性呼吸衰竭多突然发生，应在现场及时采取抢救措施，防止和缓解严重缺氧、二氧化碳潴留和酸中毒，保护神经、循环、肾等重要脏器的功能。其原则是保持呼吸道通畅，吸氧并维持适宜的肺泡通气量，以达到防止和缓解严重缺氧、二氧化碳潴留和酸中毒，为病因治疗赢得时间和条件。

（一）现场抢救

急性呼吸衰竭多突然发生，应在现场及时采取抢救措施，一般健康人体内存氧量约 1.0 L，平静时，每分钟氧耗量为 $200 \sim 250$ mL。一旦突发因素引起呼吸停止，机体能保持肺循环，仍能供肺泡与混合静脉血的氧和二氧化碳分压差，继续进行气体交换，称为弥散呼吸，它可为机体额外提供 $1.5 \sim 2$ min，使动脉血氧分压保持在脑组织产生不可逆转损伤水平之上。所以当呼吸停止，应立即在现场清理口腔分泌物，在呼吸道通畅条件下做间歇口对口的人工呼吸。但操作者应注意，先做快速深呼气至残气位，再快速吸气至肺总量，即将气吹入患者口中，这样呼出气的氧浓度较高。如有条件做带气囊导管的口腔插管，可手控简易呼吸囊进行人工通气。如发生心脏骤停，还应采取有效的体外心脏按摩等有关心肺复苏的抢救措施。随后再调用呼吸机进行合理的机械通气。

（二）高浓度给氧

在急性呼吸衰竭，如呼吸心搏骤停，因急性肺炎所致的肺实变、肺水肿和肺不张引起的通气/血流比例失调和肺内动静脉样分流所致的缺氧，均必须及时使用高浓度氧或纯氧以缓解缺氧进行抢救。但要注意吸氧浓度和持续时间，以避免高浓度氧引起的氧中毒。

在正常情况下，大部分弥散到细胞内的氧，在线粒体细胞色素氧化酶的作用下还原成水的同时，约有2%的氧分子，在还原过程中形成氧自由基（包括超氧阴离子 O_2^-、过氧化氢 H_2O_2 和羟自由基 OH·），它们可氧化组织的蛋白质、脂质，损伤肺组织细胞。但它们可被机体的抗氧化系统，如过氧化歧化酶、过氧化氢酶、谷胱甘肽酶所清除。然而吸入纯氧或高浓度氧（>50%）后，氧自由基生成过程加快，其量超过组织抗氧化系统的清除能力，损伤肺毛细血管内皮和肺泡上皮，出现肺水肿、出血、透明膜形成。因肺泡内氮气被氧冲洗出，而 O_2 和 CO_2 被吸收，发生无气肺，导致换气严重损害的成人呼吸窘迫综合征，即谓氧中毒。

九、预后

急性呼吸衰竭的病程视原发病而定，严重者可于数小时内死亡，亦可持续数天到数周，演变成慢性呼吸衰竭。若原发病能治愈或自行恢复，则现代呼吸衰竭抢救技术能使大多数患儿获救，关键在于要防止抢救过程中的一系列并发症和医源性损伤，尤其是呼吸道感染。年龄可影响病程，婴儿呼吸衰竭常在短时间内即可恢复或导致死亡，年长儿通常不致发展到呼吸衰竭的地步，一旦发生，则较难治疗，且所需时间常比婴儿久。开始抢救的时间对病程长短也有重要影响，并直接影响预后。错过时机的过晚抢救，会造成被动局面，大大延长治疗时间，甚至造成脑、肾、心等重要生命器官的不可逆损害。

呼吸衰竭的预后与血气和酸碱平衡的改变有密切关系。经 28 例血氧分压 <4.66 kPa（36 mmHg）和 202 例 pH 值 <7.20 的危重患儿的分析，结果表明：危重低氧血症多见于新生儿（52.6%）和婴儿（44.9%），1 岁以上小儿仅占 2.5%。危重低氧血症的病死率高达 41%，危重低氧血症发生后 24 h 内死亡的病例占死亡总人数 53%，可见其严重威胁患者生命。

十、预防

（1）积极防治肺炎和各种感染性疾病。
（2）积极防止发生各种意外。
（3）防止药物中毒或其他中毒。

（沈君华　陈建荣）

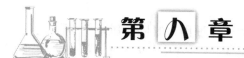

第八章

脑 卒 中

一、定义

脑卒中是脑中风的学名，是一种突然起病的脑血液循环障碍性疾病，是指脑血管疾病的患者因各种诱发因素引起脑内动脉狭窄、闭塞或破裂，造成急性脑血液循环障碍。

二、概述

脑中风是严重危害人类健康和生命安全的常见的难治性疾病，存在着明显三高（发病率高、致残率高、死亡率高）现象。已得过脑中风的患者，还易再复发，每复发一次，加重一次。所以，更需要采取有效措施预防复发。

三、分类

将脑卒中分成两类：

1. 缺血性脑卒中

大约占所有脑卒中的80%，是指局部脑组织因血液循环障碍，缺血、缺氧而发生的软化坏死。主要是由于供应脑部血液的动脉出现粥样硬化和血栓形成，使管腔狭窄甚至闭塞，导致局灶性急性脑供血不足而发病；也有因异常物体（固体、液体、气体）沿血液循环进入脑动脉或供应脑血液循环的颈部动脉，造成血流阻断或血流量骤减而产生相应支配区域脑组织软化坏死。前者称为动脉硬化性血栓形成性脑梗死，后者称为脑栓塞。

2. 出血性脑卒中

分为两种亚型：颅内出血（ICH）和蛛网膜下出血（SAH）。出血量决定了脑卒中的严重程度。出血性脑卒中的死亡率大大高于缺血性脑卒中。

四、流行病学

脑卒中是美国和英国位于第三位的死亡原因，紧随心脏病和癌症之后。脑卒中也是引起成人残疾的首位原因，在存活者中，90% 有不同的功能缺失。无论是给患者带来的痛苦还是治疗费用，脑卒中都给国家和个人带来很大的负担。目前心脑血管病已成为我国城市和农村人口的第一位致残和第一位死亡原因，且发病有逐年增多的趋势。流行病学研究表明，中国每年有 150 万～200 万新发卒中的病例，目前我国现存脑血管病患者七百余万人，而这些患者当中约 70% 为缺血性卒中患者，他们有相当的比例伴有多种危险因素，是复发性卒中的高危个体。脑卒中发病率、患病率和死亡率随年龄增长而增加，45 岁后明显增加，75 岁以上的发病率是 45～54 岁的 5～8 倍。存活者致残率约 80%，复发率 41%。此外，脑卒中发病率与环境、饮食习惯和气候等因素有关，冬春季多发。我国脑卒中发病率总体呈北高南低、西高东低的特征。脑卒中产生的症状各不相同，一般都会给患者及其家属带来极大的痛苦。脑卒中的症状取决于属于何种类型的脑卒中，受影响的大脑区域和大脑组织的受损程度。脑卒中患者的身体症状取决于哪边大脑（两个大脑半球中的一个）受损：右脑的脑卒中将影响身体的左半边，左脑的脑卒中将影响身体的右半边。

五、危险因素

中风的危险因素：

（1）高血压病。无论是出血性中风还是缺血性中风，高血压是最主要的独立危险因素。通过降压药、低盐饮食等将血压逐渐降至 140/90 mmHg 以下。

（2）糖尿病。通过控制饮食、降糖药，将血糖降至 3.9～6.1 mmol/L 的正常范围。

（3）心脏疾病。如风湿性心脏病、冠心病。尤其需防止心房颤动引起栓子脱落造成脑栓塞。

（4）短暂性脑缺血发作（TIA）。TIA 本身是缺血性中风分类的一个类型，也可以是脑梗死的先兆或前区症状，应及时治疗。

（5）血脂代谢紊乱。极低密度脂蛋白、低密度脂蛋白是引起动脉粥样硬化的最主要脂蛋白，高密度脂蛋白是抗动脉硬化脂蛋白。

（6）血液流变学紊乱。特别是全血黏度增加时脑血流量下降，其中红细胞比积增高和纤维蛋白原水平增高是缺血性中风的主要危险因素。

（7）吸烟与酗酒。

（8）肥胖。肥胖与超重均为缺血性中风的危险因素，与出血性中风无关。

（9）年龄和性别。年龄是动脉粥样硬化的重要危险因素，粥样硬化程度随年龄增高而增加。50岁以上随着年龄增加，中风发病率亦有增加，但近年青中年中风发病者亦有增加，不可忽视。一般来说女性中风发病率低于男性。

➲ 六、常见预兆

（1）头晕，特别是突然感到眩晕。

（2）肢体麻木，突然感到一侧面部或手脚麻木，有的为舌麻、唇麻。

（3）暂时性吐字不清或讲话不灵。

（4）与平时不同的头痛。

（5）肢体无力或活动不灵。

（6）不明原因突然跌倒或晕倒。

（7）恶心呕吐或血压波动。

（8）整天昏昏欲睡，处于嗜睡状态。

（9）短暂意识丧失或个性和智力的突然变化。

（10）全身明显乏力，肢体软弱无力。

（11）一侧或某一侧肢体不自主地抽动。

（12）双眼突感一时看不清眼前出现的事物。

➲ 七、缺血性脑卒中的治疗

脑梗死的治疗应根据不同的病因、发病机制、临床类型、发病时间等确定针对性强的治疗方案，实施以分型、分期为核心的个体化治疗。在一般内科支持治疗的基础上，可酌情采用改善脑循环、脑保护、抗脑水肿降颅压等措施。通常按病程可分为急性期（1个月），恢复期（2~6个月）和后遗症期（6个月以后）。重点是急性期的分型治疗，腔隙性脑梗死不宜脱水，主要是改善循环；大、中梗死应积极抗脑水肿降颅压，防止脑疝形成。在<6 h的时间窗内有适应证者可行溶栓治疗。

（一）内科综合支持治疗

应特别注意血压的调控（详见相关章节）。

（二）抗脑水肿、降颅高压

严重脑水肿和颅内压增高是急性重症脑梗死常见并发症，是死亡的主要原因之一。可使用甘露醇静脉滴注，必要时也可用甘油果糖或呋塞米等。对于发病 48 小时内，60 岁以下的急性大脑中动脉梗死伴严重颅内高压者，可请脑外科会诊考虑是否进行减压术。

（三）改善脑血循环

脑梗死为缺血所致，恢复或改善缺血组织的灌注成为治疗的重心，应贯彻于治疗全过程，以保持良好的脑灌注压。临床常用的措施可归纳为下列几方面：

1. 溶栓治疗

梗死组织周边存在半暗带是缺血性卒中现代治疗的基础。即使是脑梗死早期，病变中心部位已经是不可逆性损害，但是及时恢复血流和改善组织代谢可以抢救梗死周围仅有功能改变的半暗带组织，避免形成坏死。大多数脑梗死是血栓栓塞引起的颅内动脉闭塞，因此，血管再通复流是最合理的治疗方法。

（1）适应证

① 年龄 18 ~ 75 岁。

② 发病在 6 h 以内。

③ 脑功能损害的体征持续存在超过 1 h，且比较严重（NIHSS 7 ~ 22 分）。

④ 脑 CT 已排除颅内出血，且无早期脑梗死低密度改变及其他明显早期脑梗死改变。

⑤ 患者或家属签署知情同意书。

（2）禁忌证

① 既往有颅内出血，包括可疑蛛网膜下腔出血；近 3 个月有头颅外伤史；近 3 周内有胃肠或泌尿系统出血；近 2 周内进行过大的外科手术；近 1 周内有不可压迫部位的动脉穿刺。

② 近 3 个月有脑梗死或心肌梗死史。但陈旧小腔隙未遗留神经功能体征者除外。

③ 严重心、肾、肝功能不全或严重糖尿病者。

④ 体检发现有活动性出血或外伤（如骨折）的证据。

⑤ 已口服抗凝药，且 INR > 1.5；48 h 内接受过肝素治疗（aPTT 超出正常范围）。

⑥ 血小板计数 < 100 000/mm³，血糖 < 2.7 mmol/L（50 mg）。

⑦ 血压：收缩压 > 180 mmHg，或舒张压 > 100 mmHg。

⑧ 妊娠。

⑨ 不合作。

（3）溶栓药物治疗方法

① 尿激酶：100～150万 IU，溶于生理盐水 100～200 mL 中，持续静滴 30 min。

② rtPA：剂量为 0.9 mg/kg（最大剂量 90 mg），先静脉推注 10%（1 min），其余剂量连续静滴，60 min 滴完。

（4）溶栓治疗时的注意事项

① 将患者收到 ICU 或者卒中单元进行监测。

② 定期进行神经功能评估，在静脉点滴溶栓药物过程中 1 次/15 min；随后 6 h 内，1 次/30 min；此后 1 次/60 min，直至 24 h。

③ 血压的监测：溶栓的最初 2 h 内 1 次/15 min，随后 6 h 内为 1 次/30 min，此后，1 次/60 min，直至 24 h。如果收缩压≥185 mmHg 或者舒张压≥105 mmHg，更应多次检查血压。可酌情选用 β-受体阻滞剂，如拉贝洛尔、压宁定等。如果收缩压＞230 mmHg 或舒张压＞140 mmHg，可静滴硝普钠。

④ 静脉溶栓后，继续综合治疗，根据病情选择个体化方案。溶栓治疗后 24 h 内一般不用抗凝、抗血小板药，24 h 后无禁忌证者可用阿司匹林 300 mg/d，共 10 d，以后改为维持量 75～100 mg/d。

⑤ 患者出现严重的头痛、急性血压增高、恶心或呕吐，应立即停用溶栓药物，紧急进行头颅 CT 检查。

⑥ 不要太早放置鼻胃管、导尿管或动脉内测压导管。

2. 降纤治疗

很多证据显示脑梗死急性期血浆中纤维蛋白原和血液黏滞增高。蛇毒制剂可以显著降低血浆纤维蛋白原水平，还有增加纤溶活性及抑制血栓形成的作用，更适用于合并高纤维蛋白原血症患者。

（1）降纤酶。近期国内完成的大样本多中心、随机、双盲、安慰剂对照的临床试验证实，应用国产降纤酶可有效地降低脑梗死患者血液中纤维蛋白原水平，改善神经功能，并减少卒中的复发率，发病 6 h 内使用效果更佳。值得注意的是，纤维蛋白原降至 130 mg/dL 以下时增加了出血倾向。

（2）巴曲酶。国内已应用多年，积累了一定临床经验。国内曾有一项多中心、随机、双盲、安慰剂平行对照研究，入组者为发病 72 h 内的颈内动脉系统脑梗死患者，结果显示巴曲酶治疗急性脑梗死有效，可显著降低纤维蛋白原水平，症状改善快且较明显，不良反应轻，但亦应注意出血倾向。

（3）其他降纤制剂。如蚓激酶、蕲蛇酶等临床也有应用。

3. 抗凝治疗

抗凝治疗的目的主要是防止缺血性卒中的早期复发、血栓的延长及防止堵塞远端的小血管继发血栓形成，促进侧支循环。急性期抗凝治疗虽已广泛应用多年，但一直存在争议。

（1）低分子肝素（low molecular weight heparin，LMWH）。国外一些研究对低分子肝素治疗缺血性卒中疗效的评价不一。香港对两种剂量LMWH进行临床观察，皮下注射低分子肝素治疗发病48 h内的缺血性卒中10 d，显示大剂量组（4 100 U 皮下注射，每日2次）6个月时死亡率明显降低。但是欧洲3个临床试验没有显示同样的结果。

（2）普通肝素（unfractionated heparin，UFH）。虽然 UFH 在国外常用于脑梗死的治疗，但全量的 UFH 作为一种治疗选择尚无临床试验报告。低或中等剂量 UFH 皮下注射治疗急性脑梗死的随机对照试验（IST）显示：虽然肝素可降低卒中的早期复发，但出血风险也同时增加。

（3）类肝素。美国的 TOAST 试验显示类肝素不降低卒中复发率，也不缓解病情的发展，但在卒中亚型分析时发现类肝素可能对大动脉硬化型卒中有效。

（4）抗凝作为辅助治疗。静脉溶栓后使用肝素，可以增加血管再通率，但是出血并发症也增加。对防止血管再闭塞的作用尚需进行更多的临床试验。国外多数研究认为溶栓后24 h内不主张使用抗凝治疗。使用抗凝治疗时，应该密切监测，并且使用抗凝剂量要因人而异。

4. 抗血小板制剂

已经有一些研究验证阿司匹林或其他抗血小板制剂治疗缺血性卒中的效果。

（1）阿司匹林。两个大型研究结果（IST，CAST）显示缺血性卒中早期使用阿司匹林对于降低死亡率和残疾率有一定效果，症状性脑出血无显著增加，但与溶栓药物同时应用可增加出血的危险。

（2）其他抗血小板制剂已经有单独使用或者联合糖蛋白Ⅱb/Ⅲa受体抑制剂治疗脑梗死的研究。小样本研究显示这类制剂还是安全的。

5. 扩容

对一般缺血性脑梗死患者，目前尚无充分的随机临床对照研究支持扩容升压可改善预后，但对于脑血流低灌注所致的急性脑梗死如分水岭梗死，可酌情考虑扩容治疗，但应注意可能加重脑水肿、心功能衰竭等并发症。

6. 中药治疗

动物实验已经显示一些中药单成分或者多种药物组合如丹参、川芎嗪、三七、葛根素、银杏叶制剂等可以降低血小板聚集、抗凝、改善脑血流、降低血黏滞度等。临床经验也显示中药对缺血性卒中的预后有帮助。但是，目前没有大样本、随机对照研究显示临床效果和安全性。

（四）神经保护剂

已经进行了许多实验和临床研究，探讨了各种神经保护剂的效果，不少神经保护剂在动物实验时有效，但缺乏有说服力的大样本临床观察资料。目前常用的有胞磷胆碱、脑复康（吡拉西坦）、钙通道阻滞剂等。

亚低温可能是有前途的治疗方法，有关研究正在进行，高压氧亦可使用。

总之，使用神经保护剂可能减少细胞损伤、加强溶栓效果，或者改善脑代谢，但是目前尚缺乏大样本的多中心、随机、双盲、对照临床实验结果。

（五）外科治疗

1. 颈动脉内膜切除术

适用颈内动脉颅外段严重狭窄（狭窄程度大于50%），狭窄部在下颌角以下，手术可及者，颈内动脉完全性闭塞24小时以内亦可考虑手术，闭塞超过 24 ~ 48 h，已发生脑梗死者，不宜手术。

2. 颅外-颅内动脉吻合术

对预防 TIA 发作效果好。可选用颞浅 A - 大脑中 A 吻合，枕 A - 小脑后下 A 吻合术。

（六）血管内介入治疗

包括动脉溶栓，机械取栓，血管成型和支架术。

急性期颅内动脉球囊成型术，支架置入术的有效性尚不确定，可根据患者个体情况选择使用。

（七）康复治疗

卒中后在病情稳定的情况下应尽早开始坐、站、走等活动。卧床者病情允许时应注意姿势摆放。应重视语言、运动和心理等方面的康复训练，目的是尽量恢复日常生活自理能力。

▶ 八、出血性脑卒中的治疗

（一）急性脑出血的内科治疗

1. 一般治疗

（1）卧床休息：一般应卧床休息 2 ~ 4 周，避免情绪激动及血压升高。

（2）保持呼吸道通畅：昏迷患者应将头歪向一侧，以利于口腔分泌物及呕吐物流出，并可防止舌根后坠阻塞呼吸道，随时吸出口腔内的分泌物和

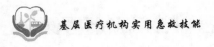

呕吐物，必要时行气管切开。

（3）吸氧：有意识障碍、血氧饱和度下降或有缺氧现象（$PO_2 < 60$ mm Hg 或 $PCO_2 > 50$ mmHg）的患者应给予吸氧。

（4）鼻饲：昏迷或有吞咽困难者在发病第 2 ~ 3 天即应鼻饲。

（5）对症治疗：过度烦躁不安的患者可适量用镇静药；便秘者可选用缓泻剂。

（6）预防感染：加强口腔护理，及时吸痰，保持呼吸道通畅；留置导尿时应做膀胱冲洗，昏迷患者可酌情用抗生素预防感染。

（7）观察病情：严密注意患者的意识、瞳孔、血压、呼吸等改变，有条件时应对昏迷患者进行监护。

2. 调控血压

脑出血患者血压的控制并无一定的标准，应视患者的年龄、既往有无高血压、有无颅内压增高、出血原因、发病时间等情况而定。一般可遵循下列原则：

（1）血压 $\geqslant 200/110$ mmHg 时，在降颅压的同时可行慎重平稳降血压治疗，使血压维持在略高于发病前水平或 180/105 mmHg 左右；收缩压在 170 ~ 200 mmHg 或舒张压在 100 ~ 110 mmHg，暂时尚可不必使用降压药，先脱水降颅压，并严密观察血压情况，必要时再用降压药。血压降低幅度不宜过大，否则可能造成脑低灌注。收缩压 < 165 mmHg 或舒张压 < 95 mmHg，不需降血压治疗。

（2）脑出血患者不要急于降血压，因为脑出血后的血压升高是对颅内压升高的一种反射性自我调节，应先降颅内压后，再根据血压情况决定是否进行降血压治疗。

（3）血压过低者应行升压治疗，以保持脑灌注压。

3. 降低颅内压

颅内压升高是脑出血患者死亡的主要原因，因此降低颅内压为治疗脑出血的重要任务。脑出血的降颅压治疗首先高渗脱水药为主，如甘露醇或甘油果糖、甘油氯化钠等，注意尿量、血钾及心肾功能。可酌情选用呋塞米（速尿）、白蛋白。建议尽量不使用类固醇，因其不良反应大，且降颅压效果不如高渗脱水药。应用脱水药时要注意水及电解质平衡。

4. 亚低温治疗

亚低温治疗是辅助治疗脑出血的一种方法，初步的基础与临床研究认为亚低温是一项有前途的治疗措施，而且越早用越好。有条件的单位可以试用，并总结经验。

5. 止血药物

一般不用，若有凝血功能障碍，可应用，时间不超过 1 周。

6. 康复治疗

早期将患肢置于功能位，如病情允许，危险期过后，应及早进行肢体功能、言语障碍及心理的康复治疗。

（二）手术治疗

自发性脑出血患者哪些需手术治疗、手术方法及手术治疗的时机，目前尚无定论。手术的首要目的是尽快清除血肿、降低颅内压、挽救生命，其次是尽可能早期减少血肿对周围脑组织的压迫，降低致残率。国内很多医院正在探讨手术治疗的方法和疗效。主要采用的方法有以下几种：去骨瓣减压术、小骨窗开颅血肿清除术、钻孔穿刺血肿碎吸术、内窥镜血肿清除术、微创血肿清除术和脑室穿刺引流术等。去骨瓣减压术对颅压非常高的减压较充分，但创伤较大，已经较少单独采用；内窥镜血肿清除术只有少数医院应用在试行阶段；钻孔穿刺血肿碎吸术对脑组织损伤较大已基本不用；目前不少医院采用小骨窗开颅血肿清除术和微创血肿清除术，但对手术结果的评价目前很不一致，小骨窗手术止血效果较好，比较适合血肿靠外的脑出血，对深部的血肿止血往往不够彻底，对颅压较高者减压不够充分；微创穿刺血肿清除术适用于各种血肿，但由于不能在直视下止血，可能发生再出血，优点是简单、方便、易行，在病房及处置室即可完成手术，同时由于不需要复杂的仪器设备，术后引流可放置时间较长，感染机会较少，现已在国内广泛开展。目前正在利用 YL-Ⅰ型穿刺针进行多中心、随机对照研究，不久将能取得较客观的评价。全脑室出血采用脑室穿刺引流术加腰穿放液治疗很有效，即使深昏迷患者也可能取得良好的效果。

▶ 九、预后

脑卒中后的预后各不相同，但研究显示，大约 80% 幸存者不能达到完全恢复，尽管日常活动不需要帮助。另外 20% 的幸存者至少有一项活动需要接受帮助，多数（60%）需要接受医疗机构的帮助。脑卒中患者的幸存者的寿命会急剧减少，并且脑血管事件复发的可能性迅速增高。

脑卒中是发达国家治疗费用最为昂贵的疾病之一。由于接受急性治疗和康复治疗的直接护理费用非常昂贵，并且由于劳动能力丧失而对收入造成影响，使得脑卒中疾病的治疗费用相当高。此外，在未来的几年，由于人口趋于老龄化，发展中国家趋于"西方化"，以及脑卒中相伴而生的风险因素不断增加，因此预计脑卒中所导致的负担将不断增长。

（龚　翔）

第九章

急性大咯血

通常大咯血指的是 1 次咯血量超过 100 mL，或者 24 h 内咯血量超过 500 mL 以上者。大咯血患者的死亡率随着出血量的增加明显增高。需要强调的是，判断咯血患者病情严重程度不要过分拘泥于咯血量的多少，而应当结合患者的一般情况，包括营养状况、脉搏、面色、呼吸、血压及有否发绀等，进行综合判断。对那些年老体弱、咳嗽乏力者，即使是少量咯血亦可造成患者窒息死亡，故对这类患者亦应按照大咯血的救治原则进行救治。

影响咯血患者预后凶险的因素：既往有肺功能障碍史；无力咳出血块，大量血液滞留在肺部；出血急速，大量血液丢失；合并其他疾病等。

一、病因

肺脏 95% 的血循环来自肺动脉，向气道和支撑系统供血的是支气管循环。支气管动脉发自于主动脉，为高压系统，一般向肺脏提供约 5% 的血液，主要向气道和支撑结构供血。据统计，大咯血患者中 90% 的出血来自支气管循环，而来自肺循环的出血仅占 10% 左右。

目前已知的引起咯血的疾病有近 100 种。常见的咯血原因依次为支气管扩张、肺癌、肺结核；其他原因还包括支气管结石、肺挫伤、肺栓塞、左心衰、再生障碍性贫血、血友病等。

二、临床表现

反复咯血并伴有慢性咳嗽、咳大量脓痰者应考虑为支气管扩张。长期吸烟伴有声嘶、呛咳、消瘦者应考虑为肺癌。伴有低热、消瘦、咳嗽、咯血应考虑为肺结核。有胸部外伤史者应考虑肺挫伤。咯血伴全身出血倾向者应考虑凝血功能障碍。部分患者反复咯血可长达数年或数十年，程度不等，从少量血痰到大量咯血不等，咯血量与病情严重程度有时不一致。有些患者平素并无咳嗽、咳痰等呼吸道症状，而单纯以反复咯血为主要表现。

体检表现患者肺野呼吸音常减弱，或出现湿性啰音，累及胸膜时可有胸膜摩擦音，存在支气管阻塞时可有哮鸣音。

➤ 三、检查

1. 实验室检查

（1）血液学检查：如有炎症时白细胞总数常增多，并有核左移；血常规如发现有幼稚型白细胞则应考虑白血病的可能；嗜酸性粒细胞增多常提示有寄生虫病的可能；有出血性疾病时，应测定出凝血时间、凝血酶原时间及血小板计数等，必要时做骨髓检查。

（2）痰液检查：通过痰涂片和培养，查找常见的致病菌、结核菌、真菌、寄生虫卵及肿瘤细胞等。

2. 其他辅助检查

（1）胸部X线：X线片应作为常规检查项目。胸片上出现沿支气管分布的卷发状阴影，多提示支气管扩张；出现液平多见于肺脓肿；实质性病变多考虑肺部肿瘤。值得注意的是，在病灶大量出血时血液可被吸入邻近气道，此种吸入可导致肺泡充盈，形成血液吸入性肺炎。在早期易与肺部实质性病变相混淆，但血液吸入性肺炎常在1周内吸收，故再次摄片将有助于两者鉴别。

（2）胸部CT：是一项非侵袭性检查，对肺功能障碍者较为安全。与普通X线胸片相比，在发现与心脏及肺门血管重叠的病灶及局部小病灶等方面，CT检查有其独特的优势。在评价稳定期支气管扩张患者方面，胸部CT已基本取代了支气管造影。

（3）支气管镜：对大咯血病因不明或内科非手术治疗效果不佳者，目前多主张在咯血期间及早施行支气管镜检查以明确病因和出血部位，同时可以行直接局部止血治疗。

（4）支气管造影：随着胸部CT及纤维支气管镜的广泛应用，现已能够对直径仅几毫米的气道进行直视观察。加上造影检查过程复杂，现已很少使用。目前，支气管造影主要用于：① 证实局限性支气管扩张（包括隔离的肺叶）的存在；② 排除拟行外科手术治疗的局限性支气管扩张患者存在更广泛的病变。

➤ 四、诊断

一般经过详细病史采集、体检及上述辅助检查之后，对大咯血的病因多可做出正确的诊断。咯血常为全身疾病临床表现的一部分，全面、细致

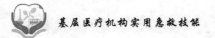

的体格检查有助于咯血的病因诊断。

诊断方案包括4个步骤：确定咯血性质；确定咯血量；确定出血部位；确定出血性质。

五、并发症

1. 窒息

大咯血患者的主要危险在于窒息，这是导致患者死亡的最主要原因。因此，在大咯血的救治过程中，应时刻警惕窒息的发生。一旦发现患者有明显胸闷、烦躁、喉部做响、呼吸浅快、大汗淋漓、一侧或双侧呼吸音消失，甚至神志不清等窒息的临床表现时，应立即采取措施，全力以赴地进行抢救。

2. 失血性休克

若患者因大量咯血而出现脉搏细速、四肢湿冷、血压下降、脉压减少，甚至意识障碍等失血性休克的临床表现时，应按照失血性休克的救治原则进行抢救。

3. 吸入性肺炎

咯血后，患者常因血液被吸收而出现发热，体温38 ℃左右或高烧持续不退，咳嗽剧烈，白细胞总数升高、核左移、胸片示病变较前增多，常提示合并有吸入性肺炎或结核病灶播散，应给予充分的抗生素或抗结核药物治疗。

4. 肺不张

由于大量咯血，血块堵塞支气管；或因患者极度虚弱，镇静剂、镇咳剂的用量过度，妨碍了支气管内分泌物和血液排出，易造成肺不张。对于肺不张的处理，首先是引流排血或排痰，并鼓励和帮助患者咳嗽。若肺不张时间不长，可试用雾化吸入，湿化气道，以利于堵塞物的排出。当然，消除肺不张的最有效办法是在纤维支气管镜下进行局部支气管冲洗，清除气道内的堵塞物。

六、治疗

（一）一般处理

取患侧卧位，并做好解释工作，消除患者的紧张和恐惧心理。咯血期间，应尽可能减少对患者的一些不必要的搬动，以免途中因颠簸加重出血，导致窒息致死。同时，还应鼓励患者咳出滞留在呼吸道的陈血，以免造成呼吸道阻塞和肺不张。如患者精神过度紧张，可用小剂量镇静剂。对频发或剧烈咳嗽者，可给予镇咳药。必要时可给予可待因口服。但对年老体弱患者，不宜服用镇咳药。对肺功能不全及老年患者，禁用吗啡、哌替啶，以免抑制咳嗽反射，造成窒息。

（二）止血治疗

（1）药物止血：① 垂体后叶素可直接作用于血管平滑肌，具有强烈的血管收缩作用。用药后由于肺小动脉的收缩，肺内血流量锐减，肺循环压力降低，从而有利于肺血管破裂处血凝块的形成，达到止血目的。② 血管扩张剂通过扩张肺血管降低肺动脉压、肺楔压及肺楔嵌压；同时体循环血管阻力下降，回心血量减少，肺内血液分流到四肢及内脏循环当中，起到"内放血"的作用，造成肺动脉和支气管动脉压力降低，达到止血目的。对于使用垂体后叶素禁忌的高血压、冠心病、肺心病及妊娠等患者尤为适用。对血容量不足患者，应在补足血容量的基础上再用该药。③ 一般止血药包括酚磺乙胺（止血敏）、氨甲苯酸（止血芳酸）等，主要通过改善凝血机制，加强毛细血管及血小板功能而起作用。

此外尚有减少毛细血管渗漏的卡巴克络；参与凝血酶原合成的维生素 K；对抗肝素的鱼精蛋白及中药云南白药、各种止血粉等。

（2）支气管镜的应用：对药物治疗效果不佳的顽固性大咯血患者，应及时进行纤支镜检查。采用的常用止血措施有支气管灌洗；局部用药；气囊填塞。

（3）目前动脉栓塞术已被广泛应用于大咯血患者的治疗，尤其是对于双侧病变或多部位出血；心、肺功能较差不能耐受手术或晚期肺癌侵及纵隔和大血管者，动脉栓塞治疗是一种较好的替代手术治疗的方法。

（三）手术治疗

绝大部分大咯血患者经过上述各项措施的处理后，出血都可得到控制。然而，对部分虽经积极的保守治疗，仍难以止血，且其咯血量之大直接威胁生命的患者，应考虑外科手术治疗。

（1）手术适应证：24 h 咯血量超过 1 500 mL，或 24 h 内 1 次咯血量达 500 mL，经内科治疗无止血趋势；反复大咯血，有引起窒息先兆；一叶肺或一侧肺有明确的慢性不可逆性病变（如支气管扩张、空洞性肺结核、肺脓肿、肺曲菌球等）。

（2）手术禁忌证：两肺广泛的弥漫性病变（如两肺广泛支气管扩张、多发性支气管肺囊肿等）。全身情况差，心、肺功能代偿不全；非原发性肺部病变所引起的咯血。

（3）手术时机的选择：手术之前应对患者进行胸部 CT、纤支镜等检查，明确出血部位，同时应对患者的全身健康状况，心、肺功能有一个全面细致的评价。对无法接受心、肺功能测试的患者，应根据病史、体检等进行综合判断，尤其是对肺切除后肺功能的估计，力求准确。手术时机应选择在咯血的间隙期，相对手术并发症少，成功率高。

（顾　鹏　陈建荣）

第十章

上消化道出血

▶ 一、病因

上消化道出血一般指的是屈氏韧带以上的食管、胃、十二指肠上段、空肠、胰管和胆道的出血。上消化道出血病因众多，常见的原因有消化道溃疡、急性糜烂出血性胃炎、食管胃底静脉曲张破裂、胃癌等。上消化道出血的病因可归纳为如下几点：

1. 上胃肠道疾病

（1）食管疾病：反流性食管炎、食管裂孔疝、食管消化性溃疡、食管癌、食管损伤等。

（2）胃十二指肠疾病：急性糜烂性出血性胃炎、消化性溃疡、急性胃黏膜脱垂、胃癌、急性胃扩张、十二指肠炎、卓-艾氏综合征、胃手术后病变、胃血管异常等。

（3）空肠疾病：空肠克罗恩病，胃肠吻合术后空肠溃疡。

2. 门静脉高压

（1）各种肝硬化失代偿期。

（2）门静脉阻塞：门静脉血栓形成或有炎症、受邻近肿块压迫。

（3）肝静脉阻塞综合征。

3. 上消化道邻近器官或组织的疾病

（1）胆道出血：创伤、胆管或胆囊结石、胆管癌、肝癌或肝动脉瘤破入胆道、肝脓肿等。

（2）胰腺疾病累及十二指肠：胰腺癌，急性胰腺炎并发脓肿溃破。

（3）主动脉瘤、肝脾动脉瘤破入上消化道。

（4）纵隔肿瘤或脓肿破入食管。

4. 全身性疾病

（1）血液病：白血病、血小板减少性紫癜、血友病、弥散性血管内凝血 DIC 及其他凝血机制障碍。

（2）尿毒症。

（3）血管性疾病：动脉粥样硬化、过敏性紫癜、遗传性出血性毛细血管扩张、弹性假黄瘤等。

（4）结节性多动脉炎、系统性红斑性狼疮或其他血管炎。

（5）应激性溃疡、败血症、创伤、烧伤或大手术后休克，肾上腺糖皮质激素治疗后、脑血管意外或其他颅脑病变、肺气肿与肺源性心脏病等引起的急性出血性胃炎甚至溃疡。

二、临床表现

1. 呕血与黑便

这是上消化道出血的特征性表现。出血部位在幽门以上者常有呕血和黑便，在幽门以下者可仅表现为黑便。但是出血量少而速度慢的幽门以上病变可仅见黑便，而出血量大、速度快的幽门以下的病变可因血液反流入胃，引起呕血。

2. 失血性周围循环衰竭

出血量 400 mL 以内者可无症状，出血量中等者可引起头晕、乏力、心悸、出汗、突然起立可产生晕厥（直立性高血压）、口渴等。短时间内大量出血达全身血量 30%～50% 者即可产生休克，表现为烦躁不安或神志不清、面色苍白、四肢湿冷、口唇发绀、呼吸困难、血压下降至测不到、脉压缩小及脉搏快而弱等，若处理不当，可导致死亡。

3. 氮质血症

血液蛋白的分解产物在肠道被吸收，以致血中尿素氮增多，出血后数小时尿素氮开始升高，24～48 h 达高峰，多数不超过 14.3 mmol/L，3～4 d 后降到正常。

4. 贫血

急性大出血早期，血红蛋白浓度、红细胞计数及红细胞压积可无明显变化，一般需要经 3～5 h 以上才出现贫血。出血后 24～72 h 血红蛋白被稀释到最大程度。其程度主要取决于出血量、速度和时间，以及出血后液体平衡状态和出血前有无贫血。

5. 发热

中度或大量出血病例于 24 h 内发热，多在 38.5 ℃ 以下，持续 3～5 d，随后自行退热。

三、检查

（一）化验检查

急性消化道出血时，重点化验应包括血常规、血型、出凝血时间、大便或呕吐物的隐血试验、肝功能及血肌酐、尿素氮等。

（二）其他检查方法

1. 急诊内镜检查

内镜检查是目前诊断上消化道出血的首选方法。做纤维胃镜检查注意事项有以下几点：① 胃镜检查的最好时机在出血后 24 ~ 48 h。② 处于失血性休克的患者，应首先补充血容量，待血压有所平稳后做胃镜较为安全。③ 事先一般不必做洗胃准备，但若出血过多，估计血块会影响观察时，可用冰水洗胃后进行检查。

2. 选择性动脉造影

在某些特殊情况下，如患者处于上消化道持续严重大量出血紧急状态，以致胃镜检查无法安全进行或因积血影响视野而无法判断出血灶，尤其是怀疑小肠出血的患者，但出血速度应在 0.5 mL/min 以上，才易发现，此时行选择性肠系膜动脉造影可能发现出血部位，并进行栓塞治疗。

3. X 线钡剂造影

一般主张在出血停止、病情稳定 3 d 后谨慎操作。因为一些肠道的解剖部位不能被一般的内镜窥见，有时会遗漏病变，这些都可通过 X 线钡剂检查得以补救。但在活动性出血后不宜过早进行钡剂造影，否则会因按压腹部而引起再出血或加重出血。

4. 放射性核素扫描

经内镜及 X 线检查阴性的病例，可做放射性核素扫描。其方法是采用核素标记患者的红细胞后，再从静脉注入患者体内，当有活动性出血，而出血速度能达到 0.1 mL/min，核素便可以显示出血部位。

四、诊断

（1）有引起上消化道出血的原发病，如消化性溃疡、肝硬化、慢性胃炎及应激性病变等。

（2）呕血与黑便。

（3）出血不同程度时可出现相应的表现，轻者可无症状，严重者可发生出血性休克。

（4）发热。

（5）氮质血症。

（6）急诊内镜可发现出血源。

五、治疗

（一）一般治疗

绝对卧床休息，头侧位，以免大量呕血时血液反流引起窒息，必要时吸氧、禁食。少量出血可适当进流食，对肝病患者忌用吗啡、巴比妥类药物。应加强护理，记录血压、神志、皮肤、脉搏、出血量及每小时尿量，保持静脉通路，必要时进行中心静脉压测定和心电图监护。

（二）积极补充血容量

先使用生理盐水、复方氯化钠快速补充血容量。立即查血型及感染性标记物，当血红蛋白低于 70 g/L、收缩压低于 90 mmHg 时，应立即输入足够量的浓缩红细胞。肝硬化患者应输入新鲜血。开始输液应快，但老年人及心功能不全者输血输液不宜过多过快，否则可导致肺水肿，最好进行中心静脉压监测。如果血源困难，可给右旋糖酐或其他血浆代用品。

（三）止血措施

1. 药物治疗

（1）近年来对消化性溃疡疗效最好的药物是质子泵抑制剂奥美拉唑，H_2 受体拮抗剂西咪替丁或雷尼替丁，雷尼替丁在基层医院亦较常用。对消化性溃疡和糜烂性胃炎出血，可用去甲肾上腺素 8 mg 加入冰盐水 100 mL 口服或做鼻胃管滴注，也可使用凝血酶口服应用。

（2）食管、胃底静脉曲张破裂出血时，垂体后叶素是常用药物，但作用时间短，主张静脉维持用药。患高血压病、冠心病或孕妇不宜使用。生长抑素及奥曲肽对上消化道出血的止血效果好。短期使用几乎没有严重不良反应。

2. 三腔二囊管压迫止血

适用于食管、胃底静脉曲张破裂出血。如药物止血效果不佳，可考虑使用。该方法即时止血效果明显，但必须严格遵守技术操作规程以保证止血效果，并防止窒息、吸入性肺炎等并发症发生。

3. 消化内镜直视下止血

对于门脉高压出血者，可采取：① 急诊食管曲张静脉套扎术；② 注射组织胶或硬化剂，一般多主张注射后用 H_2 受体拮抗剂或奥美拉唑，以减少硬化剂注射后因胃酸引起溃疡与出血。对于非门脉高压出血者，可采取：① 局部注射 1/10 000 肾上腺素盐水；② 采用 APC 电凝止血；③ 血管夹（钛夹）止血。

4. 血管介入技术

对于食管-胃底静脉曲张破裂出血，经垂体后叶素或三腔气囊管压迫治疗失败的患者，可采用经颈静脉门体分流手术（TIPS）结合胃冠状静脉栓塞术。

5. 手术治疗

经上述处理后，大多数上消化道大出血可停止，如仍无效可考虑手术治疗。食管、胃底静脉曲张破裂可考虑口腔或脾肾静脉吻合等手术。胃、十二指肠溃疡大出血患者早期手术可降低死亡率，尤其是老年人不宜止血又易复发，更宜及早手术，如并发溃疡穿孔、幽门梗阻或怀疑有溃疡恶变者宜及时手术。

（顾　　鹏）

第十一章

多发伤

一、定义

多发伤是指在同一伤因的打击下，人体同时或相继有两个或两个以上解剖部位的组织或器官受到严重创伤，其中之一即使单独存在创伤也可能危及生命。受伤部位可以是身体的任何器官。

二、病因

分为机械性的钝力和利器两大类。

（1）钝力包括各种原因的撞击，如高处坠落、交通事故、水浪和气浪及挤压伤。

（2）利器平时多见于刀刺伤和锐器伤，战时多见于枪弹伤和爆炸伤。

（3）应当指出，平时多发伤的病因主要是交通事故。

三、分类

（1）头颅伤：颅骨骨折合并颅脑损伤（如颅内血肿、脑干挫裂伤等）。

（2）颈部伤：颈椎部如颈椎损伤、大血管损伤等。

（3）胸部伤：可危及生命的损伤，如多发性多段肋骨骨折、心包损伤、血气胸、肺挫裂伤、大血管损伤、气管损伤、膈肌破裂等。

（4）腹部伤：腹腔大出血或内脏器官破裂（如肝破裂、脾破裂、肾破裂等）。

（5）骨盆等多处骨折：由于骨折可能导致大出血而危及生命，如骨盆骨折伴休克、四肢骨折伴休克、椎体骨折伴神经损伤等。

（6）软组织伤：四肢或全身广泛撕裂伤。

四、病理生理

1. 致伤因素和临床特征

（1）多发伤因创伤部位多，伤情严重，组织破坏广泛，生理扰乱大。

（2）各种致伤因素引起不同的生理特征。

2. 机体应激反应剧烈

由于失血失液，导致低血容量性休克，兴奋交感-肾上腺髓质系统，释放大量去甲肾上腺素和肾上腺素，以保证心脑能得到较好的血液灌注。

3. 高代谢状态

主要是由于失血性休克及创伤应激引起的。

五、临床特点

1. 伤情变化快、死亡率高

由于多发伤严重影响机体的生理功能，此时机体处于全面应激状态，其数个部位创伤的相互影响很容易导致伤情迅速恶化，出现严重的病理生理紊乱而危及生命。多发伤的主要死亡原因是严重的颅脑外伤和胸部损伤。

2. 伤情严重、休克率高

多发伤伤情严重、伤及多处、损伤范围大、出血多，甚至可直接干扰呼吸和循环系统功能而威胁生命。特别是休克发生率甚高。

3. 伤情复杂、容易漏诊

多发伤的共同特点是受伤部位多、伤情复杂、明显外伤和隐蔽性外伤同时存在、开放伤和闭合伤同时存在，而且大多数伤员不能述说伤情，加上各专科医生比较注重本专科的损伤情况，易忽略他科诊断而造成漏诊。

4. 伤情复杂、处理矛盾

多发伤由于伤及多处，往往都需要手术治疗，但手术顺序上还存在矛盾。如果没有经验，就不知从何下手。此时医务人员要根据各个部位伤情、影响生命程度、累及脏器不同和组织深浅来决定手术部位的先后顺序，以免错过抢救时机。

5. 抵抗力低、容易感染

多发伤伤员处于应激状况时一般抵抗力都较低，而且伤口大多是开放伤口，有些伤口污染特别严重，因而极其容易感染。

六、多发伤的三个死亡高峰

1. 第一死亡高峰

出现在伤后数分钟内，为即时死亡。死亡原因主要为脑、脑干、高位脊髓的严重创伤或心脏主动脉等大血管撕裂，往往来不及抢救。

2. 第二死亡高峰

出现在伤后 6~8 h 之内，这一时间称为抢救的"黄金时间"，死亡原因主要为脑内、硬膜下及硬膜外的血肿、血气胸、肝脾破裂、骨盆及股骨骨折及多发伤大出血。如抢救措施得当、及时，大部分患者可免于死亡。这类患者是抢救的主要对象。

3. 第三死亡高峰

出现在伤后数天或数周，死亡原因为严重感染或器官功能衰竭。无论在院前还是在院内抢救多发伤患者时，都必须注意预防第三个死亡高峰。

七、紧急救护原则

(一) 急救原则

面对大量伤情复杂且严重的伤员，首先要采取急救措施，有多发伤时要先抢救危及生命的损伤，包括大出血、呼吸道梗阻、心搏骤停、张力性气胸、腹部实质性脏器出血、脑疝等。在救治中坚持"危重者优先、救命第一"的原则。首先要完成 VIPC，具体技术如下：

V（Ventilation，通气），要求保持呼吸道通畅及充分供氧。特别是处理头、颈、胸部伤的伤员时，首先应维持呼吸道畅通。对颅脑外伤伤员，应及时清除口腔血块、呕吐物、痰及分泌物，即刻行气管内插管，必要时用呼吸机进行机械通气。对颌面外伤、颈椎外伤、喉部外伤的伤员，应早期行环甲膜切开或气管切开术。

I（Infusion，输液），指通过输液、输血扩充血容量及细胞外液。多发伤休克的主要病理变化是有效血容量不足，微循环障碍。因此，在抢救严重多发伤伤员时，恢复血容量的重要性不次于纠正缺氧。

P（Pulsation，搏动），指对心泵功能的监测。多发伤伤员发生休克时，除考虑低血容量休克外，还要考虑到心源性休克，特别是伴有胸部外伤的多发伤，可因心肌挫伤、心脏压塞、心肌梗死或冠状动脉气栓导致心泵功能衰竭。有时，低血容量性休克和心源性休克可同时存在。在严重多发伤抢救中，要监测心电图及必要的血流动力学的变化，如中心静脉压（CVP）和平均动脉压（MAP）等。

C（Control bleeding，控制出血），指在多发伤抢救中紧急控制显性或隐性出血。

（二）早期诊断

在补液的同时，生命体征基本稳定的情况下，对患者进行较全面的检查和诊断非常重要。为了不遗漏重要伤情，应牢记"CRASH-PLAN"以指导检查。其含义是：C = cardiac（心脏），R = respiratory（呼吸），A = abdomen（腹部），S = spina（脊髓），H = head（头颅），P = pelvis（骨盆），L = limb（四肢），A = arteries（动脉），N = nerves（神经）。在紧急情况下，可在几分钟内根据伤情，对呼吸、循环、消化、泌尿、脑、脊髓及四肢骨骼各系统进行必要的检查，然后按各部位伤情的轻重缓急安排抢救顺序。

改变诊疗模式：由平时的诊断→治疗变为抢救→诊断→治疗。切忌做过多的辅助检查，以免影响伤后的抢救时间。

1. 通气障碍

以上呼吸道堵塞最为常见，如果不能及时解除堵塞，任何抢救都无济于事。

2. 循环障碍

（1）低血容量：多发伤出血是十分常见的，无论内出血还是外出血都可导致低血容量性休克。如果救治措施不得力，将进入一种不可逆状态，死亡在所难免。

（2）心力衰竭和心搏停止：多发伤的突然打击可以导致心脏骤停，也可以由其他许多综合因素而引起心力衰竭，如果此种情况能得到及时处理，绝大部分可迅速逆转。

（3）张力性气胸：因胸腔气体对心、肺的明显压迫可严重干扰呼吸和循环功能，而迅速致死。

（4）开放性气胸：开放性气胸使纵隔摆动，严重干扰心肺功能而致死。

（5）连枷胸：由于多发性多段肋骨骨折，局部胸壁失去支架作用，与呼吸运动相对形成一种反常运动，严重影响心肺功能而致死。

（6）心包填塞：心包填塞明显影响静脉回流，心排血量也因此而严重不足，最终导致死亡。

3. 出血不止

无论是内出血还是外出血，如果出血不止且出血量大，也是致死原因。现场急救时，如果经大量补充血容量后血压仍不能纠正者，要考虑出血未止的可能，应追究原因：① 检查伤口，外出血是否停止；② 是否存在胸腔出血，如胸壁血管破裂；③ 是否存在腹部内出血，如肝、脾破裂；④ 是否存在腹膜后出血，如肾损伤、骨盆骨折等；⑤ 四肢骨折如果损伤大血管，则出血量大，局部形成大血肿，而且血肿还会不断扩大。

（三）多发伤的进一步诊治

多发伤的再次评估：某些隐蔽的深部损伤初期临床表现常不明显。因此，初期检查得出的结论一般来说是不全面的。再评估的重点包括腹腔脏器有无破裂，以及有无延迟性腹内、胸内和颅内出血。

1. 颅脑损伤的处理

先保持呼吸道通畅，将伤员的头侧向一边，吸氧，必要时行人工呼吸或气管插管，注意生命体征，局部止血、包扎。有脑组织膨出时，用碗盖住后包扎；鼻、耳流血不能填塞止血。对于有抽搐者，注射安定，对于颅脑外伤发生脑疝者，快速静滴 20% 甘露醇 250 mL。

2. 胸部损伤的处理

（1）胸部损伤的处理：以胸部损伤为主的患者，伤侧胸廓呼吸运动都明显减弱或消失，胸部叩诊鼓音，应特别注意伤员的呼吸变化及胸廓起伏，以及听诊呼吸音的变化。

（2）创口的处理：对开放伤者立即用 5～6 层凡士林油纱布封闭伤口，外用无菌敷料严密包扎，使开放性伤口变成闭合性。

（3）气胸的处理：闭合性气胸者，如确定是张力性气胸，应立即用无菌 9～16 号针头作为穿刺针，在锁骨中线第 2 肋间或腋间第 4、5 肋间刺入胸膜腔紧急排气，并给予高流量吸氧，以改善缺氧状态。

（4）患者转运：在搬运和转运过程中，均保持患者平卧位，头部稍后仰，以保持呼吸道畅通。转运途中严密观察患者的生命体征，一旦患者呼吸困难加重，脉搏细速且血压迅速下降，应迅速查明原因及时给予处理。转运伤员时救护车需减慢行驶速度。

3. 腹部损伤的处理

（1）注意伤员神志、血压及腹痛的变化：早期腹痛比较局限，随着渗出液增加，腹痛持续加重，同时向整个腹部弥漫，常伴有腹胀、压痛、反跳痛、恶心、呕吐、肠鸣音消失、休克加重。

（2）腹部内脏膨出物处理：应用无菌换药碗覆盖保护包扎，禁止回纳以防感染。

（3）伤员转运：转运时应注意观察其症状体征，及时补充液体，抗休克，并保证呼吸循环支持。对重度休克的患者还应取头部抬高 15°，下肢抬高 30° 的休克体位，以利于呼吸及增加回心血量。禁止给患者喝水，必要时使用简易呼吸器。

4. 骨折的处理

（1）确定骨折部位。

（2）闭合伤的处理：用夹板固定闭合损伤部位，以减轻疼痛，防止继续损伤神经和血管。

（3）开放伤的处理：对开放性骨折的外露断端，不要复位，只用消毒敷料进行创面包扎。

（4）可疑特殊部位骨折的处理：对怀疑有脊柱骨折及骨盆骨折者，保持仰卧于硬板床，禁止弯腰和抬腿，防止脊髓损伤造成瘫痪。

（5）活动性出血的处理：应给予加压包扎。对于需上止血带者，必须标记上带时间，并每隔 1 h 松开 1 次，每次 1~2 min。随时观察伤员出血的情况及呼吸、脉搏、血压。

（四）确定性手术

多发伤患者均有两个以上部位需要手术处理，手术是抢救成功的关键。应该紧急组成抢救组，根据各部位创伤对患者生命威胁的程度决定手术的顺序：① 颅脑创伤需手术处理，并伴有胸腹内脏伤者，应分组同时进行。② 胸腹联合伤，可同台分组行剖胸、剖腹术；多数情况下，胸腔无大出血，但有肺组织挫裂伤及漏气，应做胸腔闭式引流，再行剖腹探查术。③ 有四肢开放性骨折时，需在剖腹、剖胸手术结束时进行清创术、外固定术。对闭合性骨折可择期处理。

八、总结

在多发伤救治的全过程中，早期是抢救生命，中期是防治感染和多器官功能衰竭，后期是矫正和治疗各种后遗症和畸形。此三阶段是紧密相连的，救治的每一步都要想到下一步可能会出现的问题并予以预防，如休克期输液要防止肾衰，因而要快速提升血压，防止低血压时间过长；在大量输液抗休克时又要防止输液过量引起肺水肿、脑水肿和急性呼吸窘迫综合征（ARDS）。进行抢救手术前、术中都要预防感染，除注意无菌操作外要静脉应用抗生素。

（张利远　崔志明）

第十二章

淹　溺

淹溺又称溺水，是人淹没于水或其他液体介质中并受到伤害的状况。水充满呼吸道和肺泡引起缺氧窒息；吸收到血液循环的水引起血液渗透压改变、电解质紊乱和组织损害；最后造成呼吸停止和心脏停搏而死亡。淹溺的后果可以分为非病态、病态和死亡，其过程是连续的。

一、发病机制

人体溺水后数秒钟内，本能地屏气，引起潜水反射（呼吸暂停、心动过缓和外周血管剧烈收缩），以保证心脏和大脑血液供应。继而，出现高碳酸血症和低氧血症，刺激呼吸中枢，进入非自发性吸气期，随着吸气水进入呼吸道和肺泡，充塞气道，导致严重缺氧、高碳酸血症和代谢性酸中毒。可有两种情况：

1. 干性淹溺

溺水一开始引发喉头痉挛导致窒息，此时呼吸道很少或基本无水进入，占淹溺者的10%～20%。人淹入液体中，因受刺激（如惊慌、恐惧、寒冷等），诱发喉头痉挛，呼吸道梗阻，造成窒息死亡。当喉头发生痉挛时，心脏可反射性地出现停搏，同时窒息、心肌缺氧也可诱发心脏停搏。所有溺亡者中约10%～40%为干性淹溺（尸检发现溺亡者中仅约10%肺组织吸入大量的水）。

2. 湿性淹溺

人淹入液体中，首先是本能地反应性屏气，避免水或液体进入呼吸道和肺组织。但由于极度缺氧，屏气不能坚持多久而被迫深呼吸，使大量水或液体进入呼吸道和肺泡，阻碍正常气道的气体交换，引起全身组织器官的缺氧和血液中二氧化碳潴留，呛入呼吸道的水迅速经肺泡进入血液循环。由于淹溺的液体所含的成分不同，引起的病理变化也有差别。

（1）淡水淹溺。河流池塘中的水一般渗透压低，俗称淡水。淡水进入气道后阻碍气道通气和气体交换；淡水可以损伤气道及肺泡壁的上皮细胞，减少肺泡表面活性物质，导致肺泡塌陷，加重阻滞气体交换，造成全身组织器官严重缺氧；淡水进入血液循环后，引起血液稀释，导致低钠、低氯和低钾等内环境紊乱；血中的红细胞因渗透压破碎，可出现血管内溶血，导致高钾血症，影响心脏电生理活动，甚至室颤死亡；同时大量的游离血红蛋白堵塞肾小管，引起血红蛋白尿、急性肾功能衰竭。

（2）海水淹溺。海水含大量的电解质盐分，主要有3.5%氯化钠及大量钙盐和镁盐，以及其他电解质盐分。海水对气道和肺组织有化学性刺激作用。因为渗透压的原因，肺组织细胞受海水损伤后，大量蛋白质及水分向肺间质和肺泡腔渗出，引发急性非心源性肺水肿；大量钙盐吸收入血可导致心律失常，甚至心脏停搏；大量镁盐吸收入血可抑制中枢和周围神经，导致横纹肌无力、扩张血管和降低血压。

二、临床表现

严重的淹溺患者临床可表现为神志丧失、呼吸停止及心搏消失，处于临床死亡状态。近乎淹溺患者临床表现个体差异较大，与溺水持续时间长短、吸入水量多少、吸入水的性质及器官损害范围有关。

（一）症状

近乎淹溺者可出现呼吸系统症状，如胸痛、呼吸困难、剧烈咳嗽、咳粉红色泡沫样痰，以及神经系统症状如头痛或视觉障碍等。海水淹溺者因为渗透压的原因可有口渴感明显的症状。近乎淹溺者最初数小时可有畏寒发热。

（二）体征

患者可有皮肤发绀，颜面肿胀，球结膜充血，口鼻充满泡沫或泥污，腹部膨隆，四肢厥冷，有时可发现头、颈部损伤。患者常出现精神状态改变；神经系统体征，如抽搐、肌张力增加、烦躁不安、昏睡和昏迷；呼吸系统体征，如呼吸急促、表浅或停止，肺部可闻及干湿啰音，偶尔有喘鸣音；循环系统体征，如心律失常、心音消失或微弱。

三、检查

1. 有涉水及被淹史

淹溺者通常有涉水及被淹史。

2. 血液检查

淹溺者常有白细胞轻度增高。吸入淡水较多时，可出现血液稀释，甚至红细胞溶解，血钾升高，血和尿中出现游离血红蛋白。吸入海水较多时，出现短暂性血液浓缩，轻度高钠血症或高氯血症。幸存者在 10～30 min 后恢复正常血容量和电解质浓度。无论淡水或海水淹溺，罕见致命性电解质紊乱，但溶血或急性肾衰竭时可有严重高钾血症。重者出现弥散性血管内凝血的实验室监测指标异常。

3. 动脉血气分析

约 75% 病例有明显混合性酸中毒；几乎所有患者都有不同程度的低氧血症。

4. 胸部 X 线检查

常显示斑片状浸润，有时出现典型肺水肿征象。住院 12～24 h 吸收好转或发展恶化。约有 20% 病例胸片无异常发现。疑有颈椎损伤时，应进行颈椎 X 线检查。

四、治疗

（一）院前急救

1. 迅速检查患者

淹溺者被救上岸后首先要迅速对其进行身体状况的检查，明确患者的状态，然后根据患者的不同状态采取相应的急救。因此未明确患者上岸后情况之前不宜采取任何措施，以免进行了无用或错误的抢救。主要检查内容：

（1）意识检查：通过观察并大声呼唤及拍打患者肩部的方法确认淹溺者有无意识，如患者无反应，即可认定患者意识丧失，此时应尽快实施口对口人工呼吸两次。应在向患者人工呼吸之后再检查患者有无自主呼吸和自主心跳。

（2）呼吸心搏检查：可用平扫方法观察患者胸腹部有无起伏，如胸部无起伏，则应认定患者已经无自主呼吸，此时立即检查患者有无自主心跳。淹溺者有时在一定的时间内仅仅丧失了自主呼吸而有自主心跳存在，这不同于一般情况下可以通过呼吸停止间接提示心跳停止，因此淹溺者除了检查有无自主呼吸外，仍需进一步检查有无自主心跳。如无颈动脉搏动，则可认定患者已经发生了心脏停搏，此时应立即行胸外心脏按压。

（3）外伤检查：淹溺者常常为意外发生，常有外伤情况，故需要进行外伤检查。让患者平卧，通过观察、询问及局部按压触摸等手法检查患者有无在水中受伤。

2. 对意识清醒患者的救援

（1）保暖措施：除了夏季，其他季节对溺水者都应采取保暖措施。首先要脱去患者的湿衣服，擦干体表的水，以减少水分蒸发带走热量。其次，有条件的可换干衣服或者用毛毯等保暖物包裹身体。此外，有条件的还可按摩患者四肢，促进血液循环，给予热水饮用。忌给患者饮酒，那样会促进热量的快速丧失。

（2）进一步检查患者：询问患者溺水原因、有何不适感、有无呛水等。同时观察患者口唇色及面色，有条件的可以测血压心率，同时检查有无外伤等。

（3）送患者去医院：淹溺可以导致很多继发生理障碍，特别是呼吸系统的组织损伤，故患者需要尽早救助。但很多人没有意识到这一点，因此应向群众宣传，溺水者无论当前情况是否良好，都应去医院检查诊疗。尤其对于高龄、幼儿及发生过呛水、溺水时受伤、有异常症状及体征的患者应送医院进一步检查治疗。

3. 意识丧失但有呼吸心跳患者的现场急救

患者持续意识丧失同时有自主呼吸心跳的情况称为昏迷。导致淹溺者昏迷的常见原因是缺氧，此外还有颅脑损伤（如头部受到撞击等）。此时应采取的主要措施是供氧，最好使用高流量供氧。对于呼吸微弱、皮肤发绀的患者立即实施呼吸支持，施救现场无面罩及呼吸机的可采取常规口对口人工呼吸。呼吸正常的患者要保持呼吸道通畅，使用稳定侧卧位，该体位是昏迷患者采取的体位，可以防止患者呕吐物造成呼吸道堵塞。此外应排除外颅脑损伤，对不能排除颅脑损伤的患者应采取措施保护脊柱。

4. 有心跳无呼吸患者的现场急救

淹溺者经过严重的缺氧，首先脑皮质功能损伤，发生昏迷，如继续未能得到供氧，则会发生自主呼吸停止，如果继续缺氧，则将发生自主心跳停止。因此有心跳无呼吸的情况是严重淹溺的表现，这时患者已处在死亡边缘。一般来说，淹溺 3～4 min 后被救起的患者需要行人工呼吸，淹溺 5 min 后才被救起者大都已经发生心搏停止，需要立即行心肺复苏。

此时最佳的方法是气管插管，如果能够及时地成功插管并使用气囊人工呼吸，可以起到立竿见影的效果。其他方法有口对口（或口鼻）人工呼吸、挤胸人工呼吸、抢臂人工呼吸等。其中口对口人工呼吸效果最好。如果口对口人工呼吸时感到吹气阻力很大，说明患者气道不通畅，此时应采取畅通气道的措施，如清除患者口中的泥沙及杂草，然后再实施吹气。

5. 无心搏患者的现场急救

行心肺复苏。

6. 在实施心肺复苏前是否需要为患者控水的争议

控水是指在实施心肺复苏前先把患者呼吸道或者消化道内的水排出体

外的措施。复苏前是否先要先控水，到目前为止在医学界一直存在争议。传统教科书、一些科普资料和媒体都在宣传抢救淹溺患者的第一项措施是控水，但这种做法在当前受到了越来越多的质疑。《2010 年国际心肺复苏和心血管急救指南》指出："没有证据表明呼吸道的水与其他堵塞物相同，因此不要浪费时间去清除它。"那么到底需要不需要控水呢？

（1）如何控水？使患者成为头低臀高位，尽快倒出肺、气管和胃内积水；也可将其腹部置于抢救者屈膝的大腿上，使头部下垂，然后用手平压其背部，使气管内及口咽的积水倒出；也可利用小木凳、大石头、倒置的铁锅等物做垫高物。以能倒出口、咽及气管内的积水为度，如排出的水不多，应立即采取人工呼吸、胸外心脏按压等急救措施，不可因控水耽误抢救时间。

（2）目前主张不用在心肺复苏前控水的理由——无水可控：对于干性淹溺来说，患者因声门闭锁没有吸入水，因此无水可控。对于湿性淹溺来说，绝大多数的淹溺者属于低渗淹溺（淡水淹溺），这部分患者通过呼吸道吸入的大量水分已经进入血液循环，此外呼吸道如果灌满水，最多也就 150 mL，根本不值得控。故对于已被救上岸的淹溺者来说，呼吸道里的水并不是影响呼吸的严重因素，实践中控出来的水是胃里的水。控水伤害：很多文献报道，控水时容易引起胃内容物反流和误吸，反而会堵塞呼吸道，还可以导致肺部感染。实施控水势必延误心肺复苏的时间，使患者丧失最佳复苏时间。

总之，很多医生认为抢救淹溺患者时无须控水。但到底哪个观点更有道理，目前医学界尚未达成共识，也缺乏大规模临床试验的数据支持。因大量海水存在于患者的呼吸系统不利于复苏，还可能造成肺组织损伤，应该将其排出，海水淹溺还是需要首先控水的。而淡水淹溺则无须控水，应该立即展开心肺复苏术。

（二）院内治疗

进入医院后的处理包括进一步生命支持。所有近乎淹溺者应收住监护病房观察 24～48 h，预防发生急性呼吸窘迫综合征。

（1）一般治疗。① 供氧：吸入高浓度氧或高压氧治疗。有条件可使用人工呼吸机。② 复温及保温：如患者体温过低，据情可采用体外或体内复温措施。③ 心电监护：溺水者容易发生心律失常，故心电监护不可缺少。④ 护脑措施：缺氧会对大脑产生伤害，故护脑措施十分重要。有颅内压升高者应适当过度通气，维持 $PaCO_2$ 在 25～30 mmHg。同时，静脉输注甘露醇降低颅内压、缓解脑水肿。⑤ 易消化饮食：最好给予高营养的半流食。

（2）低渗溺水的治疗。① 利尿排水：可用3% 高渗盐水静滴，同时应用利尿剂如速尿静注等。②碱化尿液：目的是减轻溶血的伤害，保护肾脏，可用5%碳酸氢钠注射液静滴。③降低血钾：对高血钾患者应紧急采取降血钾措施，如应用钙剂、碱性药物、葡萄糖及胰岛素等。

（3）高渗溺水的治疗。高渗溺水一般为海水淹溺导致，也可以为其他高渗性液体导致。海水淹溺主要引起溺水者电解质平衡紊乱，如高钠、高钙和高镁血症，因此治疗上除了供氧、保温、护脑和保护肾脏等一般治疗外，重点要注意纠正患者的高钠、高钙和高镁血症。

（4）心脏停搏后综合征的治疗（见心肺复苏术）。

（张　剑）

第十三章

电击伤

➤ 一、定义

电击伤是指人体与电源直接接触后电流进入人体，造成机体组织损伤和功能障碍。临床上除表现在电击部位的局部损伤，尚可引起全身性损伤，主要是心血管和中枢神经系统的损伤，严重的可导致心跳呼吸停止。

电击伤俗称触电，是由于一定量的电流或电能量（静电）通过人体引起组织损伤或功能障碍，重者发生心搏骤停和呼吸停止。高电压还可引起电热灼伤。闪电损伤（雷电）属于高电压损伤范畴。

电伤是指电流对人体表面的伤害，它往往不至于危及生命安全；而电击是指电流通过人体内部。

触电事故常伴随着高空坠落或摔跌等机械性创伤。这类创伤起因于触电，但不属于电流对人体的直接伤害，称为触电的二次事故。

➤ 二、病理生理

电击损伤程度取决于以下几项：

1. 电流强度

2 mA 以下电流，手指接触产生麻刺感。

10 ~ 20 mA 电流，手指肌肉持续收缩，不能自主松开电极，并可引起剧痛和呼吸困难。

50 ~ 80 mA 电流，可引起呼吸麻痹和室颤。

90 ~ 100 mA，50 ~ 60 Hz 交流电即可引起呼吸麻痹，持续 3″ 心跳停止而死亡。

220 ~ 250 mA 直流电通过胸腔即可致死。

2. 电压高低

电压越高，损害越重；低电压强电流造成局部烧伤；一般（干燥）情况下，36 V 是安全电。

220 V 电流，可造成室颤而致死。

1 000 V 电流，可使呼吸中枢麻痹而致死。

220 ~ 1 000 V，致死原因两者兼有。

高电压可使脑组织点状出血、水肿软化。

3. 人体的电阻

人体电阻大小也直接影响电击损伤程度（$U = IR$，$I = U/R$）。

潮湿条件下：接触 12 V 电流也有危险，20 ~ 40 V 电流作用于心脏也可致死。

冬季及皮肤干燥时，皮肤电阻可达 50 000 ~ 1 000 000 Ω；皮肤裂开或破损时，电阻可降至 300 ~ 500 Ω。

4. 电流通过人体的途径

电流由一手进入，另一手或一足通出，电流通过心脏，即可立即引起室颤。

通过左手触电比通过右手触电严重，因为这时心脏、肺部、脊髓等重要器官都处于电路内。

电流自一足进入经另一足通出，不通过心脏，仅造成局部烧伤，对全身影响较轻。

电流通过头部会使人昏迷，电流通过脊髓会使人截瘫，电流通过中枢神经会引起中枢神经系统严重失调而导致死亡。

5. 电流频率

当电压在 250 ~ 300 V 时，触及频率为 50 Hz 的交流电，比触及相同电压的直流电的危险性要大 3 ~ 4 倍。而当电压更高时，则直流电的危险性明显增大。频率为 30 ~ 100 Hz 的交流电，对人体危害最大。

如果频率超过 1 000 Hz，其危险性会显著减少。当频率为 450 ~ 500 kHz 时，触电危险便基本消失。

频率在 2 000 kHz 以上的交流小电流，对人体已无危害，所以在医院的治疗上能用于理疗。

6. 接触时间

人体处于电流作用下，时间愈短，获救的可能性愈大。电流通过人体时间愈长，电流对人体的机能破坏愈大，获救的可能性也就愈小。

三、临床表现

（一）全身表现

轻度者出现头晕、心悸，皮肤、脸色苍白，口唇发绀，惊慌和四肢软弱，全身乏力等，并可有肌肉疼痛，甚至有短暂的抽搐。较重者出现持续抽搐与休克症状或昏迷不省人事。

由低电压电流引起室颤，开始时尚有呼吸，数分钟后呼吸即停止，进入"假死"状态；高电压电流引起呼吸中枢麻痹时，患者呼吸停止，但心搏仍存在，如不及时施行人工呼吸，可于 10 min 左右后死亡。心脏与呼吸中枢同时受累，多立即死亡。

由于肢体急剧抽搐可引起骨折。

1. 电性昏迷

患者触电后，常有短暂性的昏迷，占 20% ~ 50%，意识多能恢复，若头部有击伤区，除短暂的昏迷外还可出现神志恍惚、兴奋，CT 检查可发现有局部脑水肿，继之脑软化。发生在非功能区时无定位症状出现，经治疗后可恢复，脑部可无后遗症表现。

2. 血红蛋白尿及肌红蛋白尿

治疗及时多能恢复，严重时肾脏会出现一定的损害。

3. 呼吸暂停（假死状态）、休克、心室纤颤

严重患者常出现上述症状。如抢救不及时可立即死亡，呼吸停止后人工呼吸时间要长，直至呼吸恢复稳定为止。

（二）局部表现

主要是进出口和通电路线上的组织电烧伤，常有 2 个以上创面。

随着病程进展，由于肌肉、神经或血管的凝固或断裂，可在一周或数周后逐渐表现出坏死、感染、出血等。

血管内膜受损，常可形成血栓，有继发组织坏死和出血，甚至肢体广泛坏死。

（三）并发症

中枢神经系统后遗症可有失明或耳聋（枕叶与颞叶的永久性损伤所致）。

少数可出现短期精神失常。

电流损伤脊髓可致肢体瘫痪，血管损伤可致继发性出血或血供障碍，局部组织灼伤可致继发性感染。

触电而从高处跌下，可伴有脑外伤、胸腹部外伤或肢体骨折。

四、治疗

（一）现场急救

脱离电源：关闭电源、挑开电线、斩断电路、"拉开"触电者。

注意事项：

（1）救护人员不得采用金属和其他潮湿的物品作为救护工具。

（2）未采取绝缘措施前，救护人不得直接接触触电者的皮肤和潮湿的衣服。

（3）在拉拽触电者脱离电源的过程中，救护人员宜用单手操作。

（4）当触电者位于高位时，应采取措施预防触电者在脱离电源后坠地摔伤或摔死。

（5）夜间发生触电事故时，应考虑切断电源后的临时照明问题，以利救护。

（6）心肺复苏应在现场就地坚持进行，不要图方便随意移动伤员，如确要移动，抢救中断时间一般不超过 10 s。

（7）将伤员送往医院时，应使用担架车并在其背部垫以木板，不可让伤员身体蜷曲着进行搬运。途中应继续抢救。

（8）用装有冰屑的塑料袋做成帽状包绕在伤员头部，露出眼睛，使脑部温度降低，争取伤员心、肺、脑得以复苏。

（9）禁止采用冷水浇淋、猛烈摇晃、大声呼唤或架着触电者跑步等"土"办法刺激触电者。因为人体触电后，心脏会发生颤动、脉搏微弱，这样会使伤员因心力衰竭而死。

（二）液体复苏

补液量不能根据其表面烧伤面积计算，对深部组织损伤应充分估计。

（三）清创

清创时特别应注意切开减张，包括筋膜切开减压。

（四）早期全身应用较大剂量的抗生素（可选青霉素）

因深部组织坏死供氧障碍，应特别警惕厌氧菌感染，局部应暴露，用过氧化氢溶液冲洗、湿敷。注射破伤风抗毒素是绝对指征。

（张利远）

第十四章

中 暑

中暑（heatstroke）是因高温环境引起的体温调节中枢功能障碍、汗腺功能衰竭和（或）水、电解质丢失过多而发生的以中枢神经系统和（或）心血管系统功能障碍为主要表现的急性疾病。根据临床表现的轻、重分为先兆中暑、轻度中暑及重度中暑三种。又根据发病机制和临床表现的不同，分为热射病（heatapoplexy）、热痉挛（heatcramp）、热衰竭（heatexhaustion）三种类型。

一、病因

凡可致机体热负荷增加和（或）散热功能障碍的因素，均可引起中暑。

（一）气象因素

高气温（指室内温度 >35 ℃）、高湿度（指相对湿度 >80%）、高辐射（指干热作业环境，如从事炼钢铁、炼焦、铸造、陶瓷、砖瓦等工作）、低气压及低风速。

（二）非气象因素

（1）劳动强度大，时间长，而又无足够防暑降温措施；

（2）患有糖尿病、心血管病、甲亢等疾病者；

（3）过度疲劳或睡眠不足者；

（4）缺乏体育锻炼或肥胖者；

（5）应用某些药物，如抗胆碱类药物抑制汗腺分泌者；

（6）老年人、久病卧床者及产妇等终日逗留在通风不良、空气潮湿、温度较高的室内者；

（7）饥饿或饮酒及饮食后立即进行高温环境下作业者；

（8）皮肤广泛损伤及烧伤后疤痕愈合、汗腺损伤者等均易发生中暑。

二、发病机制

（一）机体正常体温的恒定

正常情况下，机体在下丘脑体温调节中枢的控制下，使体温维持在37 ℃左右。通常室温15～20 ℃时，人体散热的方式为辐射约占60%、蒸发约占25%、对流占12%、传导占3%。当周围环境温度超过皮肤温度时，散热主要靠出汗及随呼吸排出。此时皮肤血管扩张、血流增多，经皮肤散热亦增加，这样使机体内产热与散热处于动态平衡。如果因某种原因使机体产热大于散热，或散热受阻，必然导致热蓄积而发生中暑。

（二）高温对人体各系统的影响

（1）中枢神经系统：高温对神经系统有抑制作用，初期使注意力不集中，对外界反应不敏捷，肌纤维收缩能力低下，以致动作的准确性和协调性差。当体温达到一定程度（个体反应不一）时，神经系统功能失控，出现谵妄、狂躁，最后深度昏迷。

（2）心血管系统：由于散热的需要，皮肤血管扩张，血流重新分布，心输出量增加，心脏负荷加重，最后导致心衰的发生。此时，因心输出量降低而又致皮肤血流减少，影响散热。

（3）水、电解质失衡：在高温环境中，机体的散热方式主要依赖出汗。一般认为一个工作日最高生理限度的出汗量为6 L，但在高温环境中劳动者的出汗量可达10 L以上。汗液虽然为低渗，但氯化钠的含量占0.3%～0.5%，大量失水的同时还有失钠，出现水、钠代谢失调，而有肌肉痉挛疼痛等。

（4）消化系统：由于高温出现血液重新分布，胃肠道血流减少，蠕动减弱，消化液分泌减少，同时患者因口渴而大量饮水又使胃液稀释、酸度降低而导致食欲减退及消化不良等胃肠功能紊乱。

（5）泌尿系统：高温出汗多，心输出量降低，使肾血流量减少和肾小球滤过率下降，尿液浓缩，出现蛋白尿及细胞管型尿，甚至发生急性肾功能衰竭或DIC。

（6）其他：由于大量出汗后致汗腺功能衰竭，使体内热进一步蓄积，体温骤增，可达42 ℃以上，此时能使细胞蛋白质变性，达到50 ℃时，数分钟内细胞即死亡。所以中暑的患者可出现血清中AST，ALT，LDH，CPK升高，甲状腺素分泌减少等。

（三）按发病机制分类

（1）热射病：主要由于高温环境的影响，机体内的产热及与环境通过对流、辐射而获得的热，远远大于机体蒸发散热，造成机体热蓄积，使体温升高，高达42 ℃以上时，下丘脑体温调节中枢功能发生障碍，脑细胞损害、汗腺功能衰竭，出现以高热、无汗、意识障碍为主要特征的表现。故又称为中暑高热。

（2）热痉挛：由于高温环境影响，机体大量出汗、电解质丢失所致的肌肉痉挛。故又称为中暑痉挛。

（3）热衰竭：由于机体大量出汗后，水和电解质丢失，血容量减少，同时皮肤血管的扩张使这部分血流量增加，机体有效循环血量进一步减少，由于心脏供血减少导致心功能障碍及循环衰竭。故又称中暑衰竭。

▶ 三、临床表现

1. 先兆中暑

在高温、高湿或通风不良的环境下工作、生活一定时间后，出现过量出汗、口渴、头晕、眼花、耳鸣、四肢无力、胸闷、心悸、恶心、注意力不集中、动作不协调等症状，体温正常或略升高。如及时将患者转移到通风阴凉处，补充水和盐后，在短时间内即可恢复。

2. 轻症中暑

除上述症状外，同时兼有下列情况之一，应考虑为轻症中暑：① 面色潮红、心率加快、皮肤灼热；② 体温在38 ℃以上；③ 有早期循环障碍的症状，如恶心、呕吐、面色苍白、四肢皮肤湿冷、多汗、脉搏细速、血压下降等。如进行及时有效的处理，3 ~4 h可恢复正常。

3. 重症中暑

包括热射病、热痉挛、热衰竭三种类型。

（1）热射病：典型的表现为高热（ >41 ℃）、无汗和意识障碍。常为在高温环境下劳动数小时或老年、体弱、慢性病的患者，因热适应能力低下，在连续数天高温后发生中暑。先兆症状有全身软弱、头昏、头痛、恶心、出汗减少，继而体温迅速上升，出现嗜睡、谵妄或昏迷，皮肤干燥、灼热、少汗、呈潮红或苍白。周围循环衰竭时呈发绀，脉搏快、脉压增宽、血压下降，可有心律失常，呼吸快而浅，神志由狂躁、恍惚、谵妄到昏迷，手足抽搐，瞳孔缩小，对光反射迟钝或消失，大小便失禁，可有脑膜刺激征。严重者出现休克、心力衰竭、肺水肿、脑水肿、急性肾功能衰竭、MODS、DIC等。热射病是中暑最严重的一种类型，死亡率较高。

实验室检查：血白细胞总数及中性粒细胞增高；尿蛋白和管型出现；血BUN，AST，ALT，LDH，CPK增高和血清钠、钾、pH值下降；心电图检查有心律失常、心肌损害表现。

（2）热痉挛：多见于健康青壮年人。强体力劳动大量出汗后，饮水时又未补充钠盐，使血流中钠、氯及钾浓度降低而出现短暂、间歇的肌肉痉挛。常有突发腹壁及（或）肠平滑肌痉挛性剧痛、肢体痛，以腓肠肌多见，呈对称性、发作性，时而加重，时而缓解。患者神志清、体温常正常。

实验室检查：血清钠、氯、钾降低，尿肌酸增高。

（3）热衰竭：此型最常见，多见于老年、体弱者、产妇或未能适应高温作业者。患者体内常无过度热蓄积。故无高热，仅有头痛、头昏、胸闷、心悸、恶心、呕吐、口渴、面色苍白、皮肤湿冷、大汗淋漓、血压低、循环衰竭等表现。

实验室检查：血清钠、钾、氯降低，血液浓缩。

热射病、热痉挛、热衰竭三种类型的症状常有不同程度的混合存在，有轻有重。

四、诊断

在炎夏、高温季节或高温、高湿、通风不良环境下劳动、生活，突然出现高热、意识障碍和（或）循环障碍及实验室检查相关改变，排除相关常见病后，诊断不难。老年体弱多病者，是夏季第一个热浪高峰发病人群，诊断中应注意警惕，以防误诊。

五、鉴别诊断

（1）中毒性菌痢：起病急骤、突发高热、惊厥，精神萎靡、嗜睡，迅速出现休克、昏迷及呼吸、循环衰竭。在无腹泻时，用肛拭涂片镜检，可见大量脓细胞和巨噬细胞。

（2）脑型疟疾：起病有剧烈头痛、寒战、高热、呕吐、嗜睡、精神错乱、谵妄、惊厥、昏迷、颈项强直。后期可出现脑水肿、呼吸衰竭。血中查见疟原虫。

（3）流行性乙型脑炎：起病急骤、高热、头痛、呕吐及意识障碍，有脑膜刺激征，脑脊液检查有改变。

（4）热痉挛与急腹症鉴别：热痉挛是在高温大量出汗后发生腹痛，同时可有腓肠肌痛，呈短暂性发作，在补充电解质后很快缓解而恢复。

（5）脑血管意外：多发生于老年人，起病急，昏迷和偏瘫为主要特征。常有高血压、动脉硬化病史，体检有神经系统定位体征。结合头颅 CT 检查可做出诊断。

六、预防

1. 技术措施

（1）合理设计工艺过程，改善生产和居住条件；（2）隔绝热源；（3）合理布置与疏散热源；（4）加强通风。

2. 保健措施

（1）定期健康检查；（2）加强营养和保证合理清凉饮料；（3）合理安排作息时间；（4）加强个体防护；（5）气象部门及时向居民预报环境气象信息。

3. 组织措施

（1）加强领导；（2）改善管理；（3）有效宣教；（4）制定必要规章制度，贯彻执行国家有关政策法规。

七、治疗

（一）先兆中暑

应立即撤离高温环境，在阴凉处安静休息，并饮用含盐的清凉饮料，即可恢复。

（二）轻症中暑

除同先兆中暑处理外，对疑有早期循环衰竭倾向者，需经静脉输入葡萄糖盐水，体温升高者给予物理降温。

（三）重症中暑

救治原则：迅速降温，纠正水电解质紊乱和酸碱失衡，积极防治循环衰竭、休克和并发症。

1. 热射病

（1）迅速降温，是抢救重症中暑的关键，高热持续时间越长，组织损害越严重，预后越差，故需积极、迅速和有效地采取降温措施。

1）物理降温　①体表降温：头部用电子冰帽或橡皮冰帽，体表大血管处用冰袋，同时用酒精擦浴。也可将患者用冰水浸浴。方法：将患者采取半坐卧位，浸于含有碎冰块、水温在 15～16 ℃的冷水中，水面不超过患者的乳头平面，应使水温保持在 15～16 ℃，浸泡 15 min 左右将患者抬出水面，测肛温 1 次，直到肛温保持在 38 ℃。如停止浸泡后肛温又上升到 39 ℃以上，可再次浸浴。②体内降温：a. 用 4～10 ℃的 5% 葡萄糖盐水 1 500 mL 静脉滴注，但由于温差原因易诱发心律失常，故开始滴速应控制在每分钟 30～40 滴，5～10 min后可增加滴速；b. 用 4～10 ℃葡萄糖盐水 1 000 mL 左右注入胃内；c. 用4~10 ℃葡萄糖盐水1 000 mL保留灌肠，如有抽搐、痉厥者可再加入10%水合氯醛15 mL。

2）药物降温 必须与物理降温同时使用，药物降温可防止肌肉震颤，减少机体分解代谢，从而减少机体产热，扩张周围血管，以利散热。

① 氯丙嗪：25~50 mg稀释在4 ℃的5%葡萄糖盐水500 mL内，静滴，2 h内滴注完毕。但血压过低者不易使用。

② 地塞米松：10~20 mg静脉注射，既能改善机体反应性，又有助于降温，既能预防肺水肿，又能减轻脑水肿。

③ 人工冬眠：对有惊厥、抽搐者可直接应用。氯丙嗪8 mg、哌替啶25 mg、异丙嗪8 mg，从MurPhy管内滴入，1 h无反应，可重复一次。注意血压、呼吸情况。

④ 654-2：在5%葡萄糖盐水500 mL中加入10~20 mg 654-2静脉滴注，对扩张皮肤血管、改善微循环及防止DIC的发生有一定的作用。

无论采用何种降温方法均需注意以下三点：① 体温降至肛温38 ℃左右即可终止降温，但如又上升至39 ℃以上，需再次降温；② 血压应维持在90 mmHg以上；③ 降温期间应进行心电监测，注意有无心律失常，以便及时处理。

（2）对症处理

① 保持呼吸道通畅，保证供氧，必要时人工机械通气。

② 维持水、电解质和酸碱平衡。

③ 保护心、肾功能。

④ 防治脑水肿，同时对烦躁不安及抽搐者给予镇静剂应用。

⑤ 预防感染及褥疮发生。

⑥ 积极防治与监测MODS，DIC发生。

⑦ 支持疗法及足够营养供给。

2. 热痉挛

主要是电解质紊乱所致，重点应及时纠正电解质的失衡，包括补钠、钾、钙。

3. 热衰竭

体液丢失是关键，应重点补充血容量，纠正休克和电解质及酸碱失衡，并及时发现和纠正心、肾功能不全等。

八、预后

先兆中暑、轻症中暑、热痉挛、热衰竭及时发现后迅速转移至阴凉通风处，给予适当含盐饮料，必要时补充葡萄糖盐水等，除原有慢性病、热衰竭严重者外，可很快恢复，预后良好。

热射病只要及时发现和正确处理，大多预后良好。其预后决定于以下5点：① 体温高度：一般认为，体温 >40 ~ 42 ℃者死亡率为50%，>42 ℃者死亡率为90%左右；② 高热持续时间长短；③ 患者的年龄：>60 岁以上重症中暑的占66%，死亡率为76%；④ 有无合并慢性疾病；⑤ 抢救是否及时正确。中暑致死的主要原因是休克、呼吸衰竭、循环衰竭、MODS、脑水肿、肺水肿、急性肾衰、继发严重感染、DIC 等。

（张利远）

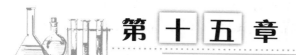

急性有机磷农药中毒

急性有机磷农药中毒（AOPP）是一种非常凶险的急危重症，其毒性主要是抑制胆碱酯酶活性，使乙酰胆碱在体内过多蓄积，胆碱能使神经受到持续冲动，导致先兴奋后衰竭的一系列毒蕈碱样、烟碱样和中枢神经系统症状，严重者出现昏迷和呼吸衰竭，甚至死亡。

据统计，我国农村和城镇有机磷农药中毒占急诊中毒的49.1%，居各种中毒之首。在中毒死亡患者中，因有机磷农药中毒致死者占83.6%。因此，提高有机磷农药中毒抢救成功率，使死亡率降至最低，仍是我国急诊医学面临的艰巨任务。

一、临床特征

有机磷农药中毒的临床表现包括急性胆碱能危象，中间型综合征，迟发性多发性神经病和局部损害四部分。

（一）急性胆碱能危象

（1）毒蕈碱样表现：恶心、呕吐、腹痛、腹泻、多汗、流涎、视力模糊、瞳孔缩小、呼吸困难、支气管分泌物增多，严重者出现肺水肿。

（2）烟碱样表现：骨骼肌兴奋，出现肌纤维震颤。常由小肌群开始，如眼睑、颜面、舌肌等，逐渐发展至肌肉跳动，牙关紧闭，颈项强直，全身抽搐等。

（3）中枢神经系统表现：头痛、头昏、乏力、嗜睡、意识障碍、抽搐等。严重者出现脑水肿，或因呼吸衰竭而死亡。

（二）中间型综合征

少数病例在急性中毒症状缓解后和迟发性神经病变发生之前（急性中毒后24～96 h）突然发生呼吸困难或死亡，称为"中间型综合征"。死亡前患者可先有颈、上肢和呼吸肌麻痹。累及脑神经者，可出现眼睑下垂眼外展障碍和面瘫。

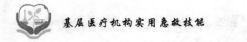
（三）迟发性多发性神经病

少数病例在急性中毒症状消失后 2 ~ 3 周可发生迟发性神经损害，出现感觉、运动型多发性神经病变表现，主要累及肢体末端，且可发生下肢瘫痪、四肢肌肉萎缩等。

（四）局部损害

敌敌畏、敌百虫、对硫磷、内吸磷接触皮肤后可引起过敏性皮炎，并可出现水疱和剥脱性皮炎。有机磷杀虫药滴入眼中可引起结膜充血和瞳孔缩小。

二、诊断要点

（1）有有机磷接触史：发病前 12 h 内的接触史有意义，超过 1 d 以上无意义。

（2）有典型的中毒症状与体征：流涎、大汗、瞳孔缩小和肌颤（肉跳）。

（3）胆碱酯酶活力降低 <70%。

三、临床分级

按照有机磷农药中毒的临床表现和胆碱酯酶活力指标，可将其分为轻、中、重三度。

轻度中毒：表现为头昏、头痛、恶心、呕吐、多汗、视物模糊、瞳孔缩小、胆碱酯酶活力为 50% ~ 70%；

中度中毒：除上述症状外，还有肌纤维颤动、瞳孔缩小明显、呼吸困难、流涎、腹痛，胆碱酯酶活力为 30% ~ 50%；

重度中毒：除上述症状外，还出现昏迷、肺水肿、呼吸麻痹、脑水肿，胆碱酯酶活力 <30%。

四、鉴别诊断

在诊断中应特别注意与有机氮类农药（杀虫脒）中毒的鉴别。

五、治疗

急性有机磷中毒抢救原则：减少毒物吸收、促进体内毒物排泄和应用特效解毒药。

（一）一般处理

（1）立即脱离现场，至空气新鲜处。皮肤污染者，脱去衣物，立即用肥皂水或清水洗清（包括头发和指甲，最少2~3遍）。如发生眼污染，可用生理盐水或清水彻底冲洗。

（2）催吐。患者神志清楚且能合作时，让患者饮温水300~500 mL，然后自己用手指、压舌板或筷子刺激咽后壁或舌根诱发呕吐。如此反复进行，直至胃内容物完全吐出为止。患者处于昏迷、惊厥状态时不应催吐。尽量使胃内容物排空，但需严防吸入气管致窒息，故催吐过程需头侧位。

（3）洗胃。口服有机磷农药中毒患者要尽早接受彻底洗胃，一般在中毒后6 h内，最好用洗胃机彻底清洗，在没有洗胃机的情况下，可从胃管注入300~500 mL清水，反复抽洗胃液，并尽快转送有洗胃机的医院。应特别注意洗胃需与阿托品、胆碱酯酶复能剂等治疗同时实施，紧急时可先用这些药物治疗后洗胃。

（4）导泻。目前主张洗胃后可从胃管注入硫酸钠20~40 g（溶于20 mL水）或注入20%甘露醇250 mL进行导泻治疗。这可抑制毒物吸收，促进毒物排泄。

（二）特效解毒药的应用

使用原则是"早期、足量、足疗程"。常用的药物有碘解磷定（PAM）和氯解磷定（PAM-CL）。

（1）氯解磷定的应用。国内推荐使用的肟类复能剂为氯解磷定，因其使用简单（肌肉注射）、安全、高效，可作为复能剂的首选。

（2）碘解磷定的应用。先静注碘解磷定负荷量1 g（稀释后静注，注射速度5~8 min），必要时，1 h后重复上述用药1次，加入液体静滴，以0.25~0.5 g/h速度给药，维持有效血药浓度，总量不超过10 g/d。大多数患者持续用药4~6 d，每天查血胆碱酯酶（ChE，试纸法），ChE活力稳定恢复至50%以上或临床症状消失，病情稳定好转时可逐渐减量或停药。一般减量时间为5~7 d，每日减去半量，即5，2.5，1 g直至停药。

（3）复能剂的应用。足量的指标：当毒蕈碱样症状、肌颤消失和胆碱酯酶活力为50%~60%时，可停药，如再次出现上述症状和指征，应该尽快补充用药，再次给予首次用药的半量。

（4）合理的给药途径。一般情况下以肌肉注射给药为宜。因为肌肉注射吸收较快，一般3~5 min即可出现疗效。另外，肌肉注射可使药物在血液中的半衰期比静脉注射给药长。

但当患者病情危重、注射部位血流缓慢或出现休克时，应采取静脉注射给药，但不宜静脉滴注给药。特别是首次给药应禁用静脉滴注给药，因为这样药物不能在短时内达到有效浓度。

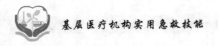

（三）抗胆碱药的应用

（1）阿托品。阿托品的使用原则：早期、适量、迅速达到"阿托品化"。有机磷农药毒性大，中毒症状发展快，生理拮抗剂（即抗胆碱能药）用药不及时可因支气管痉挛和分泌物堵塞支气管而致外周性呼吸衰竭，中毒剂量大时由于呼吸中枢抑制而致中枢性呼吸衰竭，这两者均可迅速导致死亡。因此，对于 AOPP 患者应迅速给予足量的外周抗胆碱能药物（如阿托品），以解除支气管痉挛和减少支气管分泌，但足量用药不等于过量用药。

阿托品足量的可靠指标：口干、皮肤干燥和心率不低于正常值。毒蕈碱样症状消失（支气管痉挛解除和控制支气管分泌物过多）并出现"阿托品化"指征。过量的阿托品也可使神志改变，轻则躁动、谵妄，重者昏迷，因此不能以瞳孔大小、颜面潮红和神志变化作为达到"阿托品化"的必需指标，否则常导致阿托品严重过量，发生阿托品中毒或死亡。

（2）长托宁（盐酸戊乙奎醚）。研究证实，与阿托品相比，对有机磷农药中毒的急救，长托宁的疗效更好。① 外周抗 M 胆碱作用强于阿托品。军事医学科学院的研究表明，长托宁对抗腺体分泌和平滑肌痉挛的作用比阿托品更强。支气管痉挛改善明显，通气流量增加。临床研究亦证实长托宁对改善毒蕈碱样症状较阿托品明显。② 除具有抗 M 胆碱作用外，长托宁有较强的外周抗 N 受体作用，长托宁可以拮抗乙酰胆碱在横纹肌神经肌肉接头处过多蓄积导致的肌纤维颤动或全身肌肉强直性痉挛，而阿托品没有抗 N 受体作用。③ 长托宁具有全面的中枢抗 M 和抗 N 受体作用，而阿托品只有中枢抗 M 受体作用，长托宁的中枢抗胆碱作用相比外周作用要强，且均比阿托品的要明显。④ 无阿托品导致的心动过速或心律失常及心肌耗氧量增加，是由于其对神经突触前膜和心脏 M_2 亚型受体的亲和力低，对其无明显作用导致。在判断"长托宁化"时，无心率增快的表现。这对合并有冠心病和高血压病的患者的治疗非常关键。⑤ 半衰期长，用药剂量少。长托宁可以很好地对抗有机磷毒物引起的惊厥、中枢呼吸衰竭和其他外周中毒症状，具有很高的临床应用价值，是阿托品的理想取代剂，是救治有机磷农药中毒或合并阿托品中毒的首选剂。根据中毒程度选用首次用量。轻度中毒 1 ~ 2 mg；中度中毒 2 ~ 4 mg；重度中毒 4 ~ 6 mg。首次用药 45 min 后，如仅有恶心、呕吐、出汗、流涎等毒蕈碱样症状时，只应用盐酸戊乙奎醚 1 ~ 2 mg；仅有肌颤、肌无力等烟碱样症状或 ChE 活力低于 50% 时，只应用氯解磷定 1 000 mg，无氯磷定时可用解磷定代替。如上述症状均有时，重复应用盐酸戊乙奎醚和氯解磷定的首次半量 1 ~ 2 次。中毒后期或 ChE 老化后可用盐酸戊乙奎醚 1 ~ 2 mg 维持阿托品化，每次间隔 8 ~ 12 h。

（四）含抗胆碱剂和复能剂的复方注射液

解磷注射液（每支含阿托品 3 mg、苯那辛 3 mg、氯解磷定 400 mg）起效快，作用时间较长。首次给药剂量：轻度中毒，1 支，i. m. 或肌内注射，加用氯解磷定 0～0.5 g；中度中毒 1～2 支，i. m. 或肌内注射，加用氯解磷定 0.5～1.0 g；重度中毒 2～3 支，加用氯解磷定 1.0～1.5 g。用药后 30～60 min 可重复半量，以后视病情，可单独使用氯解磷定和阿托品。

停药指标：主要中毒症状消失，胆碱酯酶活力达正常的 50%～60%，可停药观察。停药 12 h 以上，患者胆碱酯酶活力仍保持在 60% 以上时可考虑出院。

（五）对症治疗

AOPP 患者主要死因是肺水肿、呼吸肌麻痹、呼吸中枢衰竭。另外，休克、急性脑水肿、中毒性心肌炎、心搏骤停等也是重要死因。因此，对症治疗应重点维持正常心肺功能，保持呼吸道通畅。出现呼吸衰竭时，应立即吸氧、吸痰，必要时行气管插管、人工呼吸。有肺水肿者，使用阿托品的同时可给予糖皮质激素、呋塞米。出现休克时，使用升压药。出现脑水肿时，使用脱水剂和糖皮质激素。按心律失常类型及时应用抗心律失常药物。进行这些治疗的同时维持水电解质、酸碱平衡，并给予保肝、抗生素等内科综合治疗。危重患者可输新鲜血浆治疗，以促进血中毒素排出及胆碱酯酶活力恢复。

（六）中间型综合征（IMS）的治疗

IMS 多发生于重度中毒及早期胆碱酯酶复能剂用量不足的患者，及时行人工机械通气为抢救成功的关键。机械通气常规使用同步间歇性强制换气（SIMV）模式，帮助患者度过呼吸衰竭难关，同时也是提高患者抢救成功率、降低死亡率的重要救治措施。

（七）迟发性神经病变的治疗

除对症治疗外尚无特殊方法，其病程是一种良性经过。早期治疗可使用糖皮质激素（泼尼松 30～60 mg，1 周后逐渐减量），抑制免疫反应，缩短病程。其他药物包括营养神经药、大剂量 B 族维生素、三磷酸腺苷、谷氨酸、地巴唑、加兰他敏、胞二磷胆碱等。可配合理疗、体疗、针灸和按摩治疗，同时加强功能锻炼。另外，需使用阿托品及胆碱酯酶复能剂。

（张　鹏　陈建荣）

第十六章

异位妊娠

一、概述

凡孕卵在子宫腔以外的任何部位着床者，统称为异位妊娠，习称为宫外孕，是妇科常见的急腹症之一，若不及时诊断和积极治疗可危及生命。

根据着床部位不同，有输卵管妊娠、卵巢妊娠、腹腔妊娠、宫颈妊娠及子宫残角妊娠等。异位妊娠中，以输卵管妊娠最多见，占90%以上。

输卵管妊娠的发病部位以壶腹部最多，约占55%~60%；其次为峡部，占20%~25%；再次为伞端，占17%；间质部妊娠最少，仅占2%~4%。

二、病因

（1）输卵管炎症是异位妊娠发病的主要原因。

炎症使输卵管内膜粘连，导致管腔狭窄，管壁蠕动减弱，使卵子可以进到输卵管内受精，而受精卵却不能回到宫腔。

（2）输卵管发育不良、畸形、子宫内膜异位及结扎后再通，均可使受精卵运行受到阻碍，而停留于输卵管内着床并发育。

（3）盆腔肿瘤压迫或牵引，使输卵管移位或变形，阻碍受精卵通过。

（4）受精卵外游。孕卵在一侧输卵管受精后，沿着伞端能游到对侧输卵管，由于时间延长，尚未走到子宫腔内就具备了着床能力，从而形成异位妊娠。

三、临床表现

（一）症状

（1）停经：大多数的患者有停经史，长短不一，一般为6~8周，也有1/4患者无明显停经史，但阴道流血淋漓不尽。

（2）腹痛：为最常见的症状，90%以上的患者主诉腹痛，可为隐痛、胀痛、坠痛、绞痛或撕裂样的痛，常突然发作，持续或间歇出现。

（3）阴道流血：典型出血为量少、点滴状、色暗红，持续性或间歇性。少数患者有似月经量的出血，有的患者无阴道流血。少数患者阴道流血量较多，类似月经，阴道流血可伴有蜕膜碎片排出。

（4）晕厥与休克：由于腹腔内急性出血及剧烈腹痛，轻者出现晕厥，重者出现休克。出血越多越快，症状出现也越迅速越严重，但与阴道流血量不成比例。

（5）腹部包块：当输卵管妊娠流产或破裂所形成的血肿时间较久者，因血液凝固与周围组织或器官（子宫、输卵管、卵巢、肠管或大网膜等）发生粘连形成包块较大或位置较高者，可于腹部扪得。

（二）体征

1. 一般情况

腹腔内出血较多时，呈贫血貌。大量出血时，患者可出现面色苍白、脉快而细弱、血压下降等休克表现。体温一般正常，出现休克时体温略低，腹腔内血液吸收时体温略升高，但不超过38 ℃。

2. 腹部检查

有明显内出血时，下腹有压痛及反跳痛，尤以患侧为著，但腹肌紧张轻微，出血较多时，叩诊有移动性浊音。若反复出血并积聚粘连包裹，可形成包块并不断增大变硬，下腹部可触及包块。

3. 妇科检查

（1）输卵管妊娠未发生流产或破裂者，除子宫略大较软外，可能触及胀大的输卵管并有轻度压痛。

（2）输卵管妊娠流产或破裂者，阴道后穹隆饱满有触痛，宫颈举痛或摇摆痛明显，子宫稍大而软，内出血多时，检查子宫有漂浮感。

（3）子宫一侧或其后方可触及形状不规则肿块，边界不清楚，触痛明显。病变持续较久时，肿块机化变硬。

（4）输卵管间质妊娠时，子宫大小与停经月份基本符合，但子宫不对称，一侧角部突出，破裂所致内出征象极为严重。

四、诊断

（1）HCG 测定：是目前早期诊断异位妊娠的重要方法。

（2）黄体酮测定：血清黄体酮（P）水平低于 10 ng/mL（放射免疫法测定），常提示异常妊娠，其准确率在90% 左右。

（3）超声诊断。B 型超声检查对异位妊娠的诊断尤为常用，阴道 B 超检查较腹部 B 超检查准确性更高。

（4）诊断性刮宫：在不能排除异位妊娠时，可行诊断性刮宫术，获取子宫内膜进行病理检查。

（5）后穹隆穿刺：后穹隆穿刺辅助诊断异位妊娠被广泛采用，常可抽出血液放置后不凝固，其中有小凝血块。若未抽出液体，也不能排除异位妊娠。

（6）腹腔镜检查：大多情况下，异位妊娠患者经病史、妇科检查、血β-HCG测定、B超检查后即可对早期异位妊娠做出诊断，但对部分诊断比较困难的病例，在腹腔镜直视下进行检查，可及时明确诊断，并可同时手术治疗。

五、治疗

（一）手术疗法

剖腹手术和腹腔镜下手术。异位妊娠的发生率近年有上升趋势，其治疗原则以手术治疗为主，腹腔镜手术以其手术创伤小，脏器功能干扰轻，患者痛苦小，皮肤瘢痕小或无，术后恢复快，住院天数短等优点基本替代了开腹手术。腹腔镜手术近两年在妇产科开展得非常好。

（二）药物疗法

目前世界各地均采用药物前列腺素、米非司酮、氨甲蝶呤；中西医结合治疗：西药对杀胚的作用好，但杀死的胚胎形成包块无法从体内排出，而中药对杀胚作用不太理想，但消症散结的效果很好。所以认为西医治标、中医治本，二者结合对治疗未破裂型异位妊娠效果好。

（张　鹏）

第十七章

体液平衡与失衡（简述版）

➡ 一、概述

1. 体液容量分布

细胞外液 20%，细胞内液 40%。血浆占 5%，组织间液占 15%，分布：功能性细胞外液、非功能性细胞外液。男性占体重的 60%；女性占体重的 50%。

2. 血容量

肾素—血管紧张素—醛固酮维持。

3. 渗透压

290～310 mmol/L，下丘脑—垂体后叶—ADH 维持。

4. 电解质

细胞外：Na^+，Cl^-，HCO_3^-，蛋白质；细胞内：K^+，Mg^{2+}，HPO_2^-，蛋白质。

5. 酸碱平衡维持

（1）血液缓冲系统 HCO_3^-/H_2CO_3 24 mmol/1.2 mmol＝20/1。

（2）肺排泄挥发性酸 H_2CO_3——CO_2+H_2O。

（3）肾排酸保碱作用 H_2O+CO_2——H_2CO_3 $HCO_3^-+H^+$。

6. 水日需量

尿 1 000～1 500 mL；粪 150 mL；皮肤 500 mL；呼吸 300～350 mL，合计：2 000～2 500 mL。

7. 钠和钾日需量和钾

钠日需量 4～5 g，钾日需量 2～3g。

二、水和钠代谢失调

（一）等渗性缺水（急性缺水、混合性缺水）

1. 病因

（1）消化液急性丧失，如肠外瘘、大量呕吐等；

（2）体液丧失在感染区或软组织内，如腹腔内或腹膜后感染、肠梗阻、烧伤等。

2. 临床表现

（1）恶心、厌食、乏力、少尿、舌燥、眼窝凹陷、皮肤干燥松弛。

（2）短期内丧失量达体重的 5%（细胞外液 25%）——休克。

（3）实验室检查：血液有浓缩现象、电解质可正常。

3. 治疗

平衡液：

（1）1.86% 乳酸钠和复方 NaCl 溶液（1：2）。

（2）1.25% $NaHCO_3$ 和生理盐水溶液（1：2）。

（二）低渗性缺水（慢性缺水、继发性缺水）

1. 病因

（1）消化液持续丧失，如由于剧烈呕吐、慢性肠梗阻、长期胃肠减压。

（2）大创面慢性渗液。

（3）等渗缺水时补水过多。

2. 临床表现

（1）轻度缺 Na^+：血 Na^+ < 135 mmol/L，头晕、手足麻木、疲乏、尿 Na^+ 减少。

（2）中度缺 Na^+：血 Na^+ < 130 mmol/L，恶心、呕吐、脉速、BP 下降、脉压缩小。浅 V 萎陷、视力模糊、站立性晕倒、尿量减少，尿 Na^+、Cl^- 无。休克。

（3）重度缺 Na^+：血 Na^+ < 120 mmol/L，神志不清，肌痉挛性抽搐，腱反射减弱或消失。

3. 治疗

补 Na^+ 公式：

补 Na^+ 量（mmol）=（血 Na^+ 正常值 − 测压值）×体重×0.6（女性：0.5）

（1 g Na^+ = 17 mmol）

4. 注意事项

（1）当日先给上述公式计算值的半量。

（2）重度缺 Na^+ 者先补容（林格氏液、生理盐水及胶体）。

（3）后补 5% NaCl 200～300 mL（2～3 h 内补完）。

（4）合并酸中毒时，少数需补碱性液体。

（5）尿量在 40 mL/h 后注意补 K^+。

（三）高渗性缺水（原发性缺水）、失 H_2O > 失 Na^+

1. 病因

（1）摄水不足：包括鼻饲、肠造瘘管内给予高浓度营养液；

（2）水分丧失过多：大量出汗、大面积烧伤暴露、糖尿病大量排尿。

2. 临床表现

（1）轻度缺水：口渴。缺水量占体重 2%～4%。

（2）中度缺水：极度口渴、唇舌干燥、皮肤失去弹性、眼窝下陷、烦躁、尿少、高比重尿。缺水量占体重 4%～6%。

（3）重度缺水：除上述症状外，出现狂躁、幻觉、谵妄、甚至昏迷。缺水量占体重 >6%。

3. 治疗

补 H_2O 公式：

$$补 H_2O 量（mL）=（Na^+ 测试值 - 正常值）×体重×4$$

或：每丧失体重的 1%，补液 400～500 mL。

注意事项：

（1）尽量口服或鼻饲。

（2）静滴 5% 葡萄糖或半盐水。

（3）当日先给上述公式计算值的半量。

（4）酌情补 Na^+。

（5）注意 K^+ 及 pH 值。

（四）水中毒（稀释性低 Na^+ 血症）

1. 病因

（1）各种原因引起 ADH 分泌减少。

（2）肾功能障碍。

（3）摄入或输入 H_2O 过多。

2. 临床表现

急性水中毒：颅高压症状，如头痛、嗜睡、躁动、精神紊乱、定向力障碍、谵妄、甚至昏迷及脑疝、心衰、肺水肿等。

慢性水中毒：软弱无力、恶心、呕吐、嗜睡、体重增加、皮肤苍白而湿润等。

化验：血液稀释、低蛋白、低渗透压。

3. 治疗

（1）禁止水进入体内。

（2）脱水、利尿。

（3）5% NaCl 静滴。

三、体内 K^+ 异常

K^+ 2% 位于细胞外，其浓度为 3.5～5.5 mmol/L，日需量 2～3 g。
生理功能：

（1）参与、维持细胞的正常代谢。

（2）维持细胞内液渗透压和酸碱平衡。

（3）维持神经肌组织兴奋性及心肌正常功能等。

（一）低 K^+ 血症

1. 原因

（1）摄入不足：如长期进食不足或补液中不含 K^+。

（2）排出过多：如利尿、呕吐、肠瘘、胃肠减压。

（3）体内转移：大量葡萄糖＋胰岛素应用。

（4）碱中毒。

2. 临床表现

（1）一般表现：四肢无力、腱反射减退或消失，重者呼吸困难。

（2）消化系统：恶心、呕吐、腹胀、肠蠕动消失。

（3）心脏表现：传导阻滞、节律异常。

（4）心电图：T 波低平，侧置，u 波出现。

（5）血清 K^+ < 3.5 mmol/L。

3. 治疗　（1 g K^+ = 13.4 mmol）

（1）补 K^+ 不过量：一般每天补 3～6 g。

（2）浓度不过高：0.3%～0.4%。

（3）速度不过快：60～80 滴/min。

（4）无尿不补 K^+。

（二）高钾血症

1. 原因

（1）进入体内 K^+ 过多：如输入 K^+ 及大量库血。

（2）排 K^+ 障碍：肾功、肾上腺皮质机能减退。

（3）体内转移：如溶血、组织损伤。

（4）酸中毒。

2. 临床表现

（1）一般表现：神志模糊、肢体软弱无力、感觉异常、皮肤苍白、发冷等。

（2）心脏表现：心动过缓、心律不齐，甚至心搏骤停。

（3）心电图：T 波高尖、QRS 波增宽。

（4）血清 K^+：>5.5 mmol/L。

3. 治疗

（1）禁用含 K^+ 药物及食物。

（2）促使 K^+ 转入细胞内如：$NaHCO_3$、25% 葡萄糖 + 胰岛素。

（3）10% $CaCl$ 拮抗。

（4）透析疗法。

▶ 四、体内 Ca^{2+} 异常

Ca^{2+} 1% 位于细胞外，其浓度为 $2.25 \sim 2.5$ mmol/L，其中 45% 为离子化 Ca^{2+}，维持神经肌肉稳定性，受 pH 值影响，pH 值下降，离子化 Ca^{2+} 增高。

（一）低 Ca^{2+} 血症

1. 病因

见于急性重症胰腺炎、坏死性筋膜炎、肾衰竭、消化道瘘病、甲状旁腺功能受损。

2. 临床表现

表现为神经-肌肉兴奋，如口周、指（趾）尖麻木及针刺感、手足抽搐、腱反射亢进、Chvostek 征和 Trousseau 征（ + ）、血清 Ca^{2+} <2 mmol/L。

3. 治疗

10% 葡萄糖酸钙 $10 \sim 20$ mL 静注，$8 \sim 12$ h 可重复。

（二）高 Ca^{2+} 血症

1. 病因

甲状旁腺功能亢进、骨转移性癌。

2. 临床表现

早期：疲乏、软弱、厌食、恶心、呕吐和体重下降、头痛、背和四肢痛、口渴、多尿等。骨转移性癌后期：病理性骨折。

血清 Ca^{2+} $>4 \sim 5$ mmol/L 有生命危险。

3. 治疗

治疗原发病、低 Ca^{2+} 饮食，输注生理盐水，促使 Ca^{2+} 排泄。

五、体内 Mg^{2+} 异常

成人身体内镁总量 1 000 mmol，约 23.5 g，50% 位于骨骼内，仅 1% 在细胞外，正常值 0.7~1.1 mmol/L，大部分从粪便排泄，其余从肾排出，肾有保镁作用。

镁生理作用：对 N 活动的控制，N-M 兴奋性的传递、肌肉收缩、心脏激动性及血管张力等方面均具有重要作用。

（一）镁缺乏（血镁 <0.7mmol/L）

1. 病因

饥饿、吸收障碍、肠瘘等。

2. 临床表现

与钙缺乏相似。当补钙后症状不消失时应考虑缺镁。

镁负荷试验：注入硫酸镁后其 90% 应从尿中排泄，若少量排出时可确诊（因为血镁浓度有时与机体缺镁不平行）。

3. 治疗

一般按 0.25 mmol/（kg·d）补镁。25% 硫酸镁 1 mL 含镁 1 mmol。

肾功正常，严重缺镁者，可补 1 mmol/（kg·d）。

注意：太多太快→急性镁中毒→心搏骤停（用钙对抗）。

症状消失后仍应补镁 5~10 mmol/d，1~3 周。

（二）镁过多（血镁 >1.1 mmol/L）

1. 病因

肾功下降、应用硫酸镁过量、创伤、重度酸中毒、严重细胞补液量不足。

2. 临床表现

（1）一般表现：乏力、疲倦、腱反射消失、血压下降等。

（2）心脏传导阻滞。

（3）心电图：与高 K^+ 相似。

（4）晚期可出现呼吸抑制、嗜睡、昏迷、心搏骤停。

3. 治疗

停用镁剂、钙剂对抗。

六、体内磷异常

成人身体内磷总量约 700~800 g，约 85% 存在于骨骼，其余以有机磷酸酯形式存在于软组织中，细胞外液中仅 2 g，正常值 0.96~1.62 mmol/L。

生理作用：

（1）磷是核酸、磷脂等基本成分；

（2）是高能磷酸键成分之一，在能量代谢中有重要作用；

（3）参与蛋白质的磷酸化过程；

（4）以磷脂形式参与细胞膜的组成；

（5）是某些凝血因子的成分；

（6）参与酸碱平衡（磷酸盐）。

（一）低磷血症（血磷 <0.96 mmol/L）

1. 病因

甲状旁腺功能亢进症、严重烧伤或感染、长期禁食，体内转移（高糖＋胰岛素）、TNP 中未补充磷剂等。

2. 临床表现

神经肌肉症状，如厌食、头晕、肌无力等，重者可有抽搐、精神错乱、昏迷、呼吸肌无力。

3. 治疗

病因治疗，重在预防。TNP 中补磷 10 mmol/d（甘油磷酸钠 10 mL）

（二）高磷血症（血磷 >1.62 mmol/L）

1. 病因

ARF、甲状旁腺功能低下、体内转移（淋巴瘤等化疗时、酸中毒）。

2. 临床表现

继发低钙血症表现。

3. 治疗

病因治疗及针对低钙血症的治疗。

七、酸碱失衡

（一）代谢性酸中毒

1. 病因

（1）碱性物质丢失过多，如腹泻、肠瘘。

（2）酸性物质产生过多，如休克、严重糖尿病、CA 等。

（3）排酸障碍，如肾功不全。

阴离子间隙（AG）＝Na^+－（HCO_3^-＋Cl^-）。正常值为 10～15 mmol/L，间隙组成主要是磷酸、乳酸及其他有机酸，如 HCO_3^- 丢失或盐酸增加时，AG 为正常，有机酸增加时，AG 可增加。

2. 临床表现

（1）神经系统：眩晕、嗜睡、感觉迟钝、烦躁、昏迷、腱反射减弱或消失。

（2）心血管系统：面颊潮红，心率加快、血压偏低、心律不齐。

（3）呼吸系统：深而快，并有酮味。

（4）血气分析改变：pH 值下降、HCO_3^- 下降。

3. 治疗

病因是首位，公式供参考。

$$HCO_3^- \text{ 需要量} = （正常值 - 测得值）\times 体重 \times 0.4$$

（二）代谢性碱中毒

1. 病因

（1）胃液丧失过多；（2）碱性物质摄入过多；（3）低钾；（4）利尿。

2. 临床表现

（1）呼吸系统：呼吸变浅而慢。

（2）神经精神异常：嗜睡、精神错乱或谵妄，甚至昏迷。

（3）血气分析改变：pH 值升高、HCO_3^- 降低、BE 升高。

3. 治疗

（1）病因治疗；（2）如因胃液丧失补生理盐水；（3）严重碱中毒（pH > 7.65），补充稀盐酸。

（三）呼吸性酸中毒

4. 病因

肺泡通气、换气功能障碍，体内 CO_2 潴留，血 $PaCO_2$ 上升（高碳酸血症），见于麻醉过深、镇静剂过量、中枢神经损伤、气胸、肺水肿和呼吸机使用不当等。

5. 临床表现

胸闷、呼吸困难、躁动不安、头痛、发绀、血压下降、谵妄、昏迷。

血气分析：pH 值下降，$PaCO_2$ 增加、HCO_3^- 正常。

6. 治疗

改善通气（人工机械通气、0.6 ~ 0.7 浓度 O_2 吸入）。

（四）呼吸性碱中毒

1. 病因

肺泡过度通气→体内 CO_2 排出增加→血 $PaCO_2$ 减少（低碳酸血症），见于癔症、疼痛、发热、创伤、呼吸机使用不当。

2. 临床表现

呼吸急促、脑晕、手足口周麻木、针刺感、肌震颤、手足抽搐、心率加快，甚至发生 ARDS。

3. 治疗

原发病治疗。用纸袋罩住口鼻，增加呼吸道无效腔，吸入含 5% CO_2 的氧气。

（张利远）

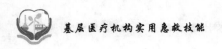

第十八章

心搏呼吸骤停
—— 2016 中国心肺复苏专家共识（摘抄）

人类这一具有生命的机体，自从存在的那一天起，就拉开了与死亡进行抗争的大幕。而作为抢救心搏骤停（cardiac arrest，CA）这一直接威胁人们生命急症的主要手段——心肺复苏术（cardiopulmonary resuscitation，CPR），就成了能使临危患者"起死回生"的主角[1-2]。在我国，心血管疾病患者已接近 3 亿，心血管疾病已成为我国居民死亡的首要原因，并仍然呈逐年增长的趋势[3]。近年来，我国 CA 的发生率也明显增加，并成为青壮年人群的主要杀手，目前每年约有 54.4 万人发生 CA，发病率已渐近发达国家水平，但整体抢救水平远低于发达国家和地区，CA 患者神经功能良好的出院生存率仅为 1% 左右[4-8]。

CA 是指心脏泵血功能机械活动的突然停止，造成全身血液循环中断、呼吸停止和意识丧失。引发 CA 常见的心律失常类型包括心室纤颤（ventricular fibrillation，VF）、无脉性室性心动过速（ventricular tachycardia，VT）、心室停顿以及无脉性电活动（pulseless electrical activity，PEA），后者并称为电-机械分离。CA 本质上是一种临床综合征，是多种疾病或疾病状态的终末表现，也可以是某些疾病的首发症状，常常是心源性猝死的直接首要因素[9]。CA 发作突然，约 10 s 左右即可出现意识丧失，如在 4~6 min 黄金时段及时救治可获存活，贻误者将出现生物学死亡，且罕见自发逆转者。CPR 就是应对 CA，能形成暂时的人工循环与人工呼吸，以求达到心脏自主循环恢复（return of spontaneous circulation，ROSC）、自主呼吸和自主意识的挽救生命技术。因此，大力提升临床急救的施救能力，切实实施高质量的 CPR，也就成为 CA 抢救能否成功的关键和根本保证[10]。已经证实，大部分 CA 发生在院外，部分人 CA 发作前会有先兆，及早识别 CA 发作，发作时第一反应者及时实施 CPR，获得自动体外除颤仪（automated external defibrillator，AED）及时除颤，当地有高效、专业的急诊医疗服务体系（emergency medical service system，EMSS）是决定患者存活的关键[11]。我国仍是发展中国家，幅员辽阔，地区间发展水平差距较大，医疗资源有限且分布不均，要从根本上提高我国 CA 患者的整体抢救成功率，必须构建具有中国特色的科学和高效的 CA 综合防治体系[12-15]。这一防治体系贯穿 CA 前预防，CA 抢救的 CPR 全程直至 CA 复苏后处理的完整过程。强调 CA 前要以"预"字为纲，变被动抢救为主动防控；突出抢救中以"化"字为主，使 CPR 科学技术与临床实践紧密结合，准确把握 CA 患者和 CPR 技术共性标准和个性特点，辨证施救与科学化解；CA 后则以"生"字为重，尽显敬畏生命、拓展生命的 CPR 发展观，优化 CPR 后管理的全过程，使生命得以恢复和延续。

从古人的唤醒和刺激复苏法，到口对口人工呼吸法、胸外按压人工循环法及体外心脏电除颤法三大要素构成的现代复苏术，均是人类对死亡发生机制逐步认识的结果，随着时代进步与医学科技的发展，人们对死亡的认知与复苏方法的认识相向而行，永无止境。为规范和指导我国 CPR 的理论探索与临床实践、突出具有中国特色的 CPR 整体方略与目标、提高 CPR 临床医疗水平，中国研究型医院学会心肺复苏学专业委员会汇集国内 CPR 领域专家，基于国际 CPR 指南的科学共识，结合我国国情和具体实践，涵盖了 CA 前期的预防、预识、预警的"三预"方针，CA 中期的标准化、多元化、个体化的"三化"方法与 CA 后期复生、超生、延生的"三生"方略，共同制定了《2016 中国心肺复苏专家共识》，作为指导我国 CA 综合防治体系构建和 CPR 临床实践的行动指南，为政府部门机构、医院、企事业单位、学校、社团、公益组织、各级管理人员、广大医务工作者、公务人员、教师、市民及群众等单位、团体和个人，提供有关 CPR 科学的专业指引和参考[16]。

▶ 1　CA 前期的"三预"方针

CA 前期是指患者未发生心搏、呼吸骤停前的时段，狭义的理解是指发生 CA 前极短暂的先兆症状时间，往往只有数分钟至数小时。这里定义的 CA 前期应该涵盖患者真正出现 CA 前的整个时间过程，这期间从个人到家庭、社区和医疗卫生服务系统乃至整个社会，每个相关要素的构成都会成为决定 CA 患者生存与否的关键。CA 往往猝然发生，抢救过程中任何失误和延误均可导致不良预后，因此在 CA 发生之前应强调"三预"方针：预防、预识和预警。

1.1　CA 前期的预防

CA 前期预防首要是应该建立相对全面的综合预防体系，"预"强调的是意识，"防"侧重的是措施。CA 前期预防体系是指组建专家委员会制定相应的方案，相关部门配备防治器材，普及培训志愿者，筛选 CA 前期高危患者，评估其风险后及时采取干预措施，从而建立的一套有效运行的综合预防体系。该综合体系应该涵盖从个人到家庭，从社区到社会，从医院到整个医疗服务体系，从救护到医疗，从群体到个人，从健康个体到冠心病（coronary artery disease，CHD）患者的多维立体预防体系。建立"家庭初级预防、社区中级预防、医院高级预防"的三位一体院外心搏骤停（out of hospital cardiac arrest，OHCA）预防急救新模式。

1.1.1　CA 前期的家庭预防

对于每个家庭来说，每个年龄段的成员都有出现猝死的风险和可能。婴幼儿缺乏自我保护能力，容易因为各种意外和环境因素导致 CA[17]。冬季容易发生的婴儿猝死综合征、气道异物窒息和环境温度过高/过低等都是婴幼儿出现 CA 的常见原因[18]。儿童 CA 多因为感染、癫痫、各种意外、哮喘或先天性心脏病等病因引起[19]。各种意外、毒物接触、过劳猝死、激动猝死、房事猝死等都可能是导致成人 CA 的原因[20]。然而，对于成年人，尤其是中老年人，发生 CA 的首要病因还是 CHD 等各种心血管疾病[21]。60 岁以上老年人一般存在慢性基础疾病，加之自身特殊的生理改变以及自我防护能力降低，容易因为慢性疾病的急性发作、气候、窒息以及心理刺激引发 CA[22]。因此，每个家庭应该树立健康、和谐的家庭文化，彼此关心健康问题；定期进行健康体检，掌握个人健康状况；及时就医治疗，相互督促规范治疗；积极配合社区慢性疾病的管理。首先，家庭中每一个成员都应学习急救特别是 CA 的相关科学知识，知晓不同年龄段的家庭成员可能出现的 CA 高危因素，采取措施避免和预防其可能受到的伤害和意外。其次，每个家庭应该掌握力所能及的急救技能，制定家庭急救预案或计划，拟定转运路线[23]。第一，要学会正确启动 EMSS，正确拨打 120 急救电话，学会启动、利用当地社区或单位的辅助应急救护资源。第二，要掌握哈姆立克（Heimlich）手法，能够为气道阻塞（食物嵌顿或窒息）的家庭成员进行现场急救。第三，要掌握正确的 CPR 技术，学会 AED 的使用，最好是参加规范的 CPR 技术学习班（医疗机构、社区或各种公益组织开办），在专业人员的指导下掌握正确的 CPR 技术，也可以利用网络和视频等形式开展自学。第四，要根据家庭成员的健康和疾病状况掌握特殊的健康监测和急救知识，例如监测体温、血糖和血压，应用家庭远程生命监测装置等。最后，应该配备适当的急救装备，以防万一，例如建立家庭急救信息卡，包括家庭具体住址及附近地标建筑、联系人电话、家庭主要成员既往慢性疾病史、药敏史等，放置于固定电话旁或固定位置，便于拨打急救电话时快速、准确提供相关信息；设立家庭急救药箱，配备常见急救物品（乙醇、方纱、绷带、手套等）和慢性疾病家庭成员可能需要的急救药品（如硝酸甘油、卡托普利、安宫牛黄丸、止喘药等）；特殊的抢救设备，如 AED、腹部提压心肺复苏仪、制氧机等。友好、互助的邻里关系不仅促进日常的心理、生理健康，也有助于在危急时刻相互扶持，共渡难关。

1.1.2　CA 前期的社区预防

OHCA 患者的存活依赖于社区内各种相互支持的要素，即旁观者第一时间识别 CA，呼救，启动 EMSS，立即实施 CPR 并及早电除颤，直到 EMSS 专业急救人员到达、接手，并将患者快速转运至医院急诊科或导管室，之后转入重症加强治疗病房（intensive care unit，ICU）进行复苏后治疗。理想情况下，所有 OHCA 患者都应该接受旁观者 CPR 和除颤，否则等到专业急救人员到达后才实施 CPR 和除颤，患者存活的概率极低[24]。因此，秉承王一镗教授"三分提高、七分普及"的"三七"理念，在社区建立完整、有效的预防体系是 OHCA 防治的关键[25~27]。

不同社区 CA 者的复苏效果有明显差异，这与患者的基本健康状况、并发症严重程度和社区条件差异有关，后者关系到院前急救生命链各个环节的细节差异，涉及社区是否有经过培训的非专业"急救员"及其数量和实施 CPR 的质量、社区医疗转运人员和工具、社区有无除颤设备、呼叫系统、应急预案、反应策略、经常性的急救演练和社区生命关爱文化氛围等[28]。理想的社区 CA 预防体系建设应包括以下几个方面。

（1）科普：全面、全员宣传动员，普及 OHCA 的科学和知识，提高居民健康和急救意识，营造互助和谐、关爱生命的文化氛围。科普教育应该利用全媒体（广播、电影、电视、报纸、海报、宣传单张、手册、微信、微视频、流媒体等）进行广泛、持续的宣传，内容应该科学、准确，形式多样，充分利用社区医疗的一级预防和健康教育平台。

（2）培训：开展形式多样、群众喜闻乐见、讲求实效的 CPR 普及培训。首先从社区医务人员、工作人员、公安干警、消防警察、教师、公共交通系统（机场、车站、地铁等）工作人员、安保人员、导游等开始，逐步扩展到慢性病（心血管疾病）患者家属、大中小学生、公司白领、职员、普通百姓等广大社区人群。同时广泛开展志愿者、企事业单位、公司、工矿企业、社团机构、公益组织等社会团体和个人的 CPR 技能培训。广大医疗卫生机构、专业学（协）会、红十字会组织、专业医务人员等专业机构提供必要的科学技术支持和咨询，指导并带领社区的各种机构、团体开展有偿、无偿的培训活动。培训活动形式、规模可灵活多样，但内容一定要正确，理论结合实践，真正使参加培训的人员掌握正确的 CPR 技能并敢于在必要时实施。鼓励学校、机关、企事业单位等机构将 CPR 纳入教育对象、成员的基本安全技能教育和培训[29]。

（3）人员：经过培训的各类社会人员都是第一反应者的最佳人选，培训人员的数量越大，第一反应者 CPR 的比例就会越高。针对我国 CPR 普及率低于 1%，医务人员向家庭成员传授 CPR 技术低于 1%，院外突发 CA 患者复苏成功率低于 1% 的"三低"窘境，中华医学会科学普及分会与中国研究型医院学会心肺复苏学专业委员会启动了"全国心肺复苏普及进亿家精准健康工程"——525＋（我爱我家）工程，即 5 年内 CPR 普及共 2 亿人，每人培训 5 户家庭，真正走出一条符合我国国情的精准 CPR 普及之路，以此提高公众的 CPR 意识和技能[29-30]。

（4）装备：AED 能够自动识别可除颤心律，适用于各种类别的施救者使用[31]。近年来欧美等国家能够迅速提升 OHCA 患者的抢救成功率，与 AED 在这些国家的广泛普及密切相关，基于此，本专家共识强烈推荐在 CA 高发的公共场所应该实施公众除颤（PAD）计划。PAD 计划是在很有可能有目击者、OHCA 发生率相对较高的公共场所，例如机场、火车站、地铁、商场、游乐场、宾馆、赌场、学校、写字楼等设置 AED，便于第一反应者能够快速获得并实施除颤。在欧洲以及美国、日本、新加坡、中国香港、中国台湾等国家和地区已广泛实施 PAD 计划，使得越来越多 CA 患者得以及时救治并存活出院[32]。我国仅在个别地区和场所（机场）配置有 AED，但由于培训和相关法律等配套落后，这些 AED 也未能发挥应有的作用。同时，应积极推进基于胸外按压禁忌证应运而生的腹部提压 CPR 技术，该项技术为切实执行高质量胸外按压 CPR，如保障按压深度、充分的胸廓回弹及不中断胸外按压，并协同 AED 发挥了积极作用[33]。鼓励有条件的地区、社区、机关单位、家庭配备 AED 和腹部提压心肺复苏仪等急救装备。

（5）预案：各企事业单位、公司、工矿企业、学校等机构应该建立灾害防范、急救应对的规章和制度，落实安全救护员制度并配备急救装备，保障员工安全，明确机构范围内突发事件的第一时间应急救护的责任和义务。除了第一反应者启动 EMSS，社区医疗卫生机构、学校、公共场所（公交系统、公园、广场、商场、娱乐场所等）、公司、企事业单位、工矿企业等机构，都应该结合各自的实际情况制定针对 CA 等紧急事件的应急处置预案和流程，组织开展应急演练并持续改进，确保 EMSS 急救人员能够迅速到达现场，与现场施救人员快速衔接。

（6）文化：在 CA 普及教育、CPR 普及培训中应该始终贯穿和培养公众勇于施救、互助互爱的急救文化。及时表彰并宣传报道第一反应者对 OHCA 的急救案例，弘扬社会主义的精神文明风尚，宣扬关爱生命、乐于助人社会主义先进文化。逐步营造积极、和谐、互助的社会环境和急救文化。

（7）其他：为保障社区预防体系的建设和有效运行，应同步加快相关的法律配套，例如保护施救者的"好心人法"，规范 EMSS 的"院前急救法"，推动公共场所配备必要急救装备（AED 和急救箱等）的相关法律或条文。应该充分鼓励和引导社会慈善、公益团体和知名公司企业，加入到 CA 社区预防体系的建设当中，重点支持我国西部、偏远和经济落后地区的社区预防体系建设，推动全国性社区预防体系的建立和完善。

1.1.3　CA 前期的医院预防

医院是 CA 救治的关键主体，既是对 OHCA 患者高级生命和复苏的终点站，也是院内心搏骤停（IHCA）整体防治的主战场[34]。医院是 CA 救治医疗卫生应急救援体系的终极环节和代表，对 CA 前的医院预防也包括了与之紧密相连的院前急救反应系统的建设和发展。

（1）院前急救反应体系：对于 OHCA，除了有效的社区预防体系，还应该建立完善、高效的 EMSS。EMSS 是包含了院前急救（120 急救中心）、院内急诊（医院急诊科）和危重症监护〔ICU 或急诊重症加强治疗病房（emergency intensive care unit，EICU）〕一体的应急医疗救援体系。无论城市还是乡村，都应该创造条件，建立具有有效院前急救能力的急救中心、站和点，为民众提供基础的急救服务。我国院前急救模式多样，但各急救（指挥）中心、站和点要建立从调度指挥、现场急救、安全转运和交接、培训质控等涵盖院前急救全程，提高抢救水平的 CA 综合救治规范，并通过质量控制体系进行持续质量改进。首先，要提升科学指挥调度能力，院前急救调度人员在快速派遣急救任务的同时，要能够指导和帮助电话求救的市民对 CA 做出识别[35-36]；能够通过电话指导市民对 OHCA 患者进行现场 CPR（即调度员指导下的 CPR）[37-38]。有条件的地区，还应该积极尝试通过现代信息技术呼救、调度 CA 现场附近的社会急救资源参与第一时间的 CPR 和电除颤等急救[39-41]。高水平的院前急救队伍是高效 EMSS 的一个关键环节，应强化院前急救人员培训，制定院前急救规范和流程，提高对急性冠脉综合征（acute connary syndrome，ACS）、脑卒中、创伤等急危重症的现场快速诊断和施救能力，减少 CA 的发生，改善患者预后。有条件的地区和单位可在院前环境下保证高质量 CPR 的同时，开展实施高级心血管生命支持（advanced cardiovascular life support，ACLS）[42]。急救中心应该加强和规范院前病历的记录，逐步完善信息化建设，并建立持续质量改进的机制，不断提升院前急救能力和水平[43]。院前急救系统与医院急诊科要建立一体的无缝连接抢救流程和体系，保障患者的快捷、安全转运和交接。

（2）IHCA 预防体系：我国 IHCA 发生的情况与国外大致相同，但复苏成功率同样不理想[44]。不管是成人还是儿童，大部分（超过60%）的

IHCA 发生在 ICU、急诊科、手术室或操作治疗单元（导管室、腔镜室等）[45-46]，这就要求这些部门的医疗团队能够提供最高水平的医疗救治。一旦有 CA 发生，应马上识别，启动院内反应系统，复苏团队实施高质量 CPR，快速除颤，有效的 ACLS 及综合的复苏后治疗。与社区预防体系一样，医院内不同专业之间能否紧密协调配合决定患者的生死。无论在院内的任何地方，IHCA 现场的医护人员还必须面对人群拥挤、家属在场、空间局限、转运等复杂的环境，是否能够立即获得像急诊科或 ICU 一样额外的 CPR 抢救资源，保证高质量的 CPR 和有效的 ACLS 实施，是 IHCA 预防系统建设的关键[24]。与 OHCA 相反，IHCA 患者生存依赖于医院内有效的监测和预防体系。IHCA 预防体系包括建立早期预警系统（early warning scoring system，EWSS）和快速反应系统（机制），组建院内快速反应小组（rapid respond team，RRT）或紧急医疗小组（medical emergency team，MET）。组建 RRT 和 MET 的目的是为了早期对病情恶化的患者进行干预，预防 IHCA 的发生[47-48]。RRT 和 MET 由 ICU 或急诊医师、护士、呼吸治疗师组成，携带监护和复苏的装备和药物。当院内的其他医务人员（尤其是普通病房）发现患者病情恶化时应立即通知 RRT 和 MET 到达现场进行救治。RRT 和 MET 能够显著降低 IHCA 的发生率和病死率，尤其是在普通病房[49-51]。

（3）CPR 培训与质量控制：预防措施是否有效，最终还是要看 CA 发生时是否有人及时实施了高质量 CPR。CA 患者的生存率取决于是否有经过培训的医务人员和第一反应者在场施救，以及功能良好、环环相扣的生存链。科学与实践之间总存在一定的差距，要弥合反应者和医务人员在实施 CPR 实践与科学之间的差距，真正提高复苏成功率，必须建立科学、完善的 CPR 培训机制[52]。运用科学、先进的培训方法（例如模拟培训教育等），强化培训的质量和效果，则是将科学知识转化为实际操作，以提升 CPR 质量和效果的根本途径；建议使用 CPR 反馈装置帮助学习 CPR 的实践技能[53]。对于专业人员而言，以团队形式实施的 CPR 仍然是临床实践的首选[54]。鼓励在具备基础设施和培训师资的培训机构及部门（国家级、省级急诊、全科医师住院医师规范化培训基地）中，使用高仿真模型。在 ACLS 课程中，应该融入对领导能力和团队合作原则的强化培训，以提升受训人员的实际抢救水平和能力[55]；对于学习的形式可采用标准的、科学的手段和灵活多样的方式进行。为保持专业人员高质量的 CPR 水平，应该建立定期的培训考核和认证体系，将 CPR 的专业技能纳入医学执业的基本资质条件[52]。

对于院内医务人员的教育培训内容应该包括对 IHCA 患者的早期识别和处理，例如急性致命性突发事件的识别和治疗课程，增加 CA 前的处理，减少 IHCA 数量，最终提高 IHCA 患者的出院生存率[56]。应不定期地对医护人员进行 IHCA 患者病情恶化早期识别能力的培训，除了标准的 ACLS 课程，还应模拟院内场景进行培训和演练，不断提高院内反应的速度和效能。要建立院内 CPR 的质量监测和控制体系，不断改进和提升院内团队的复苏质量和能力[29]。

1.2 CA 前期的预识

CA 前期预识是指对于针对可能发生 CA 的高危患者进行预先性识别，及时采取可能的干预措施，预防 CA 或及早启动 CPR 流程。预识包括 3 个方面，对可能发生 CA 的高危患者进行溯源性预识；院内危重症及高危患者的动态性预识以及对 OHCA 患者发作前的即时性预识。

1.2.1 CA 前期的溯源性预识

溯源性预识就是要抓住 CA 的病原和病因，明确高危患者存在的危险因素，采取有针对性的预防措施。成人 OHCA 多为心源性 CA[57]。心血管疾病是 CA 最常见且最重要的原因[25]，其中以 CHD 最为常见，尤其是急性心肌梗死（acute myocardial infarction，AMI）的早期。因此，对 CHD 患者实施积极、有效的一级和二级预防措施意义重大。规范使用 β 受体阻滞剂、抗血小板药物、血管紧张素转化酶抑制剂（angiotensin converting enzyme inhibitor，ACEI）类药物和调脂药物，及时行冠状动脉（冠脉）造影及经皮冠脉腔内成形术或冠脉旁路移植术，适时进行射频消融治疗，使用埋藏式心脏复律除颤器（implantable cardioverter defibrillator，ICD）能够预防和（或）减少 CA 的发生[58-59]。除了 CHD，其他心血管疾病也会引起 CA，如先天性冠脉异常、马方综合征、心肌病（扩张型心肌病、肥厚性心肌病等）、心肌炎、心脏瓣膜损害（如主动脉瓣病变及二尖瓣脱垂）、原发性心电生理紊乱（如窦房结病变、预激综合征、Q-T 间期延长综合征和 Brugada 综合征）、遗传性心律失常性疾病、中重度慢性心功能不全、心震荡等。对这些患者也应该积极采取预防性措施，ICD 较其他方法能更好地预防心源性猝死的发生。基础疾病的治疗及抗心律失常药物（β 受体阻滞剂和胺碘酮）的应用也十分重要[58,60]。此外，对有心源性猝死家族史、既往有 CA 发作史的患者也应该高度重视，采取必要的防护措施[61]。

1.2.2 CA 前期的动态性预识

动态性预识是对 CA 高危患者院内观察、监测的重要方法。CA 前的动态性预识依赖于院内 EWSS 的建立。超过半数的 IHCA 继发于呼吸、循环衰竭和各种原因所致的休克，这些事件发生前都会有生理变化的早期表现，例如气促、心动过速以及低血压等。IHCA 患者会出现生理不稳定状态的恶化，且难于及时发现并处理。这种状况多发生于普通病房，不同于 ICU 或手术室，普通病房由于缺乏足够高的患者-护士比例以及监护的警惕性，对生命体征的手动监测和医护人员对患者巡视频次的减少，往往会延误对病情的识别更易出现 IHCA。因此，要建立动态性预识机制，这可以通过增加对高危患者的远程心电监测，包括对呼吸频率和心律的监测，或者增加巡视的频率来实现。临床条件下，也可以通过应用和组合各种评分系统对危重患者进行病情评估，早期识别潜在的危重患者[24]。对早期临床表现不明显或症状不典型的患者，应该坚持动态、连续和反复的监测，多次评估，及早发现。对已经被识别出的高危患者，经过治疗处理后还应持续的严密监测和观察，评价治疗效果和病情恶化风险，直至病情稳定。

1.2.3 CA 前期的即时性预识 部分患者在发生 CA 前有数天或数周，甚至数月的前驱症状，如心绞痛、气急或心悸的加重，易于疲劳，及其他主诉。但这些症状无特异性，并非心源性猝死所特有。前驱症状仅提示有发生心血管疾病的危险，而不能预测心脏性猝死的发生。部分患者可无前驱症状，瞬即发生 CA；如此时能够意识到发生 CA 的风险而尽早就医、诊治，有可能避免恶性事件的发生[62]。

部分 CA 患者从心血管状态出现急剧变化到 CA 发生前的时间为瞬间至持续 1 h 不等；由于猝死的病因不同，发病期的临床表现也各异；典型的表现包括严重胸痛、急性呼吸困难、突然心悸、持续心动过速或头晕目眩等[63]。若 CA 瞬间发生，事先无预兆，则大部分是心源性的。在猝死前数小时或数分钟内常有心电活动的改变，其中以心率加快及室性异位搏动增加最常见；另有少部分患者以循环衰竭发病[59]。此时尽快启动急救反应系统，采取一定的自救措施（休息、平卧、口服硝酸甘油等急救药物），或许能够争取部分宝贵的院前急救时间。

1.3 CA 前期的预警

CA 前期预警是基于循证医学为依据的易发生 CA 的病症、基于现代医学检测筛查的高危个体，通过现代医学大数据分析而得出的预警模式。通过有效、规范的实施可能发生 CA 个体的"精准定位"，而发出预先警告信息，达到防患未然的目的。

1.3.1 机体预警 OHCA 多为心源性疾病所致，年轻人和年长者发生 CA 的原因不同。年轻人多表现为遗传性离子通道疾病和心肌病变引发的恶性心律失常，还有心肌炎和药物滥用等原因。而年长者则表现为慢性退行性心脏改变，例如 CHD、心瓣膜病变及心力衰竭（心衰）。所以作为不同的个体和人群，可供预测 CA 发生的机体特征也不尽相同。对没有已知心脏病的人群，筛查并控制缺血性心脏病的危险因素（血脂、血压、血糖、吸烟、体质指数）是最有效的 CA 预防措施。家族性猝死的研究成果提示基因学检测将成为预测 CA 的重要手段。在缺血性心脏病患者中，尽管曾提出一系列

　　强调对 CPR 操作的标准化，核心是要确保实施高质量 CPR 的实施。高质量 CPR 的内容包括：快速（按压速率 100～120 次/min）、用力按压（成人按压深度 5～6 cm），胸廓充分回弹，尽量减少按压中断（按压分数 > 60%）和避免过度通气。对于专业的急救人员，建议以团队形式实施 CPR 作为基本原则，以最大限度保证高质量 CPR 的实施，减少抢救过程中的错误和疏漏[72]。

　　2.1.2　儿童和婴儿 CPR（BLS）标准　界定儿童的年龄在 1 周岁至青春期，婴儿则是指出生后至年满 1 周岁。不同于成人患者，儿童和婴儿患者出现 CA 多由于各种意外和非心脏原因（特别是窒息）。因此，注重预防是儿童和婴儿 CPR 的首要原则。在 CPR 实施过程中，相对于成年人，对儿童和婴儿的复苏应该更加重视人工通气的重要性，不建议对儿童实施单纯胸外按压的复苏策略。此外，对年轻患者，包括儿童和婴儿，应该延长 CPR 的时间，不轻易终止 CPR。

　　儿童 CPR 标准的操作流程与成人大致相同，主要的差别是胸外按压的深度，儿童应控制在 5 cm 左右，在实施双人儿童 CPR 时，按压/通气比例应该为 15：2（成人为 30：2）。高质量 CPR 的标准与成人相同。为婴儿实施 CPR 时，判断患儿意识采用拍打足底的方法，胸外按压时采用二指垂直按压（单人）或双拇指环抱法（双人），按压深度约为 4 cm，按压/通气比与儿童一致[128]。

　　2.2　CA 中期的"多元化"

　　CA 发生时间无法预测，发病起点和情况也千差万别，采用 STD-CPR 有时难以应对特殊的条件和环境。"多元化"的 CPR 方法学和装备为特殊情况下的 CPR 提供重要的途径，为特殊的患者带来生的希望。目前临床和基础研究证实，一些非传统 CPR 方法与装备能够提高患者的生存率和改善神经功能预后，但尚需掌握好适应证并充分发挥各自的优势和长处，多元化的 CPR 手段尤其为特殊情况下 CA 患者提高了生存概率。

　　2.2.1　单纯胸外按压 CPR　单纯胸外按压 CPR 是指只进行胸外按压而不进行人工通气的复苏方法，适用于非专业医务人员无能力或不愿意进行人工呼吸时对 OHCA 患者实施的 CPR[129]。与 STD-CPR 相比，该方法能获得较好的 CPP、肺通气/灌注比值和存活率[98]；另外能减少因直接接触患者而传染疾病等个人顾虑，并能提高院外环境下第一反应者进行 CPR 的比例[24]。对于医务人员或经过培训的非专业施救者，建议实施 STD-CPR。

　　2.2.2　腹部提压 CPR　腹部提压 CPR 是一种突破传统复苏理念，我国自主研发的创新性复苏技术[130]。该技术依据"腹泵""心泵""肺泵"和"胸泵"的原理，采用腹部提压心肺复苏仪对腹部进行提拉与按压，通过使膈肌上下移动改变胸腹内压力，建立有效的循环和呼吸支持。实施时通过底板吸盘吸附于患者中上腹部，以 100 次/min 的频率连续交替对腹部实施向下按压（按压压力 40～50 kg）和向上提拉（提拉拉力 20～30 kg），达到同步建立人工循环和通气，以实现 ROSC。该技术需要施救者持续循环往复，直至患者 ROSC 或复苏终止。其适应证包括：(1) 开放性胸外伤或心脏贯通伤、胸部挤压伤伴 CA 且无开胸手术条件；(2) 胸部重度烧伤及严重剥脱性皮炎伴 CA；(3) 大面积胸壁不稳定（连枷胸）、胸壁肿瘤、胸廓畸形伴 CA；(4) 大量胸腔积液及严重胸膜病变伴 CA；(5) 张力性及交通性气胸、严重肺大泡和重度肺实变伴 CA；(6) 复杂先天性心脏病、严重心包积液、心包填塞以及某些人工瓣膜置换术者（胸外按压加压于置换瓣环可导致心脏创伤）；(7) 主动脉缩窄、主动脉夹层、主动脉瘤破裂继发 CA；(8) 纵隔感染或纵隔肿瘤伴 CA；(9) 食管破裂、气管破裂和膈肌破裂伴 CA；(10) 胸椎、胸廓畸形，颈椎、胸椎损伤伴 CA；(11) STD-CPR 过程中出现胸肋骨骨折者。腹部外伤、腹主动脉瘤、膈肌破裂、腹腔器官出血、腹腔巨大肿物为禁忌证[131]。鉴于 STD-CPR 通常并发胸肋骨骨折，而影响到胸外按压深度及胸廓回弹幅度，不能保证高质量的 CPR，腹部提压 CPR 弥补了 STD-CPR 的不足，尤其在创伤、灾害及窒息等特殊条件下的 CA 抢救中已逐步显现出特别的优势[132-133]，与 STD-CPR 协同在完善高质量 CPR 中发挥重要作用。

2.2.3　开胸直接心脏挤压 CPR　直接心脏挤压是一种特殊的 CPR 方法，可能会为脑和心脏提供接近正常的血流灌注[134]。该方法多在胸部外伤、心包填塞、心胸外科手术等特殊的条件下才使用[135-136]。研究表明，CA 早期，经短期体外 CPR 无效后，直接心脏挤压可提高患者的存活率；急诊开胸心脏挤压是有创的，可能会导致部分患者死亡，因此进行这一操作需要有经验的抢救团队，并能在事后给予最佳护理[137]。故不提倡常规实施开胸直接心脏挤压的 CPR。今后，有必要进行相关的临床研究以评价其 CA 复苏效果。

开胸心脏挤压 CPR 可用于某些特殊情况，但不应作为复苏后期的最后补救措施。目前 CA 开胸的指征包括：胸部穿透伤引起的 CA；体温过低、肺栓塞或心包填塞；胸廓畸形，体外 CPR 无效；穿透性腹部损伤，病情恶化并发 CA。

2.2.4　膈下抬挤 CPR　膈下抬挤 CPR 在规避徒手胸外按压和开胸心脏按压不足的同时，结合临床实际针对不同境遇下出现的 CA，依据只有贴近心脏的挤压才能保证较好心搏出量的原则，由我国医生设计的开腹经膈肌下向上向前抬挤心脏的 CPR 方法[138]。如果患者开腹手术时出现 CA，常规应用胸外按压进行 CPR，由于腹部切口敞开，胸外按压难以充分发挥"心泵"和"胸泵"的作用，使临床 CPR 成功率大幅降低。使用经膈肌下抬挤 CPR 法，可以用手经腹部切口自左侧膈肌将心脏直接挤压至胸壁内侧，实现对心脏的挤压，产生 CPR 的效果。具体操作方法：施救者将右手从手术切口伸入膈肌下方，将 2~5 指并拢，放置于心脏后下方膈肌贴附面处，左手掌置于胸骨中下 1/3 处固定后，双手配合以右肘关节协调带动右手 2~5 掌指有节律冲击性地向胸骨处抬挤，使膈肌上移 4~5 cm，然后迅速放松使膈肌回至原位，如此交替进行，抬挤心脏频率为 100~120 次/min。

2.2.5　体外膜肺 CPR（extracorporeal cardiopulmonary resuscitation，ECPR）　体外膜肺氧合（extracorporeal membrane oxyenation，ECMO）已经是非常成熟的常规心肺重症治疗技术。通过紧急建立急诊体外循环也可作为 CA 治疗的循环辅助措施，该方法是通过股动脉和股静脉连接旁路泵而不必开胸。实验和临床研究已经证实，救治延迟的 CA 时，ECPR 可改善血流动力学状况及存活率和神经功能预后[139-141]。鉴于该项复苏技术的复杂性以及昂贵的使用成本，ECPR 不能作为一种常规复苏选择，只有在可能对患者很有利的情况下才考虑使用，例如存在可逆的病因（急性冠脉闭塞、大面积肺栓塞、顽固的 VF、深低温、心脏损伤、重度心肌炎、心肌病、充血性心衰和药物中毒），或等待心脏移植[142]。

2.2.6　机械复苏装置 CPR　机械复苏装置的一个优点是始终保持一定的按压频率和按压幅度，从而消除了施救者疲劳或其他因素引起的操作变动，延长了高质量胸外按压的时间，但仅限于成人使用[143]。然而所有机械复苏装置都有一个缺点，即在安装和启动仪器时需中断胸外按压，这也是多项大规模随机对照临床研究未能获得较理想的试验结果支持机械复苏的主要原因[144-145]。

目前尚无证据显示机械复苏在改善血流动力学指标和存活率方面比 STD-CPR 有更好的优势，因此不推荐常规使用，但在进行人工胸外按压困难时或危险时的特殊条件下（如转运途中在救护车内、野外环境、长时间的 CPR、人员不足或者在血管造影室内 CPR 等），机械复苏可以替代 STD-CPR[142]。

目前较成熟的机械复苏装置有活塞式机械复苏装置、主动式胸部按压-减压复苏装置、压力分布带式复苏装置和微型机械复苏装置。（1）活塞式机械复苏装置虽可以模拟徒手按压的手法，但此类仪器放置或操作不当，会造成通气和/或按压不充分。此外，按压器加在胸部的重量会限制减压时胸部回弹和静脉回流，尤其在发生单根或多根肋骨骨折时更为明显。（2）主动式胸部按压-减压复苏装置按压时与传统按压类似，而放松时因上提手柄而使胸壁主动上提。与 STD-CPR 相比，主动式胸部按压-减压装置 CPR 可改善 CPR 时血流动力学，临床应用的长期预后也优于 STD-CPR，因此在欧美该类装置已在临床上被广泛使用。但这两类机械复苏装置本身也存在一些问题，例如 CPR 过程中按压位置的移动可造成胸骨骨折、价格昂贵、难以搬动（因体积重量的限制）及活塞脱位等；另外，按压部位可能移动的风险也限制了其在转运中的应用。（3）压力分布带式复苏装置是一类特殊设计的机械复苏装置，该装置的按压板作用于胸前壁大部分区域，胸部加压时两条拉力带可防止胸廓向两边扩张，从而提高了按压效率。与传统复苏技术相比，压力分布带式复苏装置是一种安全有效的 CPR 机械复苏装置，因为它可以保证持续有效的胸部按压。该复苏装置的独特设计使按压位置不易移位，甚至是在转运过程之中仍能保持高质量的 CPR，这使该装置可作为野外救援、转运和 CT 检查中维持 CPR 的首选推荐[146]。另外，该装置在急诊经皮冠脉介入治疗（percutaneous coronary intervention，PCI）时不遮挡视野，因此它也是 CA 患者在急诊 PCI 时实施 CPR 唯一可行的方案。（4）微型机械复苏装置也称 Weil MCC 装置，该装置采用第三代 3D 按压技术，通过 CPR 的"胸泵"和"心泵"机制，高效率地改善血流动力学效应，减少复苏过程引起的损伤[147]。由于采用微型化技术，使用该装置时能够缩短设备准备和转换的时间窗，能够进一步提高机械复苏的抢救效能，但其仍需更多的临床数据支持。

2.2.7　其他 CPR 技术　一些新的 CPR 辅助机械装置作为复苏时的辅助手段，虽然不能替代传统 CPR 技术，但可与各种 CPR 方法联合使用，如主动式胸部按压-减压装置、气背心 CPR 和机械 CPR 等。但目前这些技术仍缺乏足够的临床数据支持，不推荐常规应用[142]。

2.3　CA 中期的"个体化"

对于 CA 患者具体实施 CPR 时，要充分考虑到不同国家、不同地区、不同社会、不同人群等诸多差异，并结合 CA 时的多重因素加以灵活运用。针对不同个体在不同境遇下出现的心搏、呼吸骤停，因地制宜、因人而异地进行个体化 CPR，在标准 CPR 的基础上进行适当调整，根据"个体化"的治疗原则对这些患者采用更为有效的 CPR 策略和流程，借以提高 CPR 的抢救成功率。

2.3.1　特殊程序　自 1960 年现代 CPR（由 Peter Safar 提出）诞生以来的 50 年里，A—B—C 抢救程序（A—airway 打开气道、B—breath 人工呼吸、C—circulation 人工循环）一直为人们所遵循。2010 版和 2015 版 CPR 指南特别强调了高质量胸外按压的重要性，将成人和儿童（不包括新生儿）BLS 中的 A—B—C 流程更改为 C—A—B 流程。这是对 CPR 认识上的一次飞跃，然而临床实践中每次 CPR 实施的对象有不同的特点，如果不顾实际需求"刻板化"地采用 A—B—C 或 C—A—B 流程，则有可能达不到最佳复苏效果而致使复苏失败。所以，实施 CPR 步骤应根据实际情况遵循"个体化"原则[148-149]。

（1）救助对象的状况：由于儿童和成人 CA 病因不同，对婴儿和儿童患者复苏程序的推荐不同于成人患者。成人 CA 大多由 VF 引起，而儿童 CA 大多数由窒息导致。以往对原发性和继发性 CA 者都推荐同样的复苏程序，但前者因心跳停止时体内动脉血氧含量丰富，故可首先采用胸外按压（C—A—B 流程）；后者多因呼吸停止导致体内动脉血严重缺氧继发 CA，应先进行口对口人工呼吸（A—B—C 流程），以提高患者动脉血中的血氧含量。

（2）救助人员的能力：由于专业和非专业救助人员的技能水准不同，两者在 CPR 操作程序上有相应改变。如不再教授非专业救护人员在实施 CPR 时如何评估患者的脉搏和循环；在院外 CPR 时，如果救助人员不会人工呼吸或是因惧怕传染不愿施行口对口人工呼吸，则可不受 C—A—B 流程限制，立即开始不间断的胸外按压。即使在院内 CPR 时，也可首先仅进行胸外按压，而不必一味等待专业人员进行气管插管。因此，在遇到 CA 患者时，不要被口对口人工呼吸的步骤所误导，高质量的徒手胸外按压才是最重要的。

（3）救助环境的设施：在院外大多数患者发生 CA 是由 VF 引起的，如果能在倒下的 5 min 之内完成除颤，复苏的成功率非常高。随着 AED 的问世，救助者能够便捷地对 VF 患者率先实施紧急除颤，以及时转复心律，恢复循环。

2.3.2　特殊原因　除了心脏本身的原因，引起 CA 的常见病因还包括：缺氧、高/低血钾、高/低体温、低血容量、创伤、张力性气胸、心包填塞、血栓、中毒等[150]。

（1）缺氧：单纯因为低氧血症导致的 CA 不常见，但临床上最常见的因缺氧导致 CA 的原因是窒息。窒息性 CA 可由多种原因（气道梗阻、贫血、哮喘、淹溺、上吊、肺炎、张力性气胸、创伤等）导致，且发现时初始心律多为不可除颤心律（心搏停止或 PEA），此类患者复苏后神经功能损害较重，预后较差。CPR 的关键是保证高质量胸外按压的同时优先补充氧气，有效通气[97-98,151]。

（2）高/低血钾及其他电解质异常：电解质异常可诱发恶性心律失常，引起 CA。致命性心律失常多与血钾有关，尤其是高血钾。所以，对肾功能衰竭（肾衰）、心衰、严重烧伤和糖尿病患者应警惕电解质紊乱。高血钾是诱发 CA 的最常见病因，可通过心电图检查早期发现，以血中钾离子浓度高于5.5 mmol/L确诊。CPR 时高血钾的处理包括心肌保护，转移钾离子进入胞内，排钾，监测血钾、血糖以及预防复发[152-153]。CPR 低血钾也是临床常见的恶性心律失常和 CA 的诱因，可以通过心电图早期识别。CPR 时低血钾处理的关键是快速补钾，同时也应补镁[154]。

（3）高/低体温。

① 低体温：意外低温（核心体温＜35 ℃）也会导致 CA，由于低温对大脑和心脏具有保护作用，所以对低温患者 CPR 时间应该延长，不能轻易宣布患者临床死亡。院前条件下，除非确认患者 CA 是因为致命伤、致死疾病、长时间窒息而引起，或者胸廓无法按压，否则 CPR 不应该停止。如按压困难，可以考虑使用机械复苏装置。如有指征应该及时气管插管，但要小心插管刺激引起 VF。检查生命体征的时间不少于 1 min，可结合心电监护、心脏彩超等判断心脏血流情况，有疑问应当立即 CPR。低温条件下的心脏对电治疗（起搏和除颤）以及药物不敏感，因此，当核心体温＜30 ℃时不考虑上述治疗。复温超过 30 ℃但仍未正常（＜35 ℃）时，用药间隔时间应该翻倍。复温是对该类患者抢救的重要措施，复温可采用皮肤保暖的被动复温方式，也可采用温盐水输注、体腔灌洗、体外循环装置等主动复温方式[155－157]。

② 高体温：高体温多继发于外界环境及内源性产热过多。高体温患者出现 CA 常预后不良，神经功能损害较重[158]。对此类患者 CPR 时除遵循标准方法外，应进行持续降温，方法与复苏后温度管理相同[159]。

（4）低血容量：低血容量是 CA 的可逆病因，多由于血管内血容量减少（如出血）或严重血管扩张（如脓毒症和过敏反应）导致。过敏原激发的血管扩张以及毛细血管通透性增加是严重过敏反应引起 CA 的主要原因。外出血通常显而易见，例如外伤、呕血、咯血等，有时出血较隐匿，例如消化道出血或主动脉夹层破裂。大手术患者可能因为术后出血而存在低血容量的风险，易出现围手术期 CA。无论什么原因引起的低血容量，复苏时首要的是尽快恢复有效循环容量（大量常温血制品或晶体液快速输注）的同时，立即针对病因治疗及控制出血。

① 过敏反应：过敏反应是指严重的、致命的广泛或全身性超敏反应，表现为快速进展的威胁生命的气道、呼吸和循环障碍，通常伴有皮肤黏膜改变，如抢救及时，患者预后良好。在过敏反应人群中，儿童的过敏反应多见于食物源性过敏，成人过敏反应多见于临床用药或昆虫蜇伤。对于过敏反应的抢救措施包括：a. 体位：存在呼吸困难时坐位，存在低血压时平卧，下肢抬高。b. 去除诱发因素，例如停止补液，拔出昆虫的螫针等。c. 出现 CA 立即 CPR，同时立即给予肾上腺素（一线药物）：1∶1 000 肾上腺素 0.3～0.5 mL 肌肉注射，注射最佳部位为大腿前外侧 1/3 中部。d. 开放堵塞的气道（气管插管、切开等），高流量吸氧。e. 尽快补液：成人

500～1 000 mL，儿童20 mL/kg起，必要时增加。f. 监测：心电图、血压、血氧饱和度等。g. 糖皮质激素（初始复苏措施后）：甲泼尼龙或地塞米松。h. 抗组胺药物（二线药物）：苯海拉明等。i. 其他药物：支气管扩张剂、血管活性药物等。过敏反应抢救的关键在于早期发现诊断及正确处理[160-162]。

② 创伤性心搏骤停（trauma cardiac arrest，TCA）：TCA虽然病死率较高，但一旦ROSC，患者预后较其他原因CA患者要好。TCA出现前会有一系列表现，例如心血管不稳定、低血压、外周脉搏消失以及非中枢神经系统原因引起的意识状态恶化[163]。为TCA患者CPR时，除了按照标准复苏流程，同时应快速处理各种可逆病因（低血容量、心包填塞、张力性气胸等）[164]。如胸外按压无法有效实施，也可以酌情考虑其他有效的复苏方法学（如腹部提压CPR）。纠正低血容量的措施包括对可压迫的外出血加压包扎或应用止血带，对不可压迫的出血使用骨盆夹板、血制品（早期应用混合浓缩红细胞、新鲜冰冻血浆和血小板按1∶1∶1配比的血制品）、输液和止血环酸（tranexamic acid，TXA）[165-167]。同步的损伤控制性手术、止血剂复苏和大容量输注策略（massive transfusion protocols，MTP）是对大出血患者损伤控制性复苏的治疗原则。尽管容许性低血压在CPR领域的证据有限，但CPR成功后容许收缩压的目标是80～90 mmHg（1 mmHg = 0.133 kPa），但维持时间不应超过60 min[168]，颅脑损伤患者因颅内压升高而血压要求应更高。TXA（前10 min 1 g的负荷量接8 h 1 g的维持量）能够提高创伤性出血的生存预后，建议院前就开始使用[169]。创伤患者易因为气道堵塞和创伤性窒息引起缺氧而诱发CA，因此应该早期进行有效的气道管理和通气。对于引发TCA的张力性气胸，建议采用在第4肋间隙行双侧胸廓造口术，保证快速、有效。对存在心包填塞引起TCA的患者应该实施复苏性开胸术，包括钝性创伤且院前CPR时间 < 10 min的患者或者穿通伤且院前CPR时间 < 15 min的患者，开胸手术越快效果越好[170]。存在以下情况建议终止复苏尝试：所有可逆病因纠正后仍无法恢复自主循环；心脏超声无法探测到心脏活动。TCA时存在以下情况可以放弃复苏：在最初的15 min内已无生命迹象；严重创伤无法存活（如断颅、心脏贯通伤、脑组织损失）。院前急救的时间与严重创伤和TCA的预后呈负相关，故快速转运至关重要。

（5）张力性气胸：张力性气胸的病因包括创伤、哮喘或其他呼吸道疾病，有创性操作不当，或者持续正压通气等。紧急处理常使用针刺减压法，随后尽快行胸腔闭式引流[171-172]。TCA时如胸外按压无法有效实施也可以酌情考虑其他有效的CPR方法（如开胸直接心脏挤压）。

（6）心包填塞：心包填塞多见于穿通伤和心脏外科患者，针对不同的病情采用复苏性开胸术或心包穿刺术（超声引导下）处理[173-174]。胸外按压无法有效实施也可以酌情考虑其他有效的 CPR 方法（如开胸直接心脏挤压）。

（7）血栓。

① 肺栓塞：肺栓塞起病隐匿，可表现为突发的气促、胸痛、咳嗽、咯血或 CA 等；多有深静脉血栓、近 4 周手术或制动史、肿瘤、口服避孕药或长途飞行的病史[175]；可有特征性的心电图表现等。出现 CA 时多表现为 PEA，CPR 时呼气末二氧化碳分压（end-tidal carbon dioxide pressure，PET-CO_2）降低。肺栓塞引起 CA 的总体生存率不高，CPR 的同时可考虑静脉溶栓治疗。溶栓治疗可能有效，但不能延误。一旦开始溶栓治疗，CPR 的时间应该维持至少 60 ~ 90 min。为保证持续的 CPR 质量，可以考虑机械复苏[176-177]。如果有条件和团队，可以考虑应用 ECPR。可以采用，但不建议手术取栓或机械取栓；经皮取栓术的效果缺乏数据支持。复苏成功后应该注意长时间复苏后复苏相关性损伤[150]。

② 冠脉栓塞：OHCA 绝大多数是由 CHD 引起的。如果初始心律为 VF，诱发 CA 的原因最有可能是冠脉血栓形成。CPR 成功后应尽快安全转运到能进行 PCI 的医院实施介入治疗；如大血管堵塞，可考虑在机械复苏装置的协助下尽快转运患者，并在导管室完成冠脉的再灌注治疗。考虑在机械复苏装置（A-CPR）的协助下尽快转运患者，并在导管室完成冠脉的再灌注治疗。如果条件具备，甚至可以在 ECPR 的支持下将患者尽快转运到院内实施冠脉再通的治疗[139]。保证高质量 CPR 的同时快速转运并能迅速将患者送入导管室需要极佳的院内、院外无缝隙连接和配合，这能提高抢救成功率[119]。

（8）中毒：总体上来说，因中毒导致的 CA 发生率不高，但临床常见因中毒入院者[178]。中毒的主要原因包括药物，家用或生产用品中毒，也少见于工业事故、战争和恐怖袭击。近年来，还应警惕毒品中毒的可能。对于考虑中毒引起的 CA，立即 CPR，怀疑阿片类中毒的患者应及时给予纳洛酮（肌肉注射 0.4 mg，或鼻内使用 2 mg，可在 4 min 后重复给药）[174]。对中毒引起的 CA 患者复苏时还应注意：当遇到原因不明的 CA，特别是不止 1 例患者时，应警惕中毒可能，且应注意施救者个人安全；避免为化学品中毒患者实施口对口人工通气；使用电治疗方式处理致命性心律失常；尝试鉴别中毒类型；测量体温；做好长时间复苏的准备，尤其对年轻患者；对于严重中毒的患者特殊治疗（超剂量用药，非标准药物治疗、长时间 CPR、ECPR、血液透析等）可能有效；向当地中毒中心咨询；利用网络资源[150,179]。

2.3.3 特殊环境

（1）医疗场所内 CA。

① 围手术期 CA：过去几十年间，尽管常规手术的安全性提高很多，但

围手术期 CA 仍不可避免，尤其在老年患者和急诊手术时发生[180]。此外，2岁以下幼儿，心血管呼吸系统并发症、术前休克状态和手术部位都被认为是围手术期 CA 的危险因素。麻醉意外也是围手术期 CA 的原因之一，但总体比例不高。围手术期 CA 的生存预后较好。针对围手术期 CA 应采取的措施包括：术前管理，严密监测生命体征，高风险患者监测有创血压，及时发现 CA；诱导麻醉前使用粘贴式电极片；确保足够的静脉通道，备好复苏药物；监测患者体温，加温输注液体。CPR 时，遵循标准复苏流程；调节手术台至最佳的 CPR 位置；辨识 CA 原因并处理；若局部麻醉药中毒，立即静脉输入 20% 的脂肪乳；监测 CPR 质量；团队复苏原则[150]。

② 心导管室内 CA：心导管室内 CA 的主要原因是 AMI，也可能是血管造影时的并发症。处理的关键在于及时通过心电监测等发现 VF 并快速反应——除颤。要求高危患者进入心导管室就应该采用粘贴式电极片监测并准备除颤。与标准复苏流程不同，在心导管室的严密监测下，可采用连续除颤策略，即首次除颤后仍为 VF，可立即再次除颤。如果连续 3 次除颤不成功，则应立即实施 CPR，同时尽快并继续完成介入检查和治疗，开通堵塞的血管后再予电除颤。如果心电监测是 PEA，则应立即使用心脏超声确认是否发生了心包填塞[119]。

③ 透析室内 CA：血透室内发生 CA，应遵循以下步骤：呼叫复苏团队或寻找专业人士；遵循标准复苏流程；指挥受训的护士操作血透机；停止超滤，给予容量负荷；将机器内血回输患者体内，脱机；保留透析用通道畅通，可用于给药；小心潮湿的表面；尽量减少除颤延误的时间。复苏时应考虑电解质紊乱等可逆的病因[34,181]。

④ 牙科诊室内 CA：牙科诊室内出现 CA，应遵循以下步骤：一旦患者突发意识丧失，立即呼救；检查患者口腔，移出所有固态物体，防止气道堵塞；调节诊床至水平位，便于实施 CPR；保持气道通畅，使用球囊面罩保持通气[182-183]。

（2）转运途中的 CA：当在商业航班遇到 CA 时，应该遵循以下步骤：主动向乘务员介绍个人的职业资历；一旦发生 CA，飞机座椅处的局限空间不能满足 CPR，将患者移至过道或紧急出口处立即胸外按压；CPR 时给复苏球囊供氧；要求备降附近的机场，转送患者至当地医院；询问空乘人员是否有空中医疗咨询支持；带监视器的 AED 可用于心律监测；在法律上只有医师能够宣布飞机上患者死亡[184-185]。

（3）体育赛事的 CA：心脏性猝死是运动员训练和比赛期间最常见的[186]。肥厚性心肌病、右心室心肌病和先天性冠脉异常是常见的原因，还有部分患者是由于直接的心前区撞击后引起的 CA，也称之为心震荡[187]。

无论什么原因引起的 CA，都应立即反应：要有专用通道，可以快速到达现场提供救治；施救者立即进行高质量的胸外按压；呼救帮助，取到 AED，快速除颤，为运动员的生存提供最佳机会，运动场馆应该有救护车准用通道；运动员 ROSC 后，应该将患者尽量转送到最近的心脏中心[188]。

（4）淹溺引起的 CA：遵循标准 CPR 流程的同时，对溺水者复苏还应该注意：确认患者没有意识和呼吸后，启动应急反应系统；开放气道；给予抢救性呼吸：连续给予 5 次通气，如有可能给氧；实施高质量 CPR；在使用 AED 前擦干患者胸部；CPR 过程中患者口部会有大量泡沫产生，不用急于清除，待急救人员到达气管插管后，再使用吸引器清除口腔异物，有时需要持续吸引。临床中难于对溺水患者作出终止复苏的决定，没有单一的指标能够准确确定生存预后。因此，应该持续复苏，直到有明确证据证实复苏尝试无效（如严重的创伤、尸僵、腐烂等）或者无法将患者快速转交给医疗机构[189-191]。

2.3.4　特殊人群

（1）孕妇：妇女怀孕时生理上会有显著的改变，包括 CO、血容量、每分通气量和氧耗的增加，而且孕妇平卧时，增大的子宫会对髂部和腹部的血管产生明显压力，导致 CO 下降及低血压，最终容易引发 CA[192]。一旦孕妇出现 CA，复苏时应该注意：尽早寻求专家（产科和新生儿科）帮助；基于标准流程开始 CPR；确保高质量的按压并减少按压中断；胸外按压的部位位于比标准位稍高的位置；使孕妇平卧于硬质平面，双手将子宫移向产妇的左侧，减轻对腹腔的压迫；随时准备终止妊娠，剖宫产[193]。对于明确无法复苏的严重创伤孕妇，复苏措施明显无效，应该立即（4 min 内）行剖宫产。但对于临床行紧急剖宫产的决策往往较复杂，应该取决于病患因素（CA 的原因、胎龄等），抢救团队的临床能力及系统资源[174]。

（2）老年人：在我国发生 CA 者大部分还是老年人，随着年龄的增长，其 CHD 和慢性心衰的发病率也逐渐增长，CA 的发生率也随之增长，而且起病时初始心律为 PEA 的比例也增加。重视对老年人围 CA 期的治疗，及时发现并处理可能引发 CA 的病因，如低血容量、休克、缺氧等，且年龄增大与生存预后呈负相关。对老年人实施 CPR 时采用标准流程，但更容易出现肋骨骨折等复苏相关并发症[194-197]，为保证高质量 CPR 可选择腹部提压 CPR 方法。

（3）常规终止时限与超长 CPR：一般情况下，患者 CA 行 CPR 30 min后，未见 ROSC，评估脑功能有不可逆表现，预测复苏无望，则宣告终止CPR[198]。对于部分特殊 CA 患者，应该根据患者具体情况，充分认识到适当延长 CPR 时间，有可能获得成功。生物机体在假死状态下能量的产生和能量的消耗都会发生戏剧性的减少，甚至会具有一些特殊的抵抗环境压力的能力，例如极端的温度、缺氧以及一些物理损伤。尤其是随着对疾病的认识和现代科技的进步，对部分 CA 患者，通过适当延长 CPR 时间，可成功挽救患者的生命。考虑实施超长时限 CPR 的情况包括：CA 的产生是由于特殊的病因，例如淹溺、低温、强光损伤、药物中毒等。患者为特殊的群体，尤其是 5 岁以下儿童终止 CPR 时需特别谨慎。因小儿对损伤的耐受力较成人强，即使神经系统检查已经出现无反应状态，某些重要的脑功能仍可恢复。CA 发生在特殊的条件下，例如手术室内在手术麻醉的状态下实施 CPR，CA 患者一直使用机械复苏装置保持高质量的 CPR，使用 ECPR 等。

目前，对于 CPR 的持续时间没有严格的规定。从某种意义上说，不应该仅根据复苏的持续时间来决定继续或停止 CPR，影响 CPR 患者预后的因素包括患者的一般状况、CA 病因的可逆性、CPR 开始的时间、CPR 质量以及 ECMO 技术等的应用。患者低龄、原发病为 AMI、能够去除引发 CA 的病因（如低体温、肺栓塞）等特征预示患者预后良好，故因人而异或"超长 CPR"也可以抢救成功并康复。

3　CA 后期的"三生"方略

CA 后期是指 CA 患者经过初级或者高级生命支持 ROSC 或复苏终止后的时段，应遵循复生、超生及延生的"三生"方略，以使 CA 患者获得最佳生命之转归[199]。

3.1　CA 后期的复生

ROSC 后的首要目标包括稳定复苏后血流动力学、优化生命参数及解除 CA 病因和诱因，我们称之为"复生"。由于复苏后综合征（post-resuscitation syndrome，PRS）和原发病诊治困难等因素，中国 OHCA 患者的出院存活率约 1%[6]。CA 复苏后治疗涉及重症医学、神经科学、心血管医学和康复医学等多个专业，对 CA 患者的预后至关重要，因此 CA 患者 ROSC 后应尽快转入 ICU 进行综合治疗。复生阶段的评估和处理围绕 ABCDE 原则进行。

3.1.1　气道管理（airway，A）　CA 患者 ROSC 后，首先应评估气道是否开放，可用仰头提颏法、托下颌法、口咽通气道和鼻咽通气道等方法维持气道通畅。对于尚未恢复自主呼吸或处于昏迷状态的患者，可选择气管插管、喉罩及食道气道联合插管等方法建立高级气道，以维持气道通畅及通气氧合[200-201]。建立高级气道后，建议使用体格检查（五点听诊法等）和呼吸末二氧化碳（evel-tidal caron dioxide，$ETCO_2$）监测等方法确认高级气道位置，并对气道位置进行连续的监测。妥善固定通气导管，防止导管滑脱，同时给予必要的气道清洁和管理。

3.1.2　呼吸氧合（breathing，B）　如建立高级气道后仍无法维持足够的通气氧合，可给予球囊辅助通气或呼吸机支持，通气的目标是维持正常的通气〔动脉血二氧化碳分压（alveolar partial pressure of carbon dioxide，$PaCO_2$）35～45 mmHg〕和氧合指标，$ETCO_2$ 维持于 30～40 mmHg[202]。呼吸机参数应根据患者的血气分析、$ETCO_2$ 及是否存在心功能不全等因素进行设置和调节，避免出现过度通气。对于 CA 患者先给予 100% 吸入氧浓度，然后根据患者的脉搏血氧饱和度（pulse oxygen saturation，SpO_2）调整吸入氧浓度，直至可维持 $SpO_2 \geqslant 0.94$ 的最小吸氧浓度[203]。如患者存在外周循环不佳导致的 SpO_2 测量误差，应参考血气分析的结果进行吸氧浓度的调节。

3.1.3　循环支持（circulation，C）　患者 ROSC 后应该严密监测患者的生命体征和心电图等，优化患者的器官和组织灌注，尤其是维持血流动力学稳定。主要处理措施包括：（1）连续监护患者的血压，建议维持复苏后患者的收缩压不低于 90 mmHg，平均动脉压（mean arterial pressure，MAP）不低于 65 mmHg[204-205]。（2）对于血压值低于上述目标值，存在休克表现的患者，应该积极通过静脉或骨通路给予容量复苏，同时注意患者心功能情况确定补液量，也应该及时纠正酸中毒。在容量复苏效果不佳时，应该考虑选择适当的血管活性药物，维持目标血压。（3）连续监测患者心率及心律，积极处理影响血流动力学稳定的心律失常。

3.1.4　鉴别诊断（differential diagnosis，D）　复苏成功后，应尽快完善患者的临床资料，进行必要的实验室和辅助检查，有条件的还可尽快完成相关影像学检查和评价，尽快明确患者的诊断，特别注意鉴别是否存在诱发 CA 的 5H 和 5T 可逆病因，其中 5H 指低血容量（hypovolemia）、缺氧（hypoxia）、酸中毒（hydrogen-ions）、低钾血症/高钾血症（hypokalemia/hyperkalemia）和低体温（hypothermia）；5T 指张力性气胸（tension pneumothorax）、心包填塞（cardiac tamponade）、中毒（toxins）、肺栓塞（thrombosis, pulmonary）和冠脉血栓形成（coronary thrombosis），并对 CA 的病因和诱因进行积极的治疗和处理。

3.2　CA 后期的超生

研究表明，从 CA 患者的生命体征平稳的"复生"阶段到器官功能恢复的"超级生命支持"的"超生"阶段，CA 患者复苏后脑损伤、心功能障碍、全身缺血/再灌注损伤（多器官功能损伤）及原发病的严重程度与其预后密切相关，积极处理复苏后器官功能障碍和原发病可提高 CA 患者的出院存活率及减少神经系统后遗症，因此超级生命支持对 CA 患者的最终预后至关重要。

3.2.1 急诊冠脉血管造影 急性冠脉综合征（ACS）是成人 CA 患者，尤其是 OHCA 的常见病因之一[206]。CA 患者 ROSC 后应尽快完成 12 或 18 导联心电图检查，以帮助判断是否存在 ST 段抬高。研究表明对怀疑有心源性病因或心电图有 ST 段抬高的 OHCA 患者，无论昏迷抑或清醒都应尽快行急诊冠脉造影[207]。对怀疑有心源性病因的 OHCA 且昏迷的特定成人患者（如心电或血流动力学不稳定），即使心电图未见 ST 段抬高，急诊冠脉造影仍是合理的[208-209]。早期的急诊冠脉造影和开通血管治疗可显著降低心源性 CA 患者的病死率及改善神经功能预后[210]。

3.2.2 目标温度管理（targeted temperature management，TTM） TTM 治疗是公认的可改善 CA 患者预后的治疗手段之一。复苏成功后，如果患者仍处于昏迷状态（不能遵从声音指示活动），应尽快使用多种体温控制方法将患者的核心体温控制在 32～36 ℃，并稳定维持至少 24 h，复温时应将升温速度控制在 0.25～0.5 ℃/h[211-213]。目前用于临床的控制低温方法包括降温毯、冰袋、新型体表降温设备、冰生理盐水输注、鼻咽部降温设备和血管内低温设备等，医务人员应根据工作条件和患者实际情况灵活选择。由于院前给予冰冻生理盐水快速输注降温可增加低体温治疗并发症的发生率，已不推荐该方法在院前条件下常规使用。TTM 治疗期间的核心温度监测应该选择食道、膀胱或肺动脉等处，肛门和体表温度易受环境因素影响，不建议作为温度监测的首选部位。TTM 治疗过程中患者会出现寒战、心律失常、水电解质紊乱、凝血功能障碍和感染等并发症，应进行严密监测和对症处理，避免加重病情。TTM 治疗存在需要有详细的实施方案和专业的团队才能进行，建议制定各医疗单位的 TTM 治疗预案并进行专业培训，以提高治疗效果和减少并发症。研究表明，TTM 复温后的发热可加重 CA 患者的神经功能损伤，因此 TTM 结束后 72 h 内应尽量避免患者再次发热[214]。

3.2.3 神经功能的监测与保护 复苏后神经功能损伤是 CA 致死、致残的主要原因，应重视对复苏后 CA 患者的神经功能连续监测和评价，积极保护神经功能。目前推荐使用的评估方法有临床症状体征（瞳孔、昏迷程度、肌阵挛等）、神经电生理检查（床旁脑电图、体感诱发电位等）、影像学检查（CT、MRI）及血液标志物〔星形胶质源性蛋白（SB100）、神经元特异性烯醇化酶（neuron-specific enolase，NSE）〕等[215-222]。有条件的单位可以对复苏后 CA 患者进行脑电图等连续监测，定期评估神经功能，也可结合工作条件和患者病情，在保证安全的前提下进行神经功能辅助评估。对于实施 TTM 患者的神经功能预后的评估，应在体温恢复正常 72 h 后才能进行[223]。对于未接受 TTM 治疗的患者，应在 CA 后 72 h 开始评估，如担心镇静剂、肌松剂等因素干扰评估，还可推迟评估时间[224]。因此，在评价患者最终的神经功能预后时应特别慎重和周全。

3.2.4　ECMO　对于部分难治性心搏骤停（refractory cardiac arrest, RCA）患者，如传统 CPR 无效，可考虑采用 ECMO 和 ECPR。CA 患者主要使用静脉-动脉（V-A）模式 ECMO 治疗，目前尚无足够证据支持 CA 患者常规使用 ECMO。由于 ECPR 的实施需要建立大血管通路和专用设备，目前仅推荐用于为救治 CA 可逆性病因（如 ACS、肺栓塞、难治性 VF、深低温、心脏损伤、心肌炎、心肌病、充血性心衰和药物中毒等）赢得时机及为等待心脏移植的复苏后患者提供短期机械心肺支持治疗[140,225]。由于 ECPR 治疗操作和维护过程较为复杂，可能引起多种并发症，因此由具有资质和接受过专业培训的团队进行。ECPR 在 CA 和复苏后治疗中应用指征一直存在争议，尤其是如何正确选择患者以避免无意义的治疗。ECPR 对于 RCA 患者的治疗效果还与无灌注时间（CA 到开始胸外按压时间）和低灌注时间（胸外按压时间和质量）密切相关[225]。

3.3　CA 后期的延生

人的生命发生危急时，经过积极救治没能成功，或经过一系列生命支持也无生还可能而注定即将死亡，那么在死亡之后适当的时间内把尚有足够活力的器官（心脏）"嫁接到"其他人的身上，则死亡者的生命将会借助别人的身体得到不同程度的延续，即器官捐献与器官移植，也可以称之为生命接力，可谓 CA 后期"延生"的内涵。

3.3.1　中国心脏死亡器官捐献（China donation after citizen's death, CD-CD）概念　CDCD 属于中国公民逝世后器官捐献三大类中的"中国二类（C-Ⅱ）"，即国际标准化心脏死亡器官捐献（donation after citizen's death, DCD）或无心跳器官捐献（non-heart beating donation, NHBD）。DCD 是一种医学上有效、伦理学可以接受的减少器官供求差距的良好方法。DCD 分为控制性 DCD 和非控制性 DCD 两种。控制性 DCD 即在按标准抢救无效后，根据器官捐献准备状况有计划地进行撤除生命支持手段并行器官捐献，大部分发生在手术室；非控制性 DCD 是发生在突然的、没有事先准备下的死亡及捐献，例如在急诊室的死亡。

3.3.2　中国心脏死亡诊断标准　根据《中国心脏死亡器官捐献工作指南（第 2 版）》，心脏死亡的判定标准，即呼吸和循环停止，反应消失。由于循环停止后心电活动仍可能存在，判定死亡时不应完全依赖于心电监测，可采用有创动脉血压和多普勒超声协助确认。DCD 器官获取时，需要快速而准确地判断循环的停止。但为确认循环停止的不可逆性或永久性，应至少观察 2 min 再宣布死亡。死亡诊断必须由非移植团队的相关专业医师完成[226]。

3.3.3　CDCD 要素　器官移植是治疗终末期器官功能衰竭的最有效手段，目前技术成熟的器官移植有肝移植、肾移植、心脏移植和肺移植等。捐献的器官必须在尽可能短的时间内移植给合适的受者，超过一定的时间范围，器官的活力将部分丧失或全部丧失而不再能够用于移植。所以，从生命出现危急、决定实施器官捐献之时起，到目标器官植入受者体内并重新获得血液循环为止，这段时间的尽可能缩短及在此期间对器官功能的有效保护，对术后移植物功能的发挥具有极为重要的意义。研究发现，与其他原因导致脑死亡患者相比，CA 后脑死亡者捐献器官的短期和长期功能并未明显区别，近年来 CA 后脑死亡患者成为器官捐献者的数量逐年上升，因此成人和儿童 CA 患者复苏后治疗失败死亡或脑死亡均可作为潜在的器官捐献者接受器官供体的评估；对于复苏失败的 CA 患者，时间允许的情况下可作为肝、肾捐献者[227-229]。由于器官捐献和移植还涉及大量法律与伦理问题，CA 患者作为器官捐赠者的评估、器官移植等过程应在具有专业资质的人员和机构实施。

《2016 中国心肺复苏专家共识》着重强调 CA 前期的预防、预识、预警的"三预"方针，贯穿了 CPR 系统观这一主线；着重把握 CA 中期的标准化、多元化、个体化的"三化"方法，铸造了 CPR 整体观这一主体；着重关注 CA 后期的复生、超生、延生的"三生"方略，凸显了 CPR 发展观这一主题。

《2016 中国心肺复苏专家共识》全方位、全过程、全立体地诠释了中国特色 CPR 的内涵与外延，对指导 CPR 的理论研究和临床实践有重要意义。

注释：1. 本文摘抄自 2016 年 11 月中国心肺复苏专业委员会编写，发表于《中华危重病急救医学》2016 年第 12 期。

2. 以上 229 个国内外［参考文献］略。